U0057866

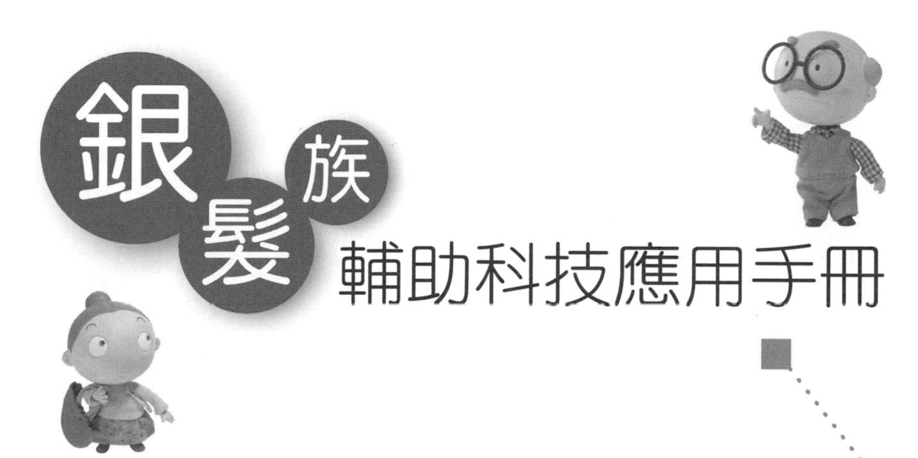

銀髮族輔助科技應用手冊

社團法人中華民國老人福祉協會 主編

作者簡介

（依章節順序排列）

黃惠璣（第一章）

學歷：英國北愛爾蘭歐斯特（Ulster）大學護理科學博士

現職：財團法人台灣省私立健順養護中心品管總監

馬偕醫學院長期照護研究所兼任副教授

經歷：長庚科技大學護理系副教授

國立台北護理健康大學護理系所副教授

國立台北護理學院長期照護研究所副教授兼所長

毛慧芬（第二章）

學歷：美國波士頓大學職能治療研究所碩士

國立台灣大學復健系職能治療組學士

經歷：國立台灣大學職能治療學系助理教授

台大醫院復健部兼任技正

台灣職能治療學會理事長

李淑貞（第三章）

學歷：美國紐約大學物理治療博士

現職：國立陽明大學ICF暨輔助科技研究中心主任

衛生福利部社會及家庭署多功能輔具資源整合推廣中心主任

經濟部標準局衛生及醫療器材國家標準技術委員會委員

國立陽明大學物理治療暨輔助科技學系副教授

紀彣宙（第四章）

學歷：國立中正大學資訊管理學系博士

國立東華大學企管系碩士

中山醫學院復健醫學系職能治療組學士

現職：中山醫學大學職能治療系助理教授
經歷：新北市居家職能治療團隊督導
新光醫院職能治療師
台大醫院輔具中心治療師

盧俊銘（第五章）

學歷：國立清華大學工業工程與工程管理博士
現職：國立清華大學工業工程與工程管理學系助理教授

徐業良（第五章）

學歷：美國史丹福大學機械工程博士
現職：元智大學機械工程學系有庠元智教授
元智大學老人福祉科技研究中心主任
《福祉科技與服務管理學刊》總編輯
Editor-in-Chief, *Gerontechnology*

陳政雄（第六章）

學歷：中華大學建築與都市計畫學系碩士
中原理工學院建築工程學系學士
現職：老人建築研究室主持人
陳政雄建築師事務所建築師
經歷：中原大學建築學系系主任暨建築研究所所長
日本東京大學工學部研究員
日本聖隸 CHRISTOPHER 大學社會福祉學部研究員

劉偉中（第七章）

學歷：國立中央大學機械所博士
經歷：金屬工業研究發展中心區域研發服務處副處長
經濟部科技專案「照護設備體驗及創新服務系統開發計畫」主持人
經濟部工業合作推動小組主任

經濟部整廠整案產業推動小組主任

王志元（第八章）

學歷：國立台灣大學職能治療學系學士
現職：社團法人中華民國老人福祉協會秘書長
經歷：台北市南區輔具中心主任
台北市合宜輔具中心主任
第一社會福利基金會復健暨輔具組主任

楊忠一（第九章、第十二章）

學歷：國立台灣大學物理治療學系學士
經歷：新北市輔具資源中心主任
國立陽明大學物理治療暨輔助科技學系講師級專業技術教師

徐麒晏（第九章）

學歷：長庚大學物理治療學系學士
經歷：新北市輔具資源中心資深督導
新北市立八里愛心教養院物理治療師

張瑞昆（第十章）

學歷：國立台灣大學復健系職能治療組學士
現職：高雄長庚紀念醫院復健科職能治療組長
高雄長庚紀念醫院輔具中心主任
高屏澎東區就業服務中心職務再設計輔導委員
高雄醫學大學職能治療系兼任講師

施啓明（第十一章）

學歷：國立陽明大學復健科技輔具研究所碩士
中山醫學院復健醫學系學士
現職：中山醫學大學附設醫院輔具中心組長

中山醫學大學物理治療學系兼任講師

經歷：國立成功大學物理治療學系兼任講師

台中市立復健醫院物理治療師

沈世莊（第十三章）

學歷：國立陽明大學物理治療暨輔助科技學系碩士

中山醫學院復健醫學系物理治療組學士

現職：彰化縣輔具資源服務中心主任

經歷：財團法人彰化縣私立基督教喜樂保育院物理治療師

中山醫學大學附設復健醫院物理治療師

葉采青（第十四章）

學歷：國立陽明大學復健科技輔具研究所碩士

國立台灣大學物理治療學系學士

現職：國健局早期療育暨聯合發展評估中心物理治療師

國立陽明大學物理治療暨輔助科技學系兼任臨床講師

衛生福利部桃園醫院物理治療師

經歷：桃園縣輔具資源中心執行長

衛生署醫療復健輔具中心計畫協同主持人

游育瑄（第十五章）

學歷：英國倫敦大學進階建築研究碩士

國立台灣大學職能治療學系學士

現職：台北市身心障礙者職務再設計服務專案評估員

張憶萍（第十六章）

學歷：美國印第安那大學臨床聽力學博士

國立台灣大學語言學研究所碩士

現職：婦聯聽障文教基金會附設台中至德聽語中心主任兼聽力師

中山醫學大學語言治療與聽力學系兼任講師

主編序

台灣人口的高齡化與少子化趨勢，廣受各界關切。因人口結構改變所衍生之照護人力、經濟、安全與生活品質等課題，再再考驗著政府與民間，如何在政策強化與服務效能提升等方面貢獻智慧與心力，以確保高齡長輩的生活品質與尊嚴。面對高齡長輩需求的多樣化與複雜性，透過人與科技之雙管服務模式謀求最佳的照護，當是高齡少子化時期的重要努力方向。

中華民國老人福祉協會自創會以來，即致力於銀髮族輔具的教育推廣工作，主要目的即是希望在家庭結構影響照護人力時，能幫助家屬及長輩援用適當的輔具，讓生活模式與品質得以維持，同時亦減緩家屬的生心理壓力，讓輔助科技能普及並融入日常生活中，享受科技時代的進步。所以，協會每年皆透過輔具的教育訓練，協助服務工作的專業人員瞭解輔助科技的各個面向；另透過專刊與老人照顧手冊的宣導，幫助一般民眾對輔具的運用觀念與取得管道有所認識。過程中的種種努力，讓協會普獲各界的認可，更獲得內政部社團評鑑優等的最高榮譽。但我們並不因此滿足，為了對社會有更深遠的貢獻，我們特地與心理出版社合作策劃出版《銀髮族輔助科技應用手冊》。

手冊的第一篇「輔助科技相關基礎知識」，集結了輔助科技菁英學者，從應用輔助科技的理念與概念、國際輔具分類、相關法規與資源，到未來可能發展模式等，提出非常實貴的說明；第二篇「銀髮族常用輔助科技介紹與應用」，則是邀請知名實務界專家，釋出珍貴的經驗及圖片，用有限的篇幅引領讀者一窺輔助科技浩瀚的神奇與妙用。此書的編輯架構，乃企圖從最基礎的知識、法規等，帶出輔具的應用，可說是坊間難得之作。感謝各專章作者於繁忙之際協助撰寫，並將著作權授予協會，成就此社會扎根的工作，也感謝心理出版社協助後續編印、發行事宜，本人謹代表主編單位致上由衷的謝意。

最後，希望本書的出版，能幫助讀者更加認識輔助科技，並能適時據以參考運用，讓高齡長輩在人的關懷下，同時得以享受科技產品帶來的實質益處。唯老人的照顧需求有多樣化的面向，輔具的開發更是日新月異，本書若有疏漏之處，誠盼各界先進不吝指教。

張宏哲　謹識
社團法人中華民國老人福祉協會　理事長
2012 年 3 月

目次

第1篇 輔助科技相關基礎知識

Chapter 1. 銀髮族的身心功能變化 ■ 黃惠璣 / 003

第一節　老年人老化的生理發展 005

第二節　老年人心理發展 010

Chapter 2. 銀髮族應用輔助科技理念與基本概念 ■ 毛慧芬 / 019

第一節　輔助科技之定義 020

第二節　銀髮族應用輔助科技的基本理念、需求性及其助益 022

第三節　銀髮族輔具設計的概念及通用設計的意涵 027

第四節　銀髮族使用輔具的選用原則與注意事項 028

第五節　評量銀髮族使用輔助科技的成果 032

第六節　結語 035

Chapter 3. 輔助科技的分類 ■ 李淑貞 / 041

第一節　認識輔助科技分類的國際標準及中華民國國家標準 041

第二節　輔助科技國際標準分類系統的類別內容與分類原則 044

Chapter 4. 輔助科技相關法規與資源介紹 ■ 紀彣宙 / 063

第一節　輔助科技的法律意義 064

第二節　國內輔助科技相關法規 066

第三節　輔助科技服務的相關資源 074

第四節　結語 081

Chapter 5. 通用設計 ■ 盧俊銘、徐業良 / 085

第一節　通用設計是什麼？ 086

第二節　發展通用設計 092

第三節　通用設計的評量 097
第四節　結語 104

Chapter 6. 銀髮族住宅環境規劃與設計 ■ 陳政雄 / 107
第一節　老人與居住 108
第二節　老人的居住環境與體系 113
第三節　住宅環境的規劃與設計 117
第四節　結語 125

Chapter 7. 輔具租賃服務系統發展 ■ 劉偉中 / 129
第一節　標竿典範：日本輔具租賃服務市場發展 130
第二節　國內需求探索：輔具租賃可行性研究 137
第三節　結語：創造福利、產業、環保三贏局面 144

第2篇 銀髮族常用輔助科技介紹與應用

Chapter 8. 個人醫療輔具：呼吸治療、預防壓瘡類 ■ 王志元 / 149
第一節　呼吸治療輔具 150
第二節　預防壓瘡輔具（抗壓瘡）介紹 156

Chapter 9. 個人照顧與保護輔具（一）：如廁、沐浴類 ■ 楊忠一、徐麒晏 / 169
第一節　如廁、沐浴時常見的問題 170
第二節　如廁、沐浴時常見的輔具 174
第三節　協助沐浴、如廁的相關技巧 185

Chapter 10. 個人照顧與保護輔具（二）：衣物類 ■ 張瑞昆 / 191
第一節　衣物的重要 191
第二節　老人穿脫衣物面臨的問題 192
第三節　衣物類輔具的重要性 192
第四節　常見衣物類輔具的介紹 193

第五節　結語 204

Chapter 11. 個人行動輔具（一）：輪椅類 ■ 施啟明 / 207

第一節　手動輪椅 209

第二節　電動移行輔具：電動輪椅與電動代步車 231

Chapter 12. 個人行動輔具（二）：步行、移位與翻身、升降輔具 ■ 楊忠一 / 245

第一節　步行輔具 246

第二節　移位與翻身用輔具、升降輔具 260

Chapter 13. 居家生活輔具：吃喝類等 ■ 沈世莊 / 279

第一節　老人飲食活動問題介紹 280

第二節　老人飲食類輔具介紹 284

第三節　結語 301

Chapter 14. 住家與其他場所之家具與改裝組件：病床、爬梯機等 ■ 葉采青 / 303

第一節　臥室常用之家具與改造組件 304

第二節　樓層或階梯常用之家具與改造組件 311

Chapter 15. 溝通與資訊輔具（一）：視覺輔具 ■ 游育瑄 / 323

第一節　銀髮族常見眼疾種類與功能影響 324

第二節　銀髮族適用的視覺相關輔具 325

第三節　居家環境調整與保健應用 331

Chapter 16. 溝通與資訊輔具（二）：聽覺輔具 ■ 張憶萍 / 335

第一節　聽覺障礙與聽覺輔具 335

第二節　助聽器 336

第三節　植入式輔具 339

第四節　輔助性聽覺裝置 345

第五節　結語 346

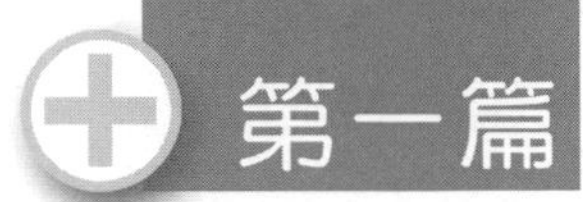

第一篇

輔助科技相關基礎知識

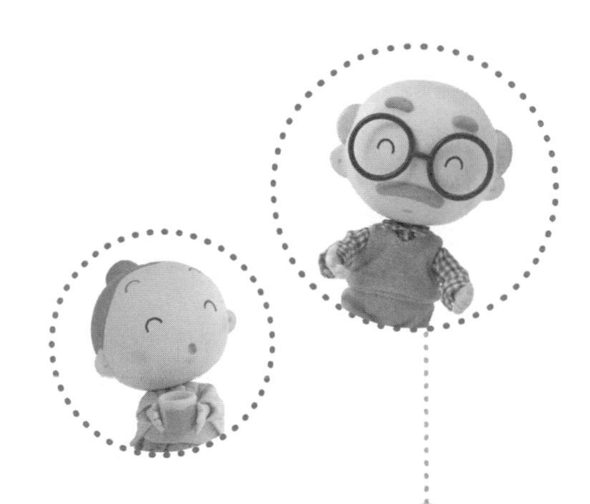

1. 銀髮族的身心功能變化
2. 銀髮族應用輔助科技理念與基本概念
3. 輔助科技的分類
4. 輔助科技相關法規與資源介紹
5. 通用設計
6. 銀髮族住宅環境規劃與設計
7. 輔具租賃服務系統發展

Chapter 1

銀髮族的身心功能變化

✲黃惠璣

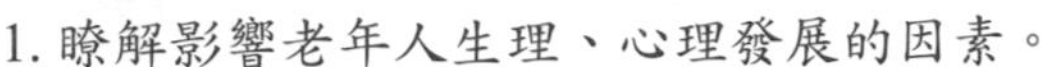

1. 瞭解影響老年人生理、心理發展的因素。

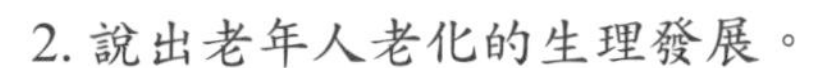

2. 說出老年人老化的生理發展。
3. 說出老年人心理發展的理論。
4. 指出老年人的生活品質與心理發展的關係。
5. 指出活躍老化與老年人生理、心理發展的關係。
6. 能運用老年人靈性照護，改善老年人心理發展之計畫。
7. 能執行改善老年人心理發展之計畫並評值之。

台灣人口老化速度較美國、法國、英國之老年人口比持續穩定增加（表1.1），預測我國65歲以上的老年人比率到2018年會增加到14%（內政部統計處，2010）。老化表現在生理的症狀，如韓愈在〈祭十二郎文〉中提到自己「年未四十，而視茫茫，而髮蒼蒼，而齒牙動搖」，自此之後「視茫茫，髮蒼蒼，齒牙動搖」常被用來描寫老年人的生理變化。Dalko 和 Moisan（2004）提出黃金年齡理論（Golden Age Theory），認為老化的程度應該依照身體健康（physical health）、心理健康（mental health）、社會健康（social health）、經濟健康（economic health）、日常生活活動（active daily living）等情況，來確定每個人個別老化的程度。

表 1.1　國際老人人口比例指標

年別（西元）	老年人口比例						
	中華民國（%）	美國（%）	日本（%）	韓國（%）	德國（%）	法國（%）	英國（%）
2002	9.0	12.4	18.5	7.9	17.5	16.0	16.1
2003	9.2	12.4	19.1	8.3	18.0	16.1	16.0
2004	9.5	12.4	19.5	8.7	18.6	16.2	16.0
2005	9.7	12.4	20.2	9.1	19.3	16.3	16.0
2006	10.0	12.5	20.8	9.5	19.8	16.2	16.0
2007	10.2	12.6	21.5	9.9	20.1	16.4	16.0
2008	10.4	12.8	22.1	10.3	20.4	16.5	16.2
2009	10.6	...	22.7	10.7	...	...	...

資料來源：內政部統計處（2010）。

隨著老年人年齡的增長，生理也會有所改變，小至細胞，大至器官、個體都會老化，只是每個人老化的速度不一樣。老化的生理狀況各系統的變化如下：在視覺上近距離的視力變差；兩耳聽覺的高頻率聽力喪失，且分辨聲音的來源有困難；嗅覺、味覺方面變差，常有食之無味的感覺。口腔之唾液分泌減少，宜進用軟食；若有牙齒缺損，宜進食切得較細的食物。心臟血管系統的血管硬化，周邊血管阻力增加，較容易罹患高血壓。內分泌系統的血糖耐受力不足，較容易罹患糖尿病；基礎代謝率減慢較容易體重增加。腎臟系統的腎功能過濾率減低，要注意使用藥物的劑量。肌肉骨骼系統的骨密度降低，容易有骨質疏鬆；且骨骼肌肉組織細胞明顯減少，老年人四肢外表看似較瘦小，肌力變差。神經組織系統的腦組織神經細胞減少，所以老年人對事情反應時間會延長；睡眠方面，睡眠週期改變，較不容易入睡也不容易熟睡，因此老人常抱怨失眠，容易疲倦，日間要補眠。呼吸系統的肺功能降低，咳嗽反射效率降低，容易發生肺部感染。免疫系統的免疫力降低，容易感染（Hazzard, Blass, Halter, Ouslander, & Tinetti, 2003）。

總之，老化是每個人必經的正常發展過程，若要減緩老化的速度，平常必須要有充足睡眠，規律運動，不抽菸、飲酒，保持身體和心理的健康。Manton 和 Stallard（1991）比較不同年齡層的美國人，在統計上控制年齡的因素，模擬危險因子與壽命水準的關係，發現若人成長時能有健康的生活方式，將可突破人類平均餘命（life expectancy）85 歲的限制。

第一節 老年人老化的生理發展

Ahmed 和 Tollefsbol（2001）定義老化（aging）是隨著時間增加而減少生理功能的一種改變，並指出老化是複雜的過程，個人的基因、生長的環境及社會經濟條件都會影響老化過程，理論上這種影響（尤其是天生基因對老化的影響）經常是不可逆的。從事老年人研究的學者定義不同類型的老化，如Hayflick（1996）提出生物老化（biological aging）理論：人體結構經過一段長時間發生在生理上衰老的過程。Hogstel（1995）提出社會老化（social aging）理論：指個人在生命晚期的社會角色及與他人關係發生的變化。Hogstel 也提出心理老化（psychological aging）理論：反映老年人對壓力的適應和可以應付的程度。Edelman 和 Mandle（1998）提出靈性老化（spiritual aging）理論：老年人尋找如何解釋自己存在的意義。學者又將老年期區分為三個階段：年輕老年期（young-old，65 至 74 歲）、中老年期（middle-old，75 至 84 歲）及老老年期（old-old，85 歲以上）。以下就身體各系統分別描述之。

壹 心臟血管系統

老化過程心臟肌肉纖維化，收縮力變差；成年後，每增加一歲，心輸出量減少 1%，心搏量減少 35%，最大心臟排出量降低（Hazzard et al., 2003）。啟動心跳的竇房結（SA node）、房室結（AV node）及喜式束（his bundle）等的起搏細胞（pacemaker cells）數目減少，使交感神經反應降低，造成心律不整；心臟瓣膜因老化變得較僵硬及纖維化，容易產生心雜音；血管彈性蛋白減少，容易有靜脈曲張；血管鈣化後，血管容易阻塞；血管壓力受體敏感度降低，容易有姿勢性低血壓。造成心臟病的危險因子有：抽菸、肥胖、酗酒、家族史、壓力和缺乏運動等。

貳 呼吸系統

肺臟是老化最迅速的器官：(1)肺組織的纖毛使用久而受損、支氣管上皮細胞和黏液腺細胞退化、喉神經末梢功能降低，使老年人容易有吸入性肺炎；(2)胸壁前後徑加大，氣體交換困難，活動量大時容易喘氣致使活動度降低；(3)呼吸肌較以前無力、活動度低，所以呼吸效能降低；(4)肺泡體積變大造成肺泡壁變薄，致使肺泡的有效面積變少；(5)肺部呼吸交換的殘餘量（residual volum）增加，但肺總容積不變；(6)氧氣擴散延遲，發生無效灌流；吸氧排二氧化碳的氣體交換能力變差，無法有效利用氧氣。研究指出，漸進性的單一運動可以訓練增加肺器官的最大耗氧量（最大有氧的能力，VO2max）；因身體大塊肌肉隨年齡增加逐年減少，而肺器官的呼吸肌是屬於身體大塊肌肉，所以肺器官的最大耗氧量在 25 歲以後每年減少 10%左右。規律持續的運動可以影響身體大塊肌肉，增加肺器官的最大耗氧量到 44%（Buchner, 1997; Norgan, 1992）。

參 神經組織系統

50 歲以後，腦細胞每年平均減少 1%。在皮層、小腦、海馬鞍有 10%至 60%的神經細胞喪失。大腦皮質中樞腦神經細胞有顯著喪失，喪失最多的地方是前顳葉回及顳葉的頂部。老人的腦部可發現斑點（plaques）及樹狀支（tangles）。老人下腦（low brain）特別在下視丘及腦幹的神經細胞之細胞質有黃褐色沉澱（黃璉華，1997）。腦組織中脂褐質集中，就會有神經喪失，腦神經喪失不會影響功能但會影響腦重量。老人腦結構改變，如大腦皮層的回（gyri）變成窄而平，記憶會較差。神經細胞的細胞核變小，神經髓鞘減少。因樹狀突萎縮和化學神經傳導物質改變，造成神經突觸傳導緩慢。老人神經傳導物的合成和代謝減少會造成神經傳導緩慢，尤影響腦中樞多突觸徑路傳導更為緩慢（楊承芳、蕭仔伶、謝佳容、劉淑娟，2007）。交感神經鏈失去神經纖維，姿勢性低血壓發生率隨著增加。自主神經系統失去神經元，神經傳導變慢，周圍神經功能較無效能（no effecting the efficiency），故維持身體平衡變得困難。劇熱、劇冷、劇烈運動（stressor）對老年人是有害的，甚至會致命。知覺功能對疼痛、震顛的感受性降低（王世俊等，2004）。老化後睡眠週期在第一、二期時間較年輕人長，第三、四期較短，總睡眠時間減少（邱銘章，2005），故老年人較不容易入睡，也較不容易熟睡。

肆 腸胃系統

老化使口腔的唾液分泌減少（Fischer & Ship, 1999），唾液分泌只有年輕時的 1/3，咀嚼食物較容易感覺乾燥。年紀愈大其口腔黏膜組織萎縮、微血管供應減少，極容易有發炎反應及發生組織病變，例如白斑等。牙周病容易造成牙齒脫落，齒槽骨萎縮使口腔缺乏支柱，容易發生摩擦產生鵝口瘡。食道蠕動變慢，使食物推進緩慢；大腸蠕動減弱，容易便秘 。胃壁細胞數目減少，使胃酸分泌減少；分泌消化食物的腸道液體減少，使食物不容易消化。腸胃系統吸收維生素B12 的量減少，可導致紅血球數目減少，容易貧血。膽脂代謝成分改變，使體內膽固醇量增加。胰臟消化酵素分泌減少而影響脂肪吸收。Tsai 等人（2004）比較 53 歲、60 歲、70 歲、80 歲以上總共 4,440 位中老年人的營養狀態，發現年紀愈大者其營養不良情況愈嚴重，女性較男性老年人容易有營養不良的情況，若老年人有情緒困擾或感到孤單時較容易發生營養不良。所以老年人的營養評估需考慮其身心狀況。

伍 腎臟系統

大多數 50 歲男性的攝護腺都會有些變大，60 歲男性大多數可以觸摸到肥大的腺體。膀胱的容積減少、肌肉收縮力減弱，容易有慢性尿瀦留的現象。腎臟大小自成年到老年約減少 1/4，減少的部分是腎元。腎絲球的總數隨老化而減少，腎絲球叢的分葉減少使得腎絲球有效過濾面積減少，如此老人容易有藥物中毒的情況；若服用的藥物需經由腎臟排泄，藥物的劑量可由較低的劑量開始服用。老人若有腎功能不全（renal insufficiency），會增加發炎及產生凝血生物標誌（procoagulant biomarkers）的機會，間接增加心臟血管疾病發生率及其死亡的機率（Shlipak et al., 2003）。Huang（2004）比較 302 位台北市安養機構、103 位社區老人，過去一年內有、無跌倒的危險因子，發現有尿失禁的老人較容易發生跌倒。

陸 肌肉骨骼系統

骨骼的骨質流失，使骨骼的強度降低，容易發生骨折。老化後脊椎的椎間盤變薄，韌帶關節沾黏彈性變差，椎間盤壓迫到神經，造成疼痛。骨骼肌肉纖維萎縮，肌力減弱，步態不穩，容易跌倒。膝關節退化，容易有起立性跛行。Davis-Sharts（1989）指出，隨著老化，發生活動力、步伐及步態障礙的機率僅次於認知功能障礙；老人年齡愈增長，維持步態及姿勢的平衡動作愈退化，技能性操作的活動亦隨之變緩慢，容易發生跌倒意外。

柒 感覺系統

老化後水晶體會變黃且變不透明，對淡色（如藍、綠色）的辨別性差；因眼睛對顏色深淺的辨識變差，通常在老年人居住的環境，平地用單一色（避免暗色）表示，若有高低差（例如樓梯）則用對比色（白黑）呈現。眼睛水晶體彈性變差，睫狀肌硬化不容易調整焦距造成老花眼。瞳孔變小，視野變小，需要較多的光線，對黑暗的適應能力降低，所以為了安全，老人的生活環境應有充足的照明。若眼睛的提上聯肌萎縮，會有上眼瞼下垂、瞼內外翻。若視網膜有黃灰白斑，桿狀細胞、錐狀細胞發生神經退化，則視力減退。若虹膜與角膜的角度變小容易引發老化性狹窄性青光眼（黃璉華，1997）。淚腺分泌減少容易有乾眼症，撐眼墊的脂肪萎縮出現眼袋。Huang、Gau、Lin 和 Kernohan（2003）調查 103 位安養機構的老人發現，膝關節或髖關節病變、視力不好、中風，以及使用鎮定劑者是跌倒的高危險群。

老化後內耳軟骨持續生長但皮膚彈性減少，因此耳蝸變大，中耳變硬或萎縮。內耳第八對腦神經細胞數減少，因纖毛的尖端接受高音頻率，當聽細胞的纖毛受損，容易產生高頻率的聲音失聰（例如 f、sk、sh、i 音）。中耳平衡失調合併視力障礙，容易有耳鳴頭暈現象。成年人有 9,000 個味蕾分布在口腔上與舌頭上，老化後剩下 30%至 20%的味蕾，為達到與以前相同的味覺域值，口味需要吃得較以前重。老化後嗅覺的氣味接受器萎縮，嗅覺功能約降低 50%，因此若家中瓦斯漏氣較不容易察覺，而容易發生危險。觸覺除了對溫度、疼痛的感受力降低外，也影響精細動作。

捌 內分泌系統

腦下腺稍有萎縮；甲狀腺纖維化；腎上腺分泌減少；胰臟中的β細胞會延遲胰島素的釋放，隨著年紀變大，老年人的葡萄糖耐受性會降低，若比較 80 歲和 20 歲人的口服葡萄糖耐受性，45%的老人有葡萄糖耐受性不足的現象（Barbieri, Rizzo, Manzella, & Paolisso, 2001），使老年人罹患糖尿病的機率增加。研究指出年齡每增長十歲會使飯前血糖增加 1 毫克／分公升，飯後血糖上升 10 毫克／分公升。性腺分泌肌素量減少，卵巢賀爾蒙減少。女性停經後女性荷爾蒙攜帶鈣離子進入細胞的量減少造成調和雌激素（estrogen-mediated）鈣平衡喪失，導致女性骨質疏鬆，甚至容易有病理性骨折（楊卿堯、林明燦，2007）。

玖 免疫系統

老化會使造血系統減弱，導致白血球數目減少，抵抗力變差，容易感染（楊卿堯、林明燦，2007）。

拾 生殖系統

男性容易有攝護腺肥大，睪丸酮數目減少，精子數目減少。不論男女性別，身體陰毛皆會減少、變細、毛色變灰白。女性雌激素和黃體激素減少，已停經；骨盆支持結構組織的能力較以前差，容易有子宮脫垂現象。不論男女、年齡，愛與被愛的需求不會停止。

第二節 老年人心理發展

老年人的心理健康是一種主觀相對而非絕對的狀況。一位心理健康的老年人，能滿足自己內心之需求，呈現出適合自己及社會環境的行為。老年人的健康行為與幸福感表現在人際關係、生活水準、事業或家庭的和諧成就，其表現出為人處世態度、彈性決策及成熟的情緒均可顯示其心理健康程度。丹麥心理學家 Petersen（1995）提出茂盛理論（theory of thriving），此理論指出老年人的健康是多重因子交互影響下的結果；這些多重因子包含身體健康、心理情緒穩定與社會互動。老年人心理情緒穩定程度決定個人期望與環境正負向互動的連結，若老年人與環境連結愈正向，則其生活福祉的滿意度亦愈高（Petersen, 1997）。但Bergland和Kirkevold（2001）指出本理論不適用在機構的住民，因他們認為機構老年住民對生活的期望度很低，也不易與環境產生互動，更不易經由環境情境導引出穩定的心理情緒。

Erikson（1963）提出老年人處在生命週期較後面的階段，其心理社會發展經常自省：當生命終結前重新思考自己生命意義與重要性，統整自己過去所做的選擇與結果。若感到滿足，則將擁有超越感。若是對自己的一生不滿意，惋惜過去沒有好好把握機會，對即將來臨的生命終點感到無奈與失望，此時需要照護團隊經由生命回顧的技巧，學習問題解決及重新建立人際關係；協助老年人重建生活的重心，找到新的生命定位，詮釋生命的意義（簡玉坤，2004）。如此才能經由人生回顧的過程學習滿足，擁有自我超越的感受。

Peck（1995）擴充 Erikson 老人心理發展理論，認為老年期發展任務的內容有三項，並強調老年人為了心理發展順利，必須解決三大危機：統整自我價值感或工作角色偏差、超越身體不適、自我超越與自我偏見。統整自我價值感或工作角色偏差，是接受現在老年人角色的價值，而不會一味只保留退休前的角色。超越身體不適，是接受老化過程帶來的慢性疾病，瞭解疾病不能治癒但能學習控制慢性疾病並與其共存，接受治療規律服藥以便控制疾病。自我超越是指接受死亡，視死亡為生命不可避免的結局，主動地打算未來，超越死亡的界線，不會拒絕承認即將到來的死亡（吳永銘，1998）。健全心理發展的老年人必須坦然面對死亡的事實，接受現在的我，肯定死亡的必然性，成功地適應對死亡的預期與準備。

壹 老年人的心理發展與生活品質

Fry（2000a, b）探討331位社區老年人及深度訪談37位老年人有關老年人的生活品質，分析質、量性資料顯示，老年人認為在生命終點前要保有自主、可控制及獨立做決定的能力才能保有生活品質。生活品質是個人主觀的感受，是對社會、心理、健康及醫療或非醫療層面的生活滿意不同程度的表現。生活品質的高低能呈現出現實與期望的差異，是個人對生活認知的評價過程，反應在是否對目前生活滿意的感受。因此，生活品質是一種主觀的知覺。Ware和Sherbourne（1992）認為，健康在老年人心中是極重要的目標。Baxter、Shetterly、Eby和Mason（1998）認為決定生活品質最顯著的因子就是是否擁有健康。相對於台灣的研究，謝美娥（2000）調查失能老年人時發現，愈是能自我決定居住於何處的老年人其整體生活品質也較高。居住在機構比社區的老年人，僅在身體健康方面較好，但在其他方面的生活品質面向則較差。複迴歸分析得知，有無健康資源、經濟資源、家庭資源、社會資源及能安排自我居住地的老年人，可預測其生活品質的高低。故老年人在生命晚期要活得尊嚴，過得獨立，與能否自主安排居住環境及擁有健康、經濟及社會資源有極大關係。

貳 活躍老化與老年人心理發展

有學者將社會參與、個人健康和社會安全視為活躍老化的三大支柱，張素紅、楊美賞（1999）指出一般而言喪偶的老年人較有偶的老年人較少參加活動也較感到孤寂。施春華等人（2005）在某社區隨機選取50位老年人進行為期四個月社區參與的介入性研究，發現參與度愈高的老年人其憂鬱程度亦愈低。林麗惠（2006）則將老年人學習列為活躍老化的第四大支柱，以強化老年人學習在活躍老化過程中的重要性，由此可見，活躍老化代表一種尊重自主和自我參與的老年生活方式，其層次較成功老化更為高階。

一、活躍老化的定義

聯合國於國際老年人年（Year of Older People in 1999）提出：獨立、參與、尊嚴、照顧和自我實現，以及重視老年人權的主張。世界衛生組織（World Health Organization, 2002）提出活躍老化（active aging），指出活躍老化之概念係由成功老化、生產性老化（productive aging）和健康老化（healthy aging）逐漸發展而來。世界衛生組織定義活躍（active）是老年人持續參與的過程，定義活躍老化為：使老年人健康、參與社會和得到安全保護，達到老年人的生活品質的一連串過程（active aging is the process of optimizing opportunities for health, participants and security in order to enhance quality of life as people age）。活躍老化著重老年人沒有失能者的日常生活肢體活動限制即是身體健康，無認知功能障礙與無憂鬱症狀即是心理健康；具有高度社會支持與可自主的參與活動即等於有社會健康的獨立生活能力，朱芬郁（2006）認為活躍老化有五個特徵：(1)能與他人互動；(2)生活有目標；(3)能自我接納；(4)能個人成長；(5)有自主權。活躍老化重要元素是能維持活動力。

二、活躍老化之內涵

Rowe和Kahn（1997）說明成功老化三個要素的內涵：(1)避免疾病與疾病相關失能的發生：除了不要罹患疾病，還要避免暴露於疾病的危險因素，例如要有健康的生活方式；(2)擁有高度的認知與身體功能：高度的認知與身體功能代表是否具有從事活動的潛力，且能實際執行活動；(3)持續的社會參與：是維持人際間關係與從事生產活動（productive activity）的重要因子。人際間關係包括與人接觸、處理事務、資訊交換、得到情緒支持和直接協助；生產活動是指從事不一定有給薪但是有社會價值的活動，例如在家照顧孫兒、陪伴身體功能障礙的家人，或參與志工工作等。

成功老化後要進一步活躍老化，以上內容都能透過老年人大學、老年人服務中心、銀髮族學苑等機構提供教育機會，鼓勵老年人多參與具生產力的經濟活動，讓老年人有機會投身社區活動共享社會參與。另，政府單位、家庭、社區須重視老年人保護、住宅安全、老年人尊嚴等問題。老年人退休後若有很好的規劃能學習休閒，追求身、心、靈、社會的自由滿足及自我超越，這是促成活躍老化的方法之一。

參 老年人的靈性與心理發展

從 Erikson（1963）的心理社會觀，Aden、Benner 和 Ellens（1992）與 Westerhoff（2000）的宗教觀，視老年人靈性發展是一種平和自我接納的過程，與有無信仰是動態的過程，隨著年齡增加平和的信念需求也跟著增加。Lane（1987）曾提及靈性有四個特徵：超越、連繫或歸屬、奉獻，以及釋放；Carson（1989）提及人的靈性需求，是想獲得神、自己、他人的寬恕、愛、信任與希望，進而體悟生命的意義，追求神、自己、他人與環境間整合的關係，以達到天人合一的靈性安適狀態。Wang（2004）邀請 25 位機構老年人，23 位為非機構居家老年人，接受每週一次為期四個月的個別性懷舊治療。結果顯示，僅機構老年人在自我健康、憂鬱症狀及心情狀態之前後測有顯著進步。此結果代表懷舊治療對居住於機構的老年人較社區老年人具有正向效果。意即老年人透過懷舊及生命回顧可以重新定位自我的價值，找到與人和諧的關係，得到心理的滿足。

肆 結論

老年人的心理發展受老化過程生理功能退化，家庭及社會環境變化的影響；臨床上，發現影響老年人心理變化的因素有：疾病或衰老、親人死亡、退休後缺乏社會參與、不良的生活習慣，或缺乏正確的養老觀、沒有良好嗜好，以及悲觀的人生態度。 老年人的心理發展與其生活品質有不可分割的關係。老年人之心理健康要透過生活保健、醫療服務、心理社會專業與志工服務，協助老年人與其家庭，促進情緒穩定與社會關係和諧的狀態。Johnson（1986）定義生活上的心理健康：一個人具有能力去克服並對付日常生活問題以及跟別人保持和諧關係，能夠解決日常生活工作的衝突，維持健康飲食，保持理性思考，可以自我表達，處處為人設想，促進自我瞭解，改善溝通技巧，建設性地表達感受而不傷到別人，更要保持自信以迎接挑戰。

侯慧明、陳玉敏（2008）調查機構100位住民發現，孤寂感程度愈大的住民，憂鬱程度也愈大。許坋妃（1997）指出老年人若有適當的休閒生活可以增加與人接觸的機會及加強身體活動力，減少孤獨與寂寞感覺，亦可隨著參與休閒活動而獲得滿足。謝政諭（1989）認為休閒活動可以促進生理、心理、社會、智能發展；吳慶烜、陳俞伶（2004）認為休閒活動可以帶給老年人生活上的充實及滿足感，對老年人而言是有助於身心發展的活動，也可以解決老年人壓力，讓老年人更顯活力、朝氣與自信。Rowe 和 Kahn 分別於1997及1998年發表成功老化（successful aging）的三個主要因素：避免疾病和殘障、維持高度認知與身體功能，以及持續的社會參與。美國學者 Armstrong 和 Crowther（2002）領導的研究團隊在這三項指標之外，提出第四個要件——「正向的靈性」（positive spirituality），以宗教的特性導引老年人正面思考，整合為成功老化的四大元素。誠如孔夫子說：「吾十有五而志於學，三十而立，四十而不惑，五十而知天命，六十而耳順，七十而從心所欲，不踰矩。」由此可以窺見老年人有完善良好的心理建設及周全的準備，則能坦然地面對自己的一生，使身、心、社會、靈性達到完美境界。

老年人的心理健康需要家庭親友及社會的支持，也需要醫護、社工、心理各專業人員之照護，其中更需要志願工作人員的大力支持，才能讓老年人身心健康及生活幸福。長期照護機構沉悶的生活若能輔以懷舊治療及生命回顧，豐富老年人生活，使其心靈上有安慰，則更能提升其健康老化。大多數跨專業的照護團隊例如護理師、社工師與醫師在病人甫入院詢問病史時，僅詢問病人的宗教信仰，對病人靈性評估的能力有限。靈性照護可經由生命回顧、感受寬恕與被寬恕、需要愛與被愛、存有希望、尊重信仰與加強信仰，達到老年人的心靈健康。

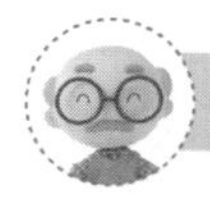

自我評量

1. 請說出影響老年人生理、心理發展的因素。
2. 請寫出影響老年人老化的各系統生理發展。
3. 請寫下老年人可能有的身、心、社會、靈性的健康問題。
4. 請討論老年人的身、心、社會、靈性的健康問題如何交互影響。
5. 請依不同的健康問題訂立照護計畫。

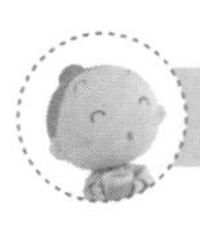

參考文獻

- 中文部分

內政部統計處（2010）。**重要參考指標：國際統計指標**。2010年10月10日，取自 www.moi.gov.tw。

王世俊、林麗嬋、蔡娟秀、薛桂香、吳方瑜、王琤、張文芸、黃翠媛、林慧珍、宋惠娟、張萃汎、李昭螢、黃玉雾（2004）。**老年護理學（四版）**。台北：匯華。

朱芬郁（2006）。**高齡者學習社區策略規劃之研究**。國立台灣師範大學教育學系博士論文，未出版，台北。

吳永銘（1998）。**我國老年人教育辦理現況暨發展取向之研究**。國立高雄師範大學成人教育研究所碩士論文，未出版，高雄。

吳慶烜、陳俞伶（2004）。影響老年人選擇休閒設施因素之研究——以台南市松柏育樂中心為例。**嘉南學報，30**，461-476。

林麗惠（2006）。台灣高齡學習者成功老化之研究。**人口學刊，33**，133-170。

邱銘章（2005）。神經疾患之睡眠障礙。**台灣醫學，9**(3)，354-360。

侯慧明、陳玉敏（2008）。長期照護機構老年人孤寂感及其相關因素探討。**實證護理，4**(3)，212-221。

施春華、侯淑英、楊明仁、張麗珍、張自強、黃俊仁（2005）。社區老年人憂鬱症狀的流行病學及活動參與介入之成效。**實證護理，1**(1)，29-34。

張素紅、楊美賞（1999）。老年人寂寞與其個人因素、自覺健康狀況、社會支持之相關研究。**高雄醫學科學雜誌，15**(6)，337-347。

許玢妃（1997）。**高年齡者社會參與與動機、參與行為及參與滿意度之研究**。東海大學社工所碩士論文，未出版，台中。

黃璉華（1997）。**實用老人護理**。台北：華杏。

楊承芳、蕭伃伶、謝佳容、劉淑娟（2007）。學習療法簡介——一個活化腦部的實證療法。**長期照護雜誌，11**(2)，141-148。

楊卿堯、林明燦（2007）。高齡者之生理變化與特徵。**台灣醫學，11**(3)，259-261。

謝政諭（1989）。**休閒活動的理論與實際——民生主義的臺灣經驗**。台北：幼獅。

謝美娥（2000）。**影響失能老年人生活品質的可能因素：一個量化的初探——以台北市為例**。國科會補助的研究計畫報告（NSC89-2412-H-004-029-SSS）。

簡玉坤（2004）。老年人心理壓力及因應之道：生物－心理－社會整合模式。**護理雜誌，51**(3)，11-14。

• 英文部分

Aden, L., Benner, D., & Ellens, J. H. (1992). *Christian perspectives on human development*. Grand Rapids, MI: Baker Book House.

Ahmed, A., & Tollefsbol, T. (2001). Telomeres and telomerase: Basic science implications for aging. *Journal of the American Geriatrics Society*, *49*(8), 1105-1109.

Armstrong, T. D., & Crowther, M. R. (2002). Spirituality among older African Americans. *Journal of Adult Development*, *9*(1), 3-12.

Barbieri, M., Rizzo, M. R., Manzella, D., & Paolisso, G. (2001). Age-related insulin resistance: Is it an obligatory finding? The lesson from healthy centenarians. *Diabetes/Metabolism Research and Reviews*, *17*, 19-26.

Baxter, J., Shetterly, S. M., Eby, C., & Mason, L. (1998). Social network factors associated with perceived quality of life. *Journal of Aging & Health*, *10*(3), 287-311.

Bergland, A., & Kirkevold, M. (2001). Thriving: A useful theoretical perspective to capture the experience of well-being among frail elderly in nursing homes? *Journal of Advanced Nursing*, *36*(3), 426-432.

Buchner, D. M. (1997). Preserving mobility in older adults. *Western Journal Medicine*, *167*(4), 258-364.

Carson, V. (1989). Spirituality and the nursing process. In Carson, V. (Ed.), *Spiritual dimensions of nursing practice* (pp. 150-179). Philadelphia: W. B. Saunders.

Dalko, P. I., & Moisan, L. (2004). In the golden age of organocatalysis. *Angewandte Chemie International Editon, 43*(39), 5138-5175.

Davis-Sharts, J. (1989). The elder and critical care: Sleep and mobility issues. *The Nursing Clinics of North America*, *24*(3), 755-767.

Edelman, C. L., & Mandle, C. L. (1998). *Health promotion through the lifespan* (4th ed.). St. Louis: Mosby.

Erikson, E. H. (1963). *Childhood and society*. New York: Norton.

Fischer, D., & Ship, J. A. (1999). Effect of age on variability of parotid salivary gland flow rates over time. *Age Aging*, *28*, 557-561.

Fry, P. S. (2000a). Guest editorial: Aging and quality of life (QOL)－ The continuing search for quality of life indicators. *International Journal of Aging and Human Development*, *50*(4), 245-261.

Fry, P. S. (2000b). Whose quality of life is it anyway? Why not ask seniors to tell us about it? *International Journal of Aging and Human Development*, *50*(4), 361-383.

Hayflick, L. (1996). *How and why we age*. NY: Ballantine Books.

Hazzard, W. R., Blass, J. P., Halter, J. B., Ouslander, J. G., & Tinetti, M. E. (2003). *Principles of geriatric medicine and gerontology* (5th ed.). New York: McGraw Hill.

Hogstel, M. O. (1995). *Geropsychiatric nursing* (2nd ed.). St. Louis: Mosby.

Huang, H. C. (2004). A checklist to assist assessment of risk of fall in older people. *Journal of Nursing Research*, *12*(2), 131-142.

Huang, H. C., Gau, M. L., Lin, W. C., & Kernohan, G. (2003). Assessing risk of falling among older adults. *Public Health Nursing*, *20*(5), 399-411.

Johnson, B. S. (1986). *Psychiatric-mental health nursing: Adaptation and growth*. N.Y.: Lippincott Company.

Lane, J. (1987). The core of the human spirit. *Journal of Professional Nursing*, *3*,

332-337.

Manton, K. G., & Stallard, E. (1991). Cross-sectional estimates of active life expectancy for the U. S. elderly and oldest-old populations. *Journal of Gerontology*, *46*(3), S170-S182.

Norgan, N. G. (1992). *Physical activity and health: 34th symposium volume of the society for the study of human biology*. Cambridge: Cambridge University Press.

Peck, R. (1955). Psychological developments in the second half of life. In Anderson, J. E. (Ed.) (1956), *Psychological aspects of aging* (pp. 42-53). Washington: American Psychological Association.

Petersen, E. (1995). *Thriving and quality of life, crisis and the development of society*. Aarhus, Denmark: Psychologist Institute, Aarhus University.

Petersen, E. (1997). *Quality of life, resignation and survival. A prospective investigation of 292 women treated for cancer ± described in terms of the theory of thriving*. Aarhus, Denmark: Psychologist Institute, Aarhus University.

Rowe, J. W., & Kahn, R. (1997). Successful aging. *The Gerontologist*, *37*(4), 433-440.

Shlipak, M. G., Fried, L. F., Crump, C., Bleyer, A. J., Manolio, T. A., Tracy, R. P., Furberg, C. D., & Psaty, B. M. (2003). Elevations of inflammatory and procoagulant biomarkers in elderly persons with renal insufficiency. *Circulation*, *107*, 87-92.

Tsai, A. C., Chang, J. M. C., Lin, H., Chuang, Y. L., Lin, S. H., & Lin, Y. H. (2004). Assessment of the nutritional risk of 53-year-old men and women in Taiwan. *Public Health Nutrition*, *7*, 69-76.

Wang, J. J. (2004). The comparative effectiveness among institutionalized and non-institutionalized elderly people in Taiwan of reminiscence therapy as a psychological measure. *Journal of Nursing Research*, *12*(3), 237-245.

Ware, J. E., & Sherbourne, C. D. (1992). The MOS 36-item short-form health survey (SF-36): Conceptual framework and item selection. *Medical Care*, *30*(6), 473-483.

Westerhoff, J. (2000). *Will our children have faith?* PA: Morehouse Publishing.

World Health Organization (2002). *Active aging: A policy framework*. Geneva: WHO.

Chapter 2

銀髮族應用輔助科技理念與基本概念

毛慧芬

1. 瞭解輔助科技、輔具及輔助科技服務的定義。
2. 瞭解銀髮族應用輔助科技的基本理念、需求性及其助益。
3. 瞭解銀髮族輔具設計的概念及通用設計的意涵。
4. 能應用「人、活動及輔助科技模式」，並瞭解銀髮族選擇輔具的原則。
5. 瞭解如何適切評量銀髮族使用輔助科技的成果。

隨著人口的快速老化，以及家庭人口結構的改變，銀髮族群要能維持獨立自主而有尊嚴的老年生活，應用輔助科技將會是重要而普遍的策略。隨著科技進步，以及通用設計的產品開發概念興起，愈來愈多輔助科技融入在一般的生活中，但調查顯示不少高齡長者對於「科技」的畏懼與排斥，對於輔具的應用敬而遠之，也可能是擔心花費過高、或是身邊有協助者提供過多幫助，或擔心被標籤上「殘障者」的心態，而拒絕使用輔具，實屬可惜（市川洌，2006；Steel & Gray, 2009; Peek et al., 2014）。因此，改變對使用輔具的刻版印象，導向正向應用輔具的態度，以及協助銀髮族選擇適合的輔具等，是輔具從業人員最基本的課題。本章將強調銀髮族應用輔助科技的基本理念與運用原則，唯有釐清這些，才能促進高齡者適切應用輔助科技而提升生活品質。

以下首先說明輔助科技的定義，再從兩種理論架構：「國際健康功能與身心障礙分類系統」（International Classification of Functioning, Disability and Health, ICF）及「人—環境—職能模式」（Person-Environment-Occupation Model）來談銀髮族為何需要輔助科技的協助以提升其生活功能；其次會從如何滿足銀髮族的需求與特性，以及如何提升銀髮族使用輔助科技的意願等方向，探討銀髮族輔助科技的設計概念或原則。最後提出銀髮族如何選用合適的輔具，購置前需考量哪些面向，以及其使用後需注意追蹤的事項與使用成果的評量等，期待透過本章的介紹，能使從業人員協助有使用需求的長輩，得到適切的輔助科技，且發揮其最大效益。

第一節 輔助科技之定義

輔助科技（assistive technology）最早的正式定義源自美國 1988 年的障礙者科技輔助法案（Technology Related Assistance for Individuals with Disabilities Act，PL100-407），提出失能者需獲得輔助科技的支持，以提升其獨立功能，享有與一般人同等的生活參與權利。當中提及輔助科技，係指協助個人執行功能活動所使用的科技，包括設備、器具、服務、策略及實務等，可改善長者或失能者所遇到的問題，其特性在於可協助執行個人所欠缺的功能，但不改變個人的內在功能，例如下肢不良於行的長者使用助行器，可強化其行走功能而能外出活動，但助行器不會改變其下肢的行走功能。輔助科技需依據個人的特性介入，用以協助或代償失能個案的功能，其包含了實體的「輔助科技器具」（assistive technology device）及軟體的「輔助科技服務」（assistive technology service ）兩部分，兩者需同時提供，相輔相成，才能達到最大使用效益（Cook & Polgar, 2014）。

壹 輔助科技器具（或稱輔具）

美國職能治療學會（American Occupational Therapy Association）將輔具定義為「現成的、改造過的或是客製的物品、儀器設備或是產品系統，用以提升、維持或改善失能者的功能性表現者」（American Occupational Therapy Association, 2002; Mann & Hicks, 2009）。廣義的輔具定義是指能夠輔助人們執行活動的器具或工具，以銜接或彌補「環境的要求」與「個人能力」之間的落差。如碰到不易開啟的瓶罐（環境的要求），對年輕人可能不構成問題，但針對力量不足的長者（個人能力），便需要開瓶輔助器（輔具）才能完成任務。對一般人而言，舉凡眼鏡、筷子等也可視為廣義的輔具，因此輔具的使用並不限於身心障礙者，銀髮族也是能夠受惠於輔具的一大族群。

依據上述定義，輔具涵蓋的類型非常廣泛（詳細之輔具分類介紹請見本書第三章），包含了低科技與高科技產品，高科技產品是指包含了微電子（microprocessors）、電腦軟硬體設計等，例如助聽器或弱視者使用的擴視機等；低科技產品則如枴杖、輪椅、加大把柄湯匙等。

貳 輔助科技服務

指協助使用者選擇、獲得和使用輔具的服務，包括：評估輔具使用的需求、提供獲得輔具的資訊與方法、個別化調整輔具、介入計畫的協調整合、維修服務、使用輔具的指導與訓練等（The Technology-Related Assistance for Individuals with Disabilities Act，PL100-407）。唯有搭配完善的輔具服務，使用者才可方便購置或取得符合其需求的輔具，能安全正確的使用，避免不當或錯誤使用輔具所造成的各種副作用，及在使用過程中確保輔具沒有損壞或不合用的疑慮等（Cook & Polgar, 2014）。

在輔助科技範疇中，設計良好、安全耐用、價格合理、多樣性、個別化的「輔具」，以及可近、即時而專業、完善的「輔具服務」兩者是缺一不可的，亦是輔助科技應用可獲致良好使用滿意度的主要向度（Demers, Wessels,

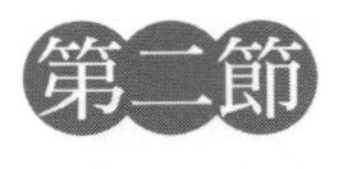

Weiss-Lambrou, Ska, & De Witte, 2001; Mao et al., 2010）。

第二節 銀髮族應用輔助科技的基本理念、需求性及其助益

壹 銀髮族為何需使用輔助科技

本書第一章已針對老化的各種退化及其對功能表現造成的影響做詳盡介紹，其在聽力、視力、行動能力及認知等功能的逐漸減退，再加上可能出現一種或多種慢性疾病，如關節炎、黃斑部退化、心臟病或是失智症等等，導致獨立自主或參與活動功能受限，然每位老人參與活動的困難情況是有極大的個別性差異，會受到老人的年齡、失能嚴重度與支持系統的影響；並非僅依靠生理年齡即可解釋年長者於日常生活活動上依賴的程度（Haggblom-Kronlof & Sonn, 2007），老年人如同一般青壯年人，會採取策略以適應日常生活活動所遭遇的困難，包括避免、減少執行該活動的頻率，或利用人力協助、輔助科技、環境改造來彌補或修改活動所需的技巧與方式（Dudgeon et al., 2008），達到老人本身所期待「在地老化」（aging in place）的目標。健康照護相關專業常會應用下列幾種策略（Mann & Hicks, 2009）：

1. 強化老人的基本功能：如維持或促進其肌耐力、平衡、認知功能等。
2. 透過各種代償技巧，改變活動的方式：如因平衡功能不佳，原本站著淋浴的方式則改為坐在浴椅上洗。
3. 使用輔助科技或改造環境。

已有研究指出使用輔助科技是增進老人獨立的方法之一，可減少照護人力的需求，也能具成本效益的促進在地老化（Mann, Ottenbacher, Fraas, Tomita, & Granger, 1999），甚至能降低老人功能退化及生理衰弱的速度。以下再進一步以 ICF 及「人—環境—職能模式」兩理論來分析：為何高齡者需要使用輔助科技。

一、國際健康功能與身心障礙分類系統（ICF）：瞭解「環境支持」對老人維持社會參與的重要性

根據 ICF 來審視個人處於「健康」或「不健康」的狀態時，會考量不同層次的功能狀態（身體結構與功能、活動及參與）和環境因子等。ICF 所提出的環境因子包含：(1) 產品與科技；(2) 自然環境與人為改造環境；(3) 支持與關係；(4) 態度；(5) 服務、制度與政策。其中第一項「產品與科技」定義的範疇即包含：個人所處周圍環境中被組裝、創造、生產或製造的天然或人造產品或產品系統、設備與科技，包含：食品、藥品、日常生活、休閒娛樂與工作會使用的產品、科技或輔助器具，乃至建築物設施設備（如電扶梯、恆溫器）（李淑貞，2009）。換言之，當老人在其身體結構與功能狀態面臨老化的衝擊，以及可能有多重慢性疾病的影響時，其要能維持獨立自主處理生活事務及參與活動，保持最佳健康狀態，則需要有支持度足夠的環境因子（Ustun, Chatterji, Kostansjek, & Bickenbach, 2003），例如當老人因為眼睛疾病而視力模糊（身體功能），導致無法閱讀（活動），進而影響其完成社區大學學生的角色，此時若能使用擴視機（環境），便有機會克服此障礙（Perenboom & Chorus, 2003）。

二、人—環境—職能模式：瞭解人、職能及環境三者互動的結果對老人維持自主功能的重要

職能治療專業理論之一，根據 Law 等人於 1996 年提出的「人—環境—職能模式」，強調長者的職能表現（從事有意義的活動）是人、職能（活動），及環境三者動態互動的結果，因此，治療師在面對失能老人時，若無法以治療性介入直接改善個人的障礙，則可利用活動及環境調整之代償性介入來改變「人—環境—職能」的互動，使其達到新的動態平衡，讓失能長者仍可有好的職能表現（Mann & Hicks, 2009）。

輔具乃包含於「人—環境—職能模式」裡的「環境」向度中，屬於物理性環境之一。「人—環境—職能模式」主張環境對職能表現有十分重要的影響，既可能促進表現，也可能會對表現造成阻礙。一般來說，環境是較容易

做改變的（相較於人），因此治療師經常會由環境層面著手，協助老人能從事活動、改善其職能表現。而輔具則是環境介入中的一種常用策略，可用以代償老人的失能，並使人的能力與環境及職能間達到更佳的契合。

三、銀髮族使用輔助科技的情況

各項數據顯示老人是使用輔助科技的大宗。以美國為例，過去二十年內，輔具使用者劇增，估計 65 歲以上的老人中，約有 1/3 至少使用一項以上的輔具（Freedman, Agree, Martin, & Cornman, 2006）。Cornman、Freedman 和 Agree（2005）依據六種全國性調查數據推估，65 歲以上居住於社區的老人約有 14%到 18%的輔具使用率。歐洲數個研究調查均顯示雖因各國社會或健康照護系統有所差異，以致使用率有所不同，約有 77%的 85 歲以上長者在日常生活中會使用輔具，90 歲以上的長者更超過 90%，整體而言，輔具使用率隨年齡增長而增加是一致的趨勢（Skymne, Dahlin-Ivanoff, Claesson& Eklund, 2012）。但仍有針對美國 Medicare 保險受益者的全國性調查發現，仍有多數自覺日常生活活動有困難的年長者，並未使用輔具或任何人力協助（Dudgeon et al., 2008）。由於少子化與平均壽命延長，且戰後嬰兒潮即將邁入老年，人口老化將不可避免，輔具需求勢必增加（Anttila, Samuelsson, Salminen, & Brandt, 2012; Steel & Gray, 2009）。

另外，老人需要多少輔具以協助獨立生活？曾有研究將 104 位身體衰弱的社區老人隨機分為兩組，其中實驗組接受職能治療師完整評估、建議，並由研究經費協助購置輔具或進行環境改造，結果平均每位老人會使用約 15 項輔具或環境改造，常用項目包含：與動作失能相關輔具、聽覺輔具及視覺輔具，使用項目最多的頻率依序為：協助洗澡、準備餐點、電話、休閒、穿衣、行走平衡輔具及放大鏡等，使用這些項目的老人均超過四成以上；然對照組只會使用平均 1.9 項。此結果顯示老人對於生活輔具有明顯的需要，且需要的輔具項目多元，但在無經費支持及專業服務介入時，可能因未意識到輔具使用的需求，或購置相關資訊不清，或經費考量等，導致使用受到很大限制，而需求未獲得滿足（Mann et al., 1999）。

四、輔助科技對於銀髮族的助益

任何輔助科技的產生，必是源自於人類的需求，可帶來有效能、效率、便利、輕鬆省力的生活。輔助科技是否能為銀髮族群帶來福祉？雖然目前仍欠缺足夠的實證（Anttila, Samuelsson, Salminen, & Brandt, 2012），但在臨床實務上，已普遍認可輔具可提升功能獨立性，並促使年長者面對日常生活活動失能時，仍能維持活躍的生活型態（Agree & Freedman, 2003; Cornman, Freedman, & Agree, 2005），以下幾項是普遍受到肯定的助益：

1. **替代喪失的功能，增進獨立性：**輔助科技可輔助或替代老人喪失或有缺損的感覺、動作、認知功能等，如使用「助聽器」可取代老年受損的聽力，以便與人溝通；有了「床上起身器」，就可獨立起身，起床時就不用等待及麻煩他人。
2. **具有預防傷害的功能、提升活動安全性：**不論針對老人家或照顧者，輔助科技可預防因勉強活動而導致的各種後遺症，如肌肉痠痛、關節變形及各種意外事故等，像是使用馬桶旁加裝扶手，可降低如廁時跌倒發生的機率，使用適當枴杖或護具可降低對於變形關節過度承重而造成的傷害。
3. **使生活更輕鬆便利、有效率：**不一定是身心障礙才會使用到輔助科技，符合通用設計概念的產品或器具，也可讓一般人活動更輕鬆便利。例如：「開瓶輔助器」可省去費力卻打不開瓶蓋的困擾；也可提高執行活動時的效率；另如使用加大把柄牙刷、鑰匙或湯匙等，可較容易而快速地完成活動。
4. **增進照顧者的方便性與安全性，減輕照護負擔：**輔助科技也可考慮到照顧者的需求與安全，如使用「移位機」可減輕搬運老人的負荷，避免照顧者負荷過重而產生的傷害，減低照顧意外事件的發生而造成對老人的危害，進而增進照護者的生活品質（毛慧芬，2015；毛慧芬等，2010）。

另從成本效益的觀點而言，輔助科技對於社會、長期照護機構、使用者和家庭，可能可減少照護人力、資源和財務的支出（Mann et al., 1999）。目前國內長期照護體系仍較依賴人力照護，例如鮮少有機構照護人員會使用移位輔具搬運行動不便的長者；一般老人輔具使用類型多屬行動輔具，其他各類生活輔具則較少使用。若能妥善應用輔助科技將減少人力上的負荷，增進照護品質，而要朝此方向邁進，則需要先建立老人本身、照護者與社會大眾對於使用輔助科技的正向概念。

貳 銀髮族應用輔助科技的正向想法

「老化」不盡然代表著無法過原有的生活，「科技」也不代表是不可測、複雜難懂的事物，主要關鍵在於老人或照顧者是否獲得充分的資訊或知識，進而影響其想法、價值觀與判斷能力，也才能引發銀髮族應用科技的行動力與實踐力，落實健康生活型態（市川洌，2006）。因此健康照護專業人員或相關單位有責任向銀髮族及社會大眾宣導下列應用輔助科技的正向想法。

一、應用輔助科技是「生活再造」的一種策略與機會

有些長輩認為輔具會突顯出自己的「殘疾」，擔心別人用異樣眼光看待，或覺得輔具的花費並不值得，因而排斥使用輔具。寧可逞強或找家人代勞，甚至乾脆不執行自己做不到的活動，久而久之，原本的生活逐漸依賴他人而變調。其實使用輔具並非代表無能或虛弱，反而是造就「獨立、自主與自尊的生活」的策略與機會。若能幫助他們克服對於使用輔具的負向觀感，以正向的觀點接受輔具，就有可能減少對他人的依賴，而能參與更多的活動或社會互動。使用輔具不是「殘弱」反而是更「積極健康」的表徵（毛慧芬等，2010；市川洌，2006; Kraskowsky& Finlayson, 2001）。

二、輔具是使生活更便利的工具

使用輔具其實就如同使用日常生活中的各種工具一樣，例如雨傘、掃把、開罐器、對講機、電話，都是要使生活更便利，用久了也就覺得需要而不可或缺。故以自然的方式面對輔具，將之視為是「需要」用的工具。

三、科技讓生活更簡單而非更複雜

一般人常誤以為科技是複雜、莫測高深、困難使用的，也不認為銀髮族能運用自如，故會先入為主的排斥使用。但事實上科技的操作介面（人機介面）是可以很簡化，只是其蘊含的技術可能是複雜的，例如：利用聲控操作電器，對使用者而言是更簡單方便的，但其技術面卻是更升級的。因此，為銀髮族設計的輔助科技產品，應要考量銀髮族的功能特性與習性等，滿足使用上的需求，著重簡易的人機操作介面，才能讓其生活更簡單。

第三節 銀髮族輔具設計的概念及通用設計的意涵

銀髮族使用輔具的考量可能會與一般身心障礙者有所不同，身心障礙者在特定功能上有所障礙，但其他部分仍可維持其年齡應有的功能狀態，且適應環境能力也較強，因此通常針對其特定功能進行調整式設計（adaptable design）即可。反之，老年人的各項生理機能可能退化，雖然不見得達到「障礙」的程度，但這種衰退是以全面、持續的方式進行著，且也可能因不只一種的慢性疾病而導致更嚴重的失能，因此，僅提供單一功能目的輔具，或僅移除單一特定的環境障礙，對老人而言恐怕是不足的，需考量其多重障礙共存的特性，使老年人所使用的輔具與環境最好能依循通用設計（universal design）的概念（Mann & Hicks, 2009）。

「通用設計」是指：無論年齡、能力，所有人皆能在最不需要調整改造下使用該輔具（Kose, 1998）。有關通用設計的原則請參考第五章第一節。

根據通用設計的原則，進一步強調應用於老人輔具設計上的重點：

1. 因應老人漸衰退的視聽覺功能、動作控制、精細度與肌耐力等，觸摸按鍵或操作面的大小或輔具本身大小尺寸等要適宜、輕便、穩固，顏色宜對比清晰、操作不費力等。
2. 因應老人認知功能中解決問題、類化與學習能力等的衰退，輔具的操作介面宜單純化，盡量可自動化而減少老人與操作介面的互動需求，減少需多重步驟輸入的情況，或有明顯可告知現況或提醒作用的資訊，達到「不需特別學習使用」的目標。

3. 因應老人主動偵測環境或快速反應的困難，產品設計要能容許出錯，並有清楚的錯誤提示與操作指引尤佳。
4. 造型外觀為老人所熟悉，可依據老人世代的喜好做外觀設計，增進使用的認同、安適與喜好感。
5. 應以維持老人的能力與自主性為前提，強調輔具輔助性而非完全取代老人的自主性；過度協助，反而使其喪失參與機會而導致功能退化（徐業良，2006；Bharucha et al., 2009）。

第四節 銀髮族使用輔具的選用原則與注意事項

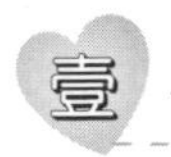

壹 銀髮族輔具選用原則

選用輔具有諸多考量，相同的輔具由不同人使用可能會有不同的效果，因此，選擇輔具時，需先進行全面性的評估。「人、活動及輔助科技模式」（Human, Activity and Assistive Technology Model），是常用以引導輔具服務專業人員進行輔具評估與服務輸送的理論模式。「人、活動及輔助科技模式」乃以一般系統理論（general systems theory）為基礎，延用其「一個元素會對另一個造成影響」的概念，認為「表現」是人、活動、輔助科技及環境四者互動的結果（Cook & Polgar, 2014）（圖 2.1）。

輔具評估通常起始於個案對參與或執行活動的渴求。評估個案的輔具需求時，首先須瞭解所處的環境、活動及個人的優勢。「人」（或使用者）的部分應評估個案的技巧與能力，並同時考量內在使能因子的影響。「活動」則分為自我照護、工作／學校及休閒／娛樂共三大類的日常活動，需瞭解各項活動執行的方式與特性。而人、活動及輔助科技皆存在於「環境」（或情境）之中，可由三個層面來分析環境，也就是環境的物理屬性（如溫度及濕

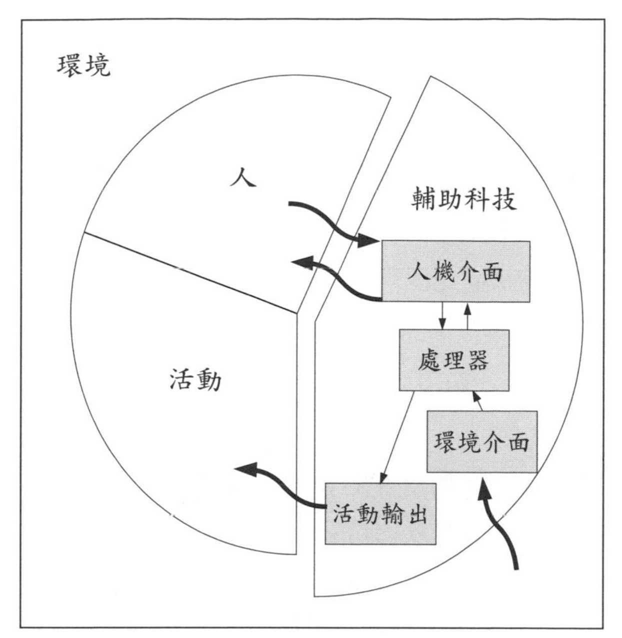

▲圖 2.1 人、活動及輔助科技模式
資料來源：Cook & Polgar (2014)。

度）、個人內部及外部的社會與文化屬性（影響對輔具的期待及接受度）。

「人、活動及輔助科技模式」描述了輔具與四要素間的互動，分別為「人機介面」（human/technology）、「處理器」（processor）、「環境介面」（environmental interface）與「活動輸出」（activity output），簡述於下：

1. **人機介面**：個案與輔具互動的介面（包括輸入與輸出訊息），例如手機按鍵。
2. **處理器**：使用者輸入後開始作用，並依循程式或指令產生主動輸出。
3. **活動輸出**：輔具因應使用者的輸入所產生的反應，例如瓶蓋打開了。
4. **環境介面**：某些種類的輔具會有環境介面這個要素，意指該輔具能偵測外在的訊息並加以解釋（如空調系統的溫度偵測），接著透過人機介面輸送訊息給使用者。

由於「人、活動及輔助科技模式」的本質是動態的，可協助專業評估者辨識所需輔具之特質，以符合個案不斷改變的需求（需求可能會因障礙的進行性、活動的目的及情境的變化而有所改變）。

依據「人、活動及輔助科技模式」，以下分別就人、活動、輔助科技及環境等四個考量要素，提供臨床工作者為高齡者進行輔具科技的評估、選擇與媒合時，系統性考量的原則：

1. **全面考量「使用者」的特性與需求**：使用輔具的最終目的是為了讓使用者能達成所需從事的活動，且感到方便舒適。因此，在挑選前得先瞭解使用者所要從事的角色與活動，以及表 2.1 中所列各項特性與能力（毛慧芬等，2010；Olson & DeRuyter, 2002; Federici & Scherer, 2012）。
2. **認清輔具的使用目的及所要達成的「活動任務」**：使用輔具是要解決何種需求，通常是任務導向，故要分析任務活動的執行方式及流程步驟等，瞭解在何過程步驟中需要輔具的協助，如此也才能理解此輔具的功用。反之，長輩於使用前得先瞭解輔具的主要功能，並明白為何需要使用這項輔具，用以從事何項特定活動等，才不至於誤用。
3. **考慮輔具的使用「環境或情境」**：在不同情境下使用，可能會需要設計或功效重點不同的輔具，例如：在狹小的室內使用或以戶外長程推行為主的手推輪椅，其可能在輪椅寬度或前後長度，及後大輪或前輪的尺寸等的選用上會有所不同。故先要釐清使用情境，才能讓輔具適得其所、發揮作用。通常需考量到下列條件：會在居家、還是戶外環境使用？若是在居家環境，則進一步考慮房屋的性質（所在樓層，有無電梯等），是否擁有房屋擁有權（會影響到能否更動硬體設備）？室內擺設空間大小及規劃，是否有儲藏輔具的地方，是否有特定明顯的障礙造成使用者的不便，如何排除障礙等，如此才能在正確的情境或環境下成功而安全地使用輔具。
4. **考量「輔具」的特性**：每一種同樣功能的輔具都可能因不同商家出產製造，而有不同的尺寸、設計、材質、特色及品質管理等，因此在選用時，應謹慎考慮：尺寸、重量、材質、是否可調節、外觀、是否容易操作、使用或穿戴上的舒適性、安全性等；另選購輔具如同一般商品，也要注意其服務配套，例如：運送時間的長短、價格合理性、維

表 2.1 選配輔具時所需考量之使用者特性與需求

生理特性	身高、體重、身寬、手腳長度等，將影響輔具的選用，例如：體型高大壯碩的人選用的枴杖高度或輪椅尺寸，會與身材瘦小的人有所不同。
感覺功能	視覺、聽覺、嗅覺、觸覺或本體覺等功能的喪失或缺損，會影響使用輔具的形式及方法，例如：針對視覺功能缺損者，輔具多具備語音提示。
生理功能	考量動作能力、肌力、耐力、協調性、疼痛等，這些會造成在移動、抓握、耐力及平衡功能表現上的問題。
認知與知覺功能	認知功能會影響可使用輔具的操作複雜性，針對認知功能受限者建議操作步驟不可過於複雜，如選用單一按鍵即可全自動執行的輔具。
心理與社會層面	心理層面中關於長輩對於參與活動或對獨立的自我意識與看法等，會關係到其對於輔具使用是否具有正向的觀感。 社會層面則指使用者可獲得哪些支持，包括：家屬、看護、家事服務、醫護服務、醫療人員的治療，或其他社會團體服務；不同的社會支持程度，會影響到輔具選擇的考量不同，例如：獨居者或與家人同住者對於輔具的需求性與所需要的輔具類型可能有所不同。
經濟因素	在推薦與選購輔具之前，需考慮長輩擁有的經濟能力，經濟條件會影響其購買的意願，也會影響到可購買輔具的類型或款式。另尚需納入老人可以申請的補助資源，例如：身心障礙者生活輔具補助，或失能老人輔具補助等，以便做通盤考量。
文化、個人喜好與價值觀	使用者本身及家屬對於從事某件活動的看法與重視程度，會影響其對輔具購置的需求性與意願，例如：很在意居家行動安全者，而較不在意是否能獨立穿衣的老人，則其較能接受居家無障礙環境改造，但對穿衣輔具則可能接受度不高。

修與售後服務等等。

貳 銀髮族使用輔具的注意事項

雖然輔具的使用可帶給使用者不少益處，但 Phillips 和 Zhao（1993）的研究卻發現有 29.3%的輔具五年內被使用者拋棄而不再使用；荷蘭學者 Dijcks 等人在 2006 年針對 2,272 名使用輔具的個案進行調查，結果顯示依照輔具的類型不同，被棄用的比率也不一，平均失用率為 6%（Dijcks, De Witte, Gelderblom, Wessels, & Soede, 2006）。導致輔具被棄用的主要原因包含：「在選擇輔具時並未考量使用者的意見」、「該輔具太容易購得而未經思考」、「輔具使用效果不佳」及「使用者的需求或是優先順序改變」，故專業人員在提供輔具服務時應注意下列事項：

1. **專業人員在協助長輩選用輔具時，應瞭解並徵詢其意見**：使用者通常會瞭解自己的需求與使用狀況，若專業人員僅依據專業上的考量，而未參考長輩的意見或充分溝通，導致老人無法接受輔具的使用，結果也是枉然。
2. **長輩在購置輔具前應該要三思，經過多方考量再行購置**：如前段所述，要獲得能滿足需求而適切的輔具，最好能經過專業評估、提供意見或現有輔具資訊後，再行購置，否則一時衝動而盲目購買，可能導致不適用而棄用輔具的後果。經過此周延的選擇過程，才可避免購得錯誤的輔具。
3. **應教導正確的使用方式，並需要適當的練習**：使用輔具如同使用一般工具一樣，專業人員應教導使用者正確使用方法，如此可避免因不當操作造成其受傷或是輔具的損壞。另使用輔具是需要經過練習的，如同各式各樣的工具，一開始使用可能不熟練，但愈使用就愈加熟練。故專業人員應給予教導並監督其進行適當的練習。
4. **注意保養及定期追蹤輔具的使用情況**：如同家電用品或工具需要注意保養維修，輔具亦然，使用輔具時依照正確使用方式並定期維護，可避免其過度耗損，延長使用時間，並降低意外事件發生機率。此外，由於長輩的生理或其環境會隨時間改變，造成原本的輔具可能不適用了，故需定期追蹤輔具使用情況。

第五節　評量銀髮族使用輔助科技的成果

使用輔助科技成果（outcome）是指輔具介入後的自然結果或是後果，其可以在使用後任何時間點測量得知（Hammel, 1996）。使用輔助科技成果評量的重要性在於：對接受輔助科技服務的老人而言，使用成果反映了他們功能和生活品質提升的情形；對付費者而言，希望能瞭解付出的金錢得到了什麼樣的結果，這樣的成果是否值得他們付出此代價；而對於服務提供者而言，可協助瞭解所提供的輔助科技服務是否達到目標，有無調整或改進的必要，故可增進專業能力和經驗（DeRuyter, 1997）。

銀髮族使用輔具的成果目前尚未有足夠的實證，較多的輔具使用成果研究是針對身心障礙者或特定疾病者，但不論針對何者，在實證上仍有其執行之困難，原因在於輔助科技需求具個案的個別與獨特性，且輔具種類繁多，要以集體效果評估的實證方法會受到限制；另一方面輔助科技的成果評量需考慮多元的層面，且每個角色對於應用輔助科技所產生的結果期待不盡相同（Anttila, Samuelsson, Salminen, & Brandt, 2012; DeRuyter, 1997; Fuhrer, 2001; Fuhrer, Jutai, Scherer, & DeRuyter, 2003）。

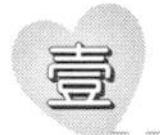

壹 輔助科技使用成果的評量內容

DeRuyter（1997）認為輔助科技使用成果應從臨床結果／狀態、功能狀態、生活品質、滿意度及成本效益等向面來衡量。

一、臨床結果／狀態

可瞭解老人使用輔助科技後之使用率或棄用率、使用時間、引發副作用及意外事件的情況等。使用率不佳，不但代表無法達到最初購置輔具的目的，且會造成資源上的浪費，因此，使用或棄用率經常會被當成輔助科技使用成果的重要指標。棄用率可能會依不同種類的輔助科技而有不同；另輔具之棄用不能完全代表負面的效應，如當使用者需求改變而棄用是必然的，故棄用原因必須深入瞭解（Fuhrer et al., 2003; Hammel, 1996）。

另一方面使用輔助科技是否會造成副作用，是近來被探討的重要議題（Anttila, Samuelsson, Salminen, & Brandt, 2012; Bateni& Maki, 2005; Chen et al., 2011），此為談論輔具使用成效的前提，任何輔助科技的使用不應造成身、心、社會功能等的不良影響，例如：是否容易引發跌倒意外、是否會減少家人的關懷與互動等。

二、輔具使用的效能

此指功能狀態的改變，可依據 ICF 所提及身體功能、活動功能、增進社會參與程度的改變作為評量指標，不同類型輔具的使用功效可能不同，故其評量指標的選擇也需要個別考量，如：視覺輔具可評估閱讀速度，評量座墊減輕背痛嚴重程度或增加坐姿耐受度等。另也需慎選評估工具，若使用一般以傳統醫療模式的評量工具，可能會強調治癒的重要性，如常用以評估日常生活活動功能之巴氏量表（Barthel Index），其認定若個案使用任何輔具（如輪椅）執行活動任務，即便不需依賴他人協助移行，但仍無法認定為完全獨立。故類似的評量工具可能與評量使用輔助科技的概念有衝突，而無法適切反應出應用輔助科技的效能（Smith, 1996）。

三、生活品質

提供輔助科技最終目標是期望能提升老人或照顧者的生活品質。所謂生活品質可以描述成對生命之滿意度、舒適度及情感安適的綜合體，故要衡量生活品質並非易事。可考慮用一般性生活品質評量，包含本土化的評量工具──台灣版世界衛生組織生活品質問卷簡明版（WHOQOL-BREF）（Yao, Chung, Yu, & Wang, 2002）等。

四、使用者滿意度

使用者滿意度，即個案對輔具或輔具服務的目標達成度的主觀看法，是輔具服務成果評量的一項重要指標，此與客觀輔具使用成效同等重視。滿意度反應了個案自身的需求、輔具服務成效和服務品質（Kohn, LeBlanc, & Mortola, 1994）。針對科技輔具發展之滿意度標準化評估工具，如魁北克輔具使用者滿意度評量（Quebec User Evaluation of Satisfaction with Assistive Technology, QUEST）（Demers, Monette, Lapierre, Arnold, & Wolfson, 2002; Demers, Weiss-Lambrou, & Ska, 2000; Demers et al., 2001），目前已有台灣版可供臨床或研究使用，台灣版除納入 QUEST 原版十二題外（分屬輔具及服務兩個向度），另增加一題本土題項（花費）（Mao et al., 2010）。

五、成本效益

成本是任何一種產業或介入所需要考慮的，成本分析成為一種必要的結果評量。輔助科技尚需有商業化的概念，而非只是從社會福利觀點來探討，故需把範圍提升到社會成本，而非僅考量個人成本；成本測量除了金錢成本之外，還要考慮人力成本，減少照護人力需求、時間成本等等（Harris & Sprigle, 2003）。

先前提及 Mann 等人（1999）針對身體衰弱老人進行輔具介入的隨機試驗研究顯示，實驗組接受治療師居家訪視評估及使用所需輔具的一年半後，疼痛明顯較對照組少，在獨立功能評量（Functional Independence Measure）的表現明顯較對照組退步緩慢（輔具使用的效能），而其入住機構費用及需要居家護理及訪視的費用，扣除購置輔具及治療師訪視服務的花費後，仍明顯較對照組少。故衰弱老人獲得專業輔具服務及使用適當而充足的輔具後，可減緩功能退化的速度，並能減少花費。未來仍須更多其他研究證實輔助科技介入的成本效益。

第六節 結語

銀髮族在面臨身體機能衰退時，可藉由輔助科技的協助以提升其生活功能；然首先要使老人、照護者及專業人員等，對使用輔助科技持有正向的看法，把應用輔助科技視為生活再造的策略與機會。其次，針對銀髮族的輔助科技設計需要符合通用設計的概念；同時建議購置前，需考慮到：使用者、用以從事的活動、使用的環境及輔具的特性等面向，才能選用到合適的輔具。此外，購置之後必須教導並訓練其正確使用，以及提供維修保養及追蹤等服務，如此才能確保正確安全使用輔助科技，發揮其功效，並減少棄用。未來仍須加強針對高齡者使用輔具的成果驗證，從多面向評量指標切入，符合各方的考量，也才能不斷提升老人輔助科技的產品研發與服務品質，並瞭解輔助科技對於個人及社會的效益。

1. 說明輔助科技、輔具及輔助科技服務的定義，及其關聯性。
2. 廣義的輔具定義為何？試舉例一至兩項輔具。
3. 銀髮族為何需要應用輔助科技？試從「國際健康功能與身心障礙分類系統」（ICF）及「人—環境—職能模式」分別說明之。
4. 使用輔助科技可為銀髮族帶來哪些助益？
5. 實務工作上，遇到拒絕使用輔助科技的銀髮族，你會如何試圖與之溝通，以建立其應用輔助科技的正向想法。
6. 銀髮族與一般身心障礙者使用輔具的考量有何不同？
7. 通用設計（universal design）的原則為何？銀髮族輔具的設計特性為何？
8. 依據人、活動及輔助科技模式，選擇合適的輔具時需考量哪四大要素？
9. 如何避免購置輔具後卻不常使用，或棄置不用，以及如何降低可能的副作用？
10. 依據 DeRuyter 的看法，輔助科技的使用成果可從哪些面向評估？思考不同背景的團隊成員，如政策制訂者、治療師、產品研發製造者等，分別會如何選擇適切的評估？

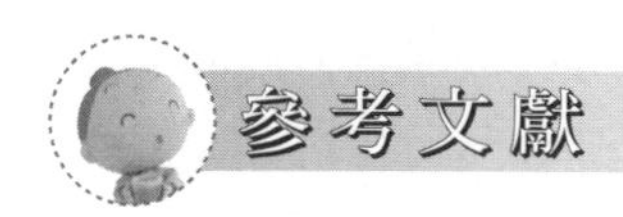

• 中文部分

毛慧芬（2015）。輔具於長期照護之應用。載於劉淑娟（總校訂），**長期照護（三版）**（頁 379-410）。台北：華杏。

毛慧芬、張嘉純、林佳琪、王素琴、李宗伊、張綺芬、陳莞音（2010）。**高**

齡生活輔具應用。台北：華都。

市川洌（2006）。**福祉用具支援論：自分らしい暮らしを作るために**。東京：財団法人テクノエイド協会。

李淑貞（2009）。**國際健康功能與身心障礙分類系統（翻譯文件）**。行政院衛生署 97-99 年度委託科技研究計畫。台北：國立陽明大學輔助科技研究中心。

徐業良（2006）。銀髮族輔具的應用與考量。**輔具之友，19**，15-19。

• 英文部分

The Technology-Related Assistance for Individuals with Disabilities Act, PL100-407, 1988. Retrieved from http://www.naset.org/techassist2.0.html

Agree, E., & Freedman, V. (2003). A comparison of assistive technology and personal care in alleviating disability and unmet need. *The Gerontologist*, *43*(3), 335.

American Occupational Therapy Association (2002). Occupational therapy practice framework: Doman and process. *American Journal of Occupational Therapy*, *56*, 609-639.

Anttila, H., Samuelsson, K., Salminen, A.-L., & Brandt, Å. (2012). Quality of evidence of assistive technology interventions for people with disability: An overview of systematic reviews. *Technology and Disability*, *24*(1), 9-48.

Bateni, H., & Maki, B. E. (2005). Assistive devices for balance and mobility: benefits, demands, and adverse consequences. *Archives of Physical Medicine and Rehabilitation*, *86*(1), 134-145.

Bharucha, A. J., Anand, V., Forlizzi, J., Dew, M. A., Reynolds, C. F., & Stevens, S. (2009). Intelligent assistive technology applications to dementia care: Current capabilities, limitations, and future challenges. *American Journal of Geriatric Psychiatry*, *17*(2), 88-104.

Chen, W. Y., Jang, Y., Wang, J. D., Huang, W. N., Chang, C. C., Mao, H. F., & Wang, Y. H. (2011). Wheelchair-related accidents: Relationship with wheelchair-using behavior in active community wheelchair users. *Archives of Physical Medicine and Rehabilitation, 92*(6), 892-898.

Cook, A. M., & Polgar, J. M. (2014). *Assistive technologies: Principles and practice* (4th ed.). New York, NY: Elsevier Health Sciences.

Cornman, J., Freedman, V., & Agree, E. (2005). Measurement of assistive device use: Implications for estimates of device use and disability in late life. *The Gerontologist, 45*(3), 347.

Demers, L., Monette, M., Lapierre, Y., Arnold, D. L., & Wolfson, C. (2002). Reliability, validity, and applicability of the Quebec User Evaluation of Satisfaction with Assistive Technology (QUEST 2.0) for adults with multiple sclerosis. *Disabil Rehabil, 24*, 21-30.

Demers, L., Weiss-Lambrou, R., & Ska, B. (2000). *Manual for the administration of the Quebec User Evaluation of Satisfaction with Assistive Technology (QUEST version 2.0): An outcome measure for assistive technology devices*. Quebec: Institute for Matching Person and Technology.

Demers, L., Wessels, R., Weiss-Lambrou, R., Ska, B., & De Witte, L. P. (2001). Key dimensions of client satisfaction with assistive technology: A cross-validation of a Canadian measure in The Netherlands. *Journal of Rehabilitation Medicine, 33*, 187-191.

DeRuyter, F. (1997). The importance of outcome measures for assistive technology service delivery systems. *Technology and Disability, 6*(1/2), 89-104.

Dijcks, B., De Witte, L., Gelderblom, G., Wessels, R., & Soede, M. (2006). Non-use of assistive technology in The Netherlands: A non-issue? *Disability and Rehabilitation: Assistive Technology, 1*(1-2), 97-102.

Dudgeon, B. J., Hoffman, J. M., Ciol, M. A., Shumway-Cook, A., Yorkston, K. M., & Chan, L. (2008). Managing activity difficulties at home: A survey of medicare beneficiaries. *Arch Phys Med Rehabil, 89*(7), 1256-1261.

Federici, S., & Scherer, M. J. (2012). Section I: The assistive technology assessment model and basic definitions. In S. Federiciand & M. J. Scherer (Eds.), *As-*

sistive technology assessment handbook. New York, NY: Taylor & Francis.

Freedman, V., Agree, E., Martin, L., & Cornman, J. (2006). Trends in the use of assistive technology and personal care for late-life disability, 1992-2001. *The Gerontologist*, *46*(1), 124.

Fuhrer, M. J. (2001). Assistive technology outcomes research: Challenges met and yet unmet. *Am J Phys Med Rehabil*, *80*(7), 528-535.

Fuhrer, M. J., Jutai, J. W., Scherer, M. J., & DeRuyter, F. (2003). A framework for the conceptual modelling of assistive technology device outcomes. *Disabil Rehabil*, *25*(22), 1243-1251.

Hammel, J. (1996). What's the outcome? Multiple variables complicate the measurement of assistive technology outcomes. *Rehab Manag*, *9*(2), 97-99.

Haggblom-Kronlof, G., & Sonn, U. (2007). Use of assistive devices — A reality full of contradictions in elderly persons' everyday life. *Disabil Rehabil Assist Technol*, *2*(6), 335-345.

Harris, F., & Sprigle, S. (2003). Cost analyses in assistive technology research. *Assistive Technology*, *15*(1), 16-27.

Kose, S. (1998). From barrier-free to universal design: An international perspective. *Assistive Technology: The Official Journal of RESNA*, *10*(1), 44.

Kraskowsky, L., & Finlayson, M. (2001). Factors affecting older adults' use of adaptive equipment: Review of the literature. *The American Journal of Occupational Therapy*, *55*(3), 303.

Mann, W. C., & Hicks, E. E. (2009). Products and technology. In Bonder, B. R., & Bello-Haas, V. D. (Eds.), *Functional performance in older adults* (3rd ed.), (pp. 591-608). PA: F. A. Davis Company.

Mann, W. C., Ottenbacher, K., Fraas, L., Tomita, M., & Granger, C. (1999). Effectiveness of assistive technology and environmental interventions in maintaining independence and reducing home care costs for the frail elderly: A randomized controlled trial. *Archives of Family Medicine*, *8*(3), 210.

Mao, H. F., Chen, W. Y., Yao, G., Huang, S. L., Lin, C. C., & Huang, W. N. (2010).

Cross-cultural adaptation and validation of the Quebec User Evaluation of Satisfaction with Assistive Technology (QUEST 2.0): The development of the Taiwanese version. *Clinical Rehabilitation*, *24*, 412-421.

Olson, D., & DeRuyter, F. (2002). *Clinician's guide to assistive technology* (pp. 1-13). St. Louis, Missouri Mosby Elesvier.

Perenboom, R., & Chorus, A. (2003). Measuring participation according to the International Classification of Functioning, Disability and Health (ICF). *Disability & Rehabilitation*, *25*(11), 577-587.

Peek, S. T., Wouters, E. J., van Hoof, J., Luijkx, K. G., Boeije, H. R., & Vrijhoef, H. J. (2014). Factors influencing acceptance of technology for aging in place: A systematic review. *International Journal of Medical Informatics*, *83*(4), 235-248.

Skymne, C., Dahlin-Ivanoff, S., Claesson, L., & Eklund, K. (2012). Getting used to assistive devices: Ambivalent experiences by frail elderly persons. *Scandinavian Journal of Occupational Therapy*, *19*(2), 194-203.

Smith, R. O. (1996). Measuring the outcomes of assistive technology: Challenge and innovation. *Assistive Technology*, *8*(2), 71-81.

Steel, D. M., & Gray, M. A. (2009). Baby boomers' use and perception of recommended assistive technology: A systematic review. *Disabil Rehabil Assist Technol*, *4*(3), 129-136.

Ustun, T., Chatterji, S., Kostansjek, N., & Bickenbach, J. (2003). WHO's ICF and functional status information in health records. *Health Care Financing Review*, *24*(3), 77-88.

Yao, G., Chung, C. W., Yu, C. F., & Wang, J. D. (2002). Development and verification of validity and reliability of the WHOQOL-BREF Taiwan version. *J Formos Med Assoc*, *101*(5), 342-351.

Chapter 3

輔助科技的分類

✲李淑貞

1. 認識輔助科技分類的國際標準名稱、分類原則、內容與應用。
2. 瞭解中華民國國家標準的輔具分類與國際標準的調和情形。

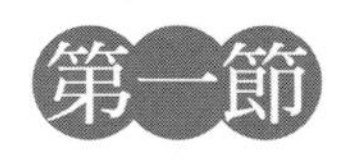

認識輔助科技分類的國際標準及中華民國國家標準

國際標準組織（International Organization for Standardization, ISO）的標準規範 ISO 9999 為廣泛被採用的國際輔助科技分類標準，其第一版在 1992 年發布，目前已發行至第五版（2011 年版），英文全名為 *Assistive products for persons with disability − Classification and terminology*，即《身心障礙者輔助產品——分類與術語》，簡稱為《身心障礙者輔具——分類與術語》（International Organization for Standardization, 2011）。這個國際輔具分類標準的主要特點是定義輔具為「輔助生活的便利品」，也就是除了植入人體體內的產品與科技外所有的產品與科技，包含有硬體、軟體與耗材。這個國際輔具分類標準不再是依據傳統身心障礙者類別來進行輔具分類，例如視障、肢障與聽障等，而是依據產品與科技的「使用功能」分類。並且這個輔具分類系統，所涵蓋的產品與科技，就不僅是為法定身心障礙者所特別設計和改造的輔助器具，而指所有的人應用於生活中的產品與科技。廣義而言，所有的人均需要輔助生活的便利品，均是廣義的身心障礙者中的一份子。這樣的定義與世界衛生組織所公告的國際健康功能與身心障礙分類系統（International Classification of Functioning, Disability and Health, ICF）強調身心障礙（disability）與功能（functioning）和健康（health）是一體三面，有異曲同工的意涵。實際上，國際標準組織強調，ISO 9999 國際輔助科技分類系統，自從第三版（2002 年版）起，此分類系統即是依據世界衛生組織所公告的國際健康功能與身心障礙分類系統（ICF）所發展的輔具分類與術語；並在 2003 年被正式納入世界衛生組織的國際分類家族（WHO Family of International Classification, WHO-FIC）。

我國經濟部標準檢驗局為了調和中華民國國家標準的輔具分類與國際標準，特將 ISO 9999：2007（E）轉譯，並經技術委員會和國家標準審查委員會審議通過，於 2010 年 9 月 30 日公告成為中華民國國家標準 CNS 15390《身心障礙者輔具——分類與術語》（經濟部標準檢驗局，2010）。本章作者創立國立陽明大學國際健康功能與身心障礙分類系統暨輔助科技研究中心（簡稱 ICF 暨輔助科技研究中心），承辦衛生福利部社會及家庭署多功能輔具資源整合推廣中心（此中心前身為內政部多功能輔具資源整合推廣中心，自 2001 年由陽明大學承辦至今），所帶領的工作團隊，不僅協助經濟部標準檢驗局轉譯 ISO 9999：2002（E）和 ISO 9999：2007（E），以及協助完成中華民國國家標準 CNS 15390，也早在 2006 年建構「輔具資源入口網」時，就以 ISO 9999 國際輔具分類系統作為「輔具資源入口網」的輔具產品與輔具研究成果資料庫的分類系統，是國內、外最早將 ISO 9999 國際輔具分類系統用於對一般大眾之輔具服務相關網站的單位，並將我國建置符合 ISO 9999 國際輔具分類標準的單一入口網心得發表於國際期刊（Lee et al., 2008）。

我國輔具國家標準 CNS 15390，是採用國際標準組織的 ISO 9999：2007，共分為十一大類，包含有個人醫療輔具（Assistive products for personal medical treatment）、技能訓練輔具（Assistive products for training in skills）、矯具與義具（Orthoses and prostheses）、個人照顧與保護輔具（Assistive products for personal care and protection）、個人行動輔具（Assistive products for personal mobility）、居家生活輔具（Assistive products for housekeeping）、住家及其他場所之家具與改裝組件（Furnishings and adaptations to homes and other premises）、溝通與資訊輔具（Assistive products for communication and information）、物品與裝置處理輔具（Assistive products for handling objects and devices）、工具、機器與環境改善輔具（Assistive products for environmental improvement, tools and machines）與休閒輔具（Assistive products for recreation）。而 ISO 9999：2011 版的內容，基本上與 ISO 9999：2007 版相似，但將原本在 ISO 9999：2007 的工具、機器與環境改善輔具（Assistive products for environmental improvement, tools and machines）大類，分成兩個大類，分別為環境改善與評估輔具（Assistive products for environmental improvement and assessment）與工作與職業訓練輔具（Assistive products for employment and vocational training）。

無論是 ISO 9999：2007 版或 2011 版，此分類系統均是依據產品與科技的「使用功能」分類；因此，若有輔具，雖可被當為訓練用的輔具，但其本身最主要發揮的功能並非專用於訓練，如此則不被歸類於技能訓練輔具。而軟體也是依據其主要功能被歸類在各細類中，舉例來說，如視障者所使用的白手杖，主要用於行動時的定位，因此歸類於〈個人行動輔具類〉之次分類〈定位（定向）輔具〉，而非〈個人行動輔具類〉之次分類〈步行輔具〉。而分類層次方面，共分成三個層級，分別為「大類」、「次類」及「細類」。分類代碼是由三對數字組合而成，由左至右，第一對數字即為「大類」，第二對數字為「次類」，以及第三對數字為「細類」。例如：個人醫療輔具的代碼為「04 00 00」（簡寫為「04」）。個人醫療輔具的次類之一為呼吸治療輔具，其代碼為「04 03 00」（簡寫為「04 03」）。呼吸治療輔具的細類之一為吸氣預熱機，其代碼為「04 03 03」。由於我國目前的 CNS 15390，是採用國際標準組織的 ISO 9999：2007，因此第二節之輔助科技國際標準分類系統的類別內容與分類原則之討論，仍是依據 ISO 9999：2007 版。

第二節 輔助科技國際標準分類系統的類別內容與分類原則

壹 個人醫療輔具

國際標準ISO 9999：2007的第一大類為〈個人醫療輔具〉，其次類原計有十五項，包含各類為呼吸系統、循環系統、泌尿系統、肌肉骨骼與神經系統、皮膚、供給及投予藥品與身體功能測試等醫療相關的目的而使用的產品與科技。在國際上，歸屬於個人醫療輔具類的輔具產品，多數也同時被視為醫療器材。但根據國際標準ISO 9999，被納為〈個人醫療輔具類〉的產品與科技，一定要為容許非醫療人員在經過使用訓練後可以操作的。

由於處理燒燙傷的皮膚治療產品，如控制皮膚疤痕增生的壓力衣、彈性頸圈等，並無法歸類至國際標準ISO 9999：2007的〈個人醫療輔具〉大類的任一項次類，也無法歸類至此國際標準的其他類別。因此，在我國經濟部標準檢驗局將輔助科技分類國際標準ISO 9999：2007轉譯及審議為中華民國國家標準CNS 15390《身心障礙者輔具——分類與術語》的過程中，本章作者代表內政部多功能輔具資源整合推廣中心，根據國際標準 ISO 9999 的原則（CNS 15390的4.2.3節）為允許各國在應用此國際輔具分類標準時，可以視國家或地區的使用需要加入新類別，對標準檢驗局的技術委員會和審議委員會提出，建議在〈個人醫療輔具〉大類下，新增一項次類〈皮膚治療輔具〉（Assistive products for skin therapy），好讓前述處理燒燙傷的皮膚治療產品能適當歸類；此項建議幸獲多數委員贊同，因此得以新增〈皮膚治療輔具〉一項次類。

下面針對〈個人醫療輔具〉的十六項次類，說明如下：

1. **呼吸治療輔具**：此次類為輔助呼吸的設備，包含人工呼吸器、吸氣預熱機、氧氣設備、呼吸肌肉訓練器與抽吸器等。但此次類不包含協助排痰之震動器（歸類為〈個人醫療輔具〉之〈刺激器〉次類），也不包含改善空氣品質之〈環境改善輔具〉。

2. **循環治療輔具**：此次類為提供主動或被動壓力促進人體循環的產品及設備，包含充滿壓縮空氣的壓力衣、彈性襪與促進循環的壓縮設備等。
3. **光療輔具**：此次類目前包含的產品為紫外線光療相關的產品。而紅外線相關的產品被歸類為〈熱療輔具〉。
4. **透析治療輔具**：此次類為用於淨化人體血液的裝置，包含血液透析設備與腹膜透析設備等。
5. **藥品供給與投予輔具**：此次類為控制給藥速率和藥量的產品，例如將不同時段服用的藥品放置於有分隔之藥盒、注射槍、注射筒與灌注幫浦等產品。
6. **消毒設備**：此次類為用於降低感染危險的設備。
7. **身體、生理與生化試驗設備及材料**：此次類為用於測試尿液、血壓、血液、心臟活動（心電圖）、關節活動度、關節穩定性、肌力、肌耐力與動作功能等測試或評估設備及材料，也包含身體感染時進行的細菌培養設備。但此次類不包含體溫計，此項產品被歸類為個人照顧與保護輔具類的〈量測身體與生理狀態之輔具〉次類。
8. **認知測驗與評估材料**：此次類為測驗與評估語言、行為、態度、情緒反應與學習等的量表或設備。
9. **刺激器**：此次類為提供感覺刺激，以舒緩疼痛、肌力訓練、感覺訓練、遮蔽耳內產生噪音知覺或震動排痰等產品。但此次類不包含〈功能性神經肌肉（電）刺激器與矯具系統〉中的電刺激器。
10. **熱療或冷療輔具**：此次類為用於治療之加熱或冷卻的裝置。
11. **預防壓瘡輔具**：此次類為降低身體部分或全身壓力以避免產生壓瘡的產品，包含減壓座墊、減壓床墊、減壓背墊與警示身體局部受壓狀態的裝置等。
12. **知覺訓練輔具**：此次類為針對視覺、聽覺與其他感官功能訊息的知覺訓練產品，包含各種知覺的辨識和配對訓練以及知覺協調訓練等。
13. **視覺訓練輔具**：此次類為針對視覺感官功能訓練產品。

14. **脊柱牽引輔具**：此次類為用以使脊柱伸展的裝置。
15. **動作、肌力與平衡訓練設備**：此次類為用以訓練動作、肌力與平衡的產品及設備，包含肌功器、步行訓練用的平行桿、站立架、傾斜床、上肢動作訓練設備、加重的袖套與動作訓練用的生物回饋裝置等。
16. **皮膚治療輔具**：此次類為用以處理燒燙傷或皮膚問題的皮膚治療產品，包含控制皮膚疤痕增生的壓力衣、彈性頸圈等。

貳 技能訓練輔具

ISO 9999：2007 的第二大類為〈技能訓練輔具〉，其次類共計有十一項，包含各類輔助學習與訓練專用的產品，也就是主要用以訓練個人活動或社會參與。因此，部分的輔具產品與設備，雖然也可以被當成訓練用的輔具，但只要是此輔具的主要功能為用於生活中的活動，並非輔助學習與訓練專用，則不被歸類在ISO 9999的技能訓練輔具。舉例來說，治療師訓練一位中風後初期正學習步行活動的患者使用四腳柺；而四腳柺對此名中風者為單臂操作的步行輔具，並不是技能訓練輔具，因為四腳柺主要功能為提供步行支撐，而非專用於訓練而已。

下面針對〈技能訓練輔具〉的十一項次類，說明如下：

1. **溝通治療與訓練輔具**：此次類為用於訓練及改善口語與文字溝通能力的產品或設備，包含發音、說話、閱讀技能與寫作技能訓練等。
2. **另類與擴大溝通訓練輔具**：此次類為用於訓練非口語與非文字溝通能力的產品或設備，包含訓練點字、手語、讀唇、圖像符號、相片、圖畫與觸覺溝通等。
3. **大小便控制訓練輔具**：此次類為用於訓練控制膀胱或相關身體構造功能的產品或設備，包含大小便失禁警示器。
4. **認知技能訓練輔具**：此次類為增強及訓練記憶、注意力、概念發展、分類訓練、解決問題與歸納演繹推理等的產品。
5. **基本技能訓練輔具**：此次類為增強及訓練計算、文字編碼及解碼、時間理解、錢財理解、測量及容量的認識與幾何技能的辨識與命名等的產品。

6. **各種教育學科訓練輔具**：此次類為增強及訓練母語、外語、人文學科、社會學科、自然學科、職業與商業學科與感覺整合訓練等的產品，其中所謂感覺整合訓練產品泛指促進腦功能對不同感覺訊息協調的設備。
7. **職業訓練輔具**：此次類為增強及訓練職業能力的產品，包含訓練一般工作技能、辦公及商務技能與資訊處理技能等。
8. **藝術訓練輔具**：此次類為輔助學習音樂、繪圖、戲劇與舞蹈等藝術技能或具備練習這些藝術活動的產品或設備。
9. **社交技能訓練輔具**：此次類為增強及訓練社交能力的產品，包含訓練使用大眾運輸、地圖及時刻表、訓練辨認外在危險與危及個人安全行為、訓練與他人互動，以及訓練參加休閒活動的設備與產品。
10. **輸入單元控制與產品及貨物處理訓練輔具**：此次類為輔助學習使用輸入單元控制設備與使用產品及貨物，包含有輔助學習操作滑鼠、操縱桿、開關與鍵盤等的產品。
11. **日常生活活動訓練輔具**：此次類為增強及訓練日常生活活動技能的產品與設備。

參 矯具與義具

國際標準ISO 9999：2007的第三大類為〈矯具與義具〉，其次類原計有十二項，包含各類矯具與義具的產品。根據國際標準 ISO 9999，所謂「矯具」，即為俗稱之支架、裝具等，主要是指體外使用之輔助裝置，用於矯正神經、肌肉與骨骼系統的構造與功能，包含身體驅動和外力驅動之外部矯具；而「義具」則是指體外用來替代部分或全部缺失或缺損的身體部位。因此，本類別不納入「體內義具」，例如人工關節或是植入內耳的人工電子耳。

由於處理皮膚問題的矯具，如闊嘴器、壓力面膜等，以及矯正牙齒的排列等問題的矯具，均無法歸類至國際標準 ISO 9999：2007 的任何類別。因此，在我國經濟部標準檢驗局將輔助科技分類國際標準ISO 9999：2007 轉譯及審議為中華民國國家標準 CNS 15390《身心障礙者輔具——分類與術語》的過程中，本章作者代表內政部多功能輔具資源整合推廣中心，根據國際標準 ISO 9999 的原則（CNS 15390 的 4.2.3 節），允許各國在應用此國際輔具分類標準時，可以視國家或地區的使用需要加入新類別，對標準檢驗局的技術委員會和審議委員會提出，建議在〈矯具與義具〉大類下，新增次類〈顏面矯具〉（Facial orthosis）與〈牙科用矯具〉（Orthoses for dental therapy），好讓前述的產品能適當歸類；此兩項建議幸獲多數委員贊同，因此得以新增〈顏面矯具〉與〈牙科用矯具〉兩項次類。

下面針對〈矯具與義具〉的十四項次類，說明如下：

1. **脊柱矯具**：此次類為用以調整脊柱的構造與功能的裝置，包含各脊柱部位的矯具，例如骨盆矯具、腰部矯具、腰－薦椎矯具、胸部矯具、胸－腰矯具、胸－腰－薦椎矯具、頸椎矯具、頸－胸椎矯具、頸－胸－腰－薦椎矯具、顱矯具、懸壅垂矯具及脊柱矯具關節等。
2. **腹部矯具**：此次類為用以調整腹部的構造與功能的裝置，包含腹肌支撐與腹疝氣支撐裝置等。
3. **上肢矯具——穿戴於身上**：此次類為用以調整上肢的構造與功能且穿戴於身上的裝置，包含各上肢部位的矯具，例如手指矯具、手矯具、手－手指矯具、腕－手矯具、腕－手－手指矯具、肘矯具、肘－腕－手矯具、前臂矯具、肩矯具、肩－肘矯具、手臂矯具、肩－肘－腕－手矯具、腕關節、肘關節與肩關節等。
4. **上肢矯具——非穿戴於身上**：此次類為用以調整上肢的構造與功能但不穿戴於身上的裝置，主要為固定於輪椅或桌子上的矯正裝置。而非屬於矯正的裝置，但用於輔助及／或替代手臂、手或手指功能之輔具，例如提供個人打電腦時的前臂支撐裝置，則被歸類為物品與裝置處理輔具類的〈輔助及／或替代手臂、手或手指功能之輔具〉次類。
5. **下肢矯具系統**：此次類為用以調整下肢的構造與功能的裝置，包含各下肢部位的矯具，例如足矯具、踝－足矯具、膝矯具、膝－踝－足矯具、腿部（脛骨／腓骨）矯具、髖矯具、髖－膝矯具、大腿矯具、髖－膝－踝－足矯具、胸－腰－薦－髖－膝－踝－足矯具、足／趾關節、踝關節、膝關節與髖關節等。

6. **功能性神經肌肉（電）刺激器與混合矯具系統**：此次類指混合功能性神經肌肉電刺激器與機械式矯具系統的裝置。
7. **上肢義肢系統**：此次類為用以替代部分或全部缺失或缺損上肢的裝置，包含部分手義肢、腕離斷義肢、肘下義肢、肘離斷義肢、肘上義肢、肩關節離斷義肢、肩胛骨離斷義肢、義手、分叉手鉤、腕單元、肘單元、肩單元與上肢義肢系統之校準定位裝置等。
8. **美觀上肢義肢**：此次類指僅具美觀功能的、替代部分或全部缺失或缺損上肢的裝置。
9. **下肢義肢系統**：此次類為用以替代部分或全部缺失或缺損下肢的裝置，包含部分足義肢、踝離斷義肢、膝下義肢、膝離斷義肢、膝上義肢、髖離斷義肢、橫斷骨盆義肢、半骨盆切除義肢、義足、膝單元、髖單元、扭矩減弱器、衝擊吸收器、襯裡、承筒、下肢截肢者的暫時性義肢與下肢義肢的校準定位裝置等。
10. **美觀下肢義肢**：此次類指僅具美觀功能的、替代部分或全部缺失或缺損下肢的裝置。
11. **非義肢之義具**：此次類為用以替代除四肢外的部分或全部缺失或缺損的身體部位的裝置，包含義眼、義耳、義鼻、義顎、義乳、假牙、假髮、遮瑕化妝品等。
12. **矯正鞋**：此次類作為治療或補償足部功能或構造損傷的鞋子，包含訂製鞋與有矯正功能的成品鞋。
13. **顏面矯具**：此次類為用以處理皮膚問題的矯具，例如闊嘴器、壓力面膜等。
14. **牙科用矯具**：此次類為用以矯正牙齒的排列等問題的矯具。

肆 個人照顧與保護輔具

ISO 9999：2007 的第四大類為〈個人照顧與保護輔具〉，其次類共計有十九項，包含各類在生活上，用於穿脫衣物、保護身體、個人衛生、氣切術後、造口術後、大小便失禁照顧、測量身體和生理特性等照顧與保護個人的產品與設備。

下面針對個人照顧與保護輔具的十九項次類，說明如下：

1. **衣物與鞋子**：此次類為各式衣物和鞋類，以及相關的配件，例如領結和拉鍊。
2. **穿戴於身上之護具**：此次類為防止身體部位受傷的設備，包含頭護具、眼與臉護具、耳朵與聽覺護具、肘或手臂護具、手部護具、膝或腿部護具、足部護具、軀幹或全身性護具與氣管護具等。因此，穿戴於身上之預防壓瘡設備歸於此類；但減壓座墊、床墊與背墊則歸類為個人醫療輔具類的〈預防壓瘡輔具〉次類。而氣管護具主要為保護呼吸道不受外部有害影響的裝置，不包括氣切術後所需使用的氣孔保護器，後者另外歸類在本大類的〈氣切術後照顧用輔具〉次類。
3. **固定身體輔具——非穿戴於身上**：此次類為非穿戴於身上的固定身體裝置，例如獨立式用於固定身體的綁帶。而汽車座椅安全帶與繫帶歸類於個人行動輔具類的〈汽車改裝用組件〉次類；輪椅的安全帶（拘束系統）歸類於個人行動輔具類的〈輪椅配件〉次類；以及一般座椅家具的安全帶（拘束系統）歸類於住家及其他場所的家具與改裝組件類的〈坐式家具〉次類。
4. **穿著用輔具**：此次類為輔助穿上或脫掉衣物與鞋襪的設備，包含輔助穿上短襪與連褲襪的輔具、鞋拔、衣物固定器、穿脫衣物用的鉤子或桿子、拉鍊拉具與鈕扣鉤等。
5. **如廁用輔具**：此次類為如廁用產品與設備，包含便器椅、馬桶、馬桶座椅、加高的或內建升降機構的馬桶座椅、裝置在馬桶上或定點獨立式的馬桶扶手或背靠、衛生紙鉗、衛生紙滾筒架、便盆、附在馬桶的灌洗器與吹乾器、小便斗與移動廁所等。
6. **氣切術後照顧用輔具**：此次類為使用於氣切術後病患，連接其氣管開口，輔助其呼吸功能的裝置，包含插管與氣切孔保護器。
7. **造口術後照顧用輔具**：此次類為使用於造口術後病患，連接其腸道人造開口，來收集人體排泄物的裝置，包含各式封口或開口袋、灌洗組與引流導管等。

8. **皮膚保護與清潔產品**：此次類為保護或清潔皮膚的各式產品，包含皮膚清潔劑、消毒劑、包紮材料與護膚劑等。

9. **尿液導引器**：此次類為使用於膀胱控制受損的障礙者，輔助其排尿的裝置，包含氣球導尿管、導尿管、尿液導槽與穿戴於身上的男用或女用尿壺等。

10. **尿液收集器**：此次類為收集尿液的各式產品，包含尿袋（常與導尿管一起使用）與其他尿液收集的組件與附件等。

11. **吸收尿液與糞便輔具**：此次類為吸納身體排泄物的產品，包含尿布、尿片、女用衛生墊，以及為穿戴這些物件於身上的吊褲帶與扣件等。

12. **防止不自主地漏尿及／或漏便之輔具**：此次類為防止人體不自主排泄（阻尿或阻便）的產品，包含尿道塞、陰道結、陰莖夾、肛門塞與肛門袋等。

13. **清洗、沐浴與淋浴輔具**：此次類為清洗、沐浴與淋浴活動相關的產品與設備，包含沐浴或淋浴椅（板）、沐浴或淋浴台、換尿布台、淋浴器、浴盆（缸）、有柄、手把或握把的毛巾、海綿和刷子、肥皂盤（盒）、給皂器、個人吹乾器、防滑沐浴墊、淋浴墊與浴室地板的防滑條、洗澡用溫度計、漂浮輔具與通氣管等。

14. **修指甲與修趾甲輔具**：此次類為輔助照顧指甲與趾甲的產品，包含各式指（趾）甲剪、刷與鉗等；因此針對手部精細動作困難的肢障者設計的省力指（趾）甲剪，或是針對視障者設計附有放大鏡指（趾）甲剪均屬於此類。

15. **頭髮照顧用輔具**：此次類為用於頭髮清洗和造型的產品或裝置，包含清洗或梳整頭髮的裝置及吹風機等。

16. **牙齒照顧用輔具**：此次類為輔助照顧牙齒的產品，包含非動力或動力牙刷。

17. **臉部與皮膚照顧用輔具**：此次類為輔助施加化妝品（上妝）的裝置，包含修面刷、剃刀、刮鬍刀及化妝用輔具（例如畫眉毛）與鏡子等。

18. **量測身體與生理狀態之輔具**：此次類為以照顧或保護個人為目的，而用於量測身體與生理狀態的產品或設備，包含溫度計、體重計與量測皮膚厚度、濕度與導電度的儀器；因此語音體重計與語音溫度計均屬於此類。

19. **性活動用輔具**：此次類為訓練與輔助性愛活動的裝置，包含假人、勃起輔具、震動器與按摩裝置等。

伍 個人行動輔具

ISO 9999：2007 的第五大類為〈個人行動輔具〉，其次類共計有十四項，包含步行輔具、汽車、汽車改裝用組件、輪椅、輪椅配件、移位輔具、翻身輔具、定位（定向）輔具等輔助個人行動活動相關的產品與科技。

下面針對個人行動輔具的十四項次類，說明如下：

1. **單臂操作步行輔具**：此次類為以單手或單手臂可以操作的輔助步行的產品，包含手杖、枴杖、前臂枴、腋下枴、三或四腳枴、附座板步行手杖等。
2. **雙臂操作步行輔具**：此次類為需雙手或雙手臂操作之輔助步行的產品，包含帶輪或無帶輪之助行器、助行椅與附前臂支撐之助行器等。
3. **步行輔具配件**：此次類為搭配使用步行輔具的有關裝置，包含步行手杖握持器、加固末端的金屬環與冰爪等。
4. **汽車**：此次類包含各類汽車，例如底盤高度可調整的汽車、低速汽車與加高車頂的汽車。
5. **汽車改裝用組件**：此次類為使汽車能運作的附加物或改變，包含汽車引擎、煞停裝置、轉向系統操作等的改裝組件，也包含可調式照後鏡、中控鎖、雨刷、方向燈、照明燈、汽車座椅安全帶與繫帶、輔助上下車的座椅系統、車用起吊裝置，以及將輪椅裝進、裝上或固定於汽車內的輔具等。
6. **電動自行車與摩托車**：此次類為電動的自行車與摩托車，包含二輪、三輪與四輪的電動自行車與摩托車。
7. **輪車**：此次類主要為自行車，包含一般型自行車、協力車、四輪車、腳推式三輪車、手推式輪車、加裝動力輔助或訓練輪的改裝自行車等。

8. **人力驅動輪椅**：此次類為提供行動不便者或照顧者以人力驅動方式的帶輪行動力和身體支撐的裝置，包含行動不便者以雙手驅動、單手驅動、足驅動或加裝動力輔助的人力驅動，以及由照顧者以人力或動力輔助來驅動的輪椅等。
9. **動力輪椅**：此次類為提供行動不便者或照顧者以電力或內燃機等動力驅動方式的帶輪行動力和身體支撐的裝置，包含以手動轉向、動力轉向、內燃機驅動式或由照顧者控制的動力輪椅等。例如一般俗稱的電動輪椅或電動代步車均屬於此次類。
10. **輪椅配件**：此次類為裝配在人力驅動或動力輪椅上的各式配件或裝置，例如輪椅控制系統、煞車裝置、燈、電池與充電器、輪胎與輪子、清洗輪椅輪子的裝置、輪椅的安全帶（拘束系統），以及輪椅用置物架（袋）、雨傘架與連接至自行車的裝置等。值得注意的是，所謂輪椅配件的定義，指非屬於某一特定輪椅製造商的系列產品的標準配件。
11. **車輛**：此次類為汽車、電動自行車、摩托車與自行車以外的人力或動力驅動的運行裝置，包含運送用椅、嬰兒車、推車、滑板、雪橇與雪車等。
12. **移位與翻身輔具**：此次類為協助行動不便者改變身體姿勢的各式裝置，例如移位或翻身墊、移位帶、旋轉台、搬運椅或移位平台等。
13. **升降輔具**：此次類為將人抬起、移位與重新擺位的移位設備或裝置，包含具有吊椅的或站立用的移動式起吊裝置、起吊裝置台車、固定在牆壁、地板或天花板的起吊裝置與固定且獨立站立式起吊裝置等。
14. **定位（定向）輔具**：此次類為提供使用者引導、指引或識別周圍環境的裝置與產品，包含白手杖、指南針、電子定位（定向）、聲音導航輔具與觸覺定位（定向）材料等。

陸 居家生活輔具

ISO 9999：2007 的第六大類為〈居家生活輔具〉，其次類共計有五項，包含準備食物與飲料、餐具清洗、飲食用、房屋清掃用、編織與保養紡織品用等輔助個人的居家生活活動相關的產品與科技。

下面針對居家生活輔具的五項次類，說明如下：

1. **準備食物與飲料用輔具**：此次類為提供食物保鮮或輔助個人完成烹飪活動的裝置與產品，包含廚房用的刀具、秤重器、各式烹飪或烘焙用具、冰箱與冷凍庫等。
2. **餐具清洗用輔具**：此次類為輔助個人清潔各式餐具的裝置與產品，包含水槽、洗碗機、洗碗刷、抹布絞乾器與碟盤瀝乾器等。
3. **飲食用輔具**：此次類為輔助個人用餐活動的各式裝置與產品，包含各式餐具與吸管、餵食器、餵食管與食物分量器等。
4. **房屋清掃用輔具**：此次類為輔助個人執行清掃活動的各式產品與設備，包含吸塵器、拖地板設備與廢棄物處理容器等。
5. **編織與保養紡織品用輔具**：此次類為輔助個人執行編織與保養各式紡織品的裝置與產品，包含剪刀、穿線器、縫紉機、熨衣板、洗衣機與烘衣機等。

柒 住家及其他場所之家具與改裝組件

ISO 9999：2007 的第七大類為〈住家及其他場所之家具與改裝組件〉，其次類共計有十一項，包含桌子、照明設備、坐式家具、床、支撐裝置、增強垂直可近性用輔具、儲藏用家具等，用於各式物理環境以提供安全，或輔助個人參與各式活動用的產品與科技。

下面針對居家生活輔具的十一項次類，說明如下：

1. **桌子**：此次類指各式桌子，包含工作桌、閱讀桌、繪圖桌、餐桌、床桌與升降桌等。

2. **照明裝置**：此次類指各式燈具，包含一般燈源、閱讀與工作燈，以及講台與黑板燈等。而有內建燈源的放大鏡被歸類為溝通與資訊輔具類的〈視覺輔具〉。

3. **坐式家具**：此次類指各式用於乘坐、休憩的家具及其配件或運送座椅系統的裝置與產品，例如各式座椅、背靠、椅子扶手、座墊和襯底、背墊和背部襯底、椅子運送器，以及一般座椅家具的安全帶（拘束系統）等。

4. **床**：此次類為提供躺臥休憩用的各式床具組，例如手動或電動床、寢具與起身用床欄等。

5. **家具高度調整輔具**：此次類為用於調整家具高度的各式裝置。

6. **支撐裝置**：此次類為可提供改變姿勢、位置或站立時支撐的各式裝置，例如固定於牆上的扶手或欄杆，但裝置於馬桶周圍，用於如廁時的支撐裝置，則被歸類為〈如廁用輔具〉次類。

7. **大門、門、窗戶與窗簾開關器**：此次類為用於開啟門窗的各式裝置，例如電動開門器、窗簾開關器、窗戶開關器與各式門鎖等。

8. **住家及其他場所之建構要素**：此次類為指建築物各設施的特徵可輔助使用者獨立操作，例如水龍頭、各式門、門檻、窗戶、樓梯與地板覆蓋物等。

9. **增強垂直可近性用輔具**：此次類為用以克服高低落差問題的各式裝置，例如斜坡板、梯子、電梯、爬梯機、升降平台與附座椅的階梯升降機等。

10. **住家及其他場所之安全設備**：此次類在各場所用以促進各式活動的安全設備。例如地板與樓梯防滑材料、瓦斯供應的安全閥、地面觸覺材料，以及各式援救設備等。

11. **貯藏用家具**：此次類為用以儲藏物品之儲藏櫃或架子，但用於儲藏各式工具的家具，則被歸類為〈儲藏工具或工件用家具〉次類。

捌 溝通與資訊輔具

ISO 9999：2007 的第八大類為〈溝通與資訊輔具〉，其次類共計有十三項，包含各類用於促進與人溝通或提高獲取資訊效率的各式產品，例如聽覺輔具、視覺輔具、發聲輔具、繪圖與書寫輔具、電話使用輔具、電腦之輸入裝置、電腦之輸出裝置等產品與科技。

下面針對溝通與資訊輔具的十三項次類，說明如下：

1. **視覺輔具**：此次類為利用放大、改變視野角度、改變顏色對比、聚焦以輔助視物的各式產品，包含放大鏡、擴視機、望遠鏡、弱視特製眼鏡、改變視野角度輔具（折射眼鏡）與濾光鏡片等。
2. **聽覺輔具**：此次類為提供聽力損傷者聚音、放大或調頻聲音的裝置，包含骨傳導耳機、可單獨調整電視音量的耳機、助聽器與相關連結配件，以及連結人工電子耳的聽覺輔具（語言處理機）等。
3. **發聲輔具**：此次類為輔助發聲能力不足者，使其能用自己聲音說話的裝置，包含發聲器（人工講話器）與個人用擴音器等。
4. **繪圖與書寫輔具**：此次類為藉由產生圖形、符號或語言，以輔助傳達資訊的裝置，包含點字機、點字板、繪圖手寫板、書寫框架、文書處理軟體、繪圖軟體、輔助書寫框架，以及特殊書寫用筆與紙等。
5. **計算用輔具**：此次類為輔助計算之裝置與軟體，包含算盤、計算尺、計算機與計算軟體等。
6. **處理聽覺、視覺與錄影資訊之輔具**：此次類為將聲波或影像儲存、處理（如濾除雜訊或將類比訊號轉成數位資訊）和輸出顯示的裝置，包含FM調頻系統、收錄音機或隨身聽、感應線圈裝置、麥克風、閉路錄影系統、無線對講機、數位電視機、文字電視轉譯器、視訊會議系統等。
7. **面對面溝通輔具**：此次類為用以幫助面對面溝通的裝置，包含溝通板、溝通筆、溝通擴音器與面對面溝通軟體等。
8. **電話使用輔具**：此次類為用以輔助使用電話的裝置，包含電話機、電話答錄機、行動電話、智慧型手機、傳真機、網路電話、入口對講機與使用電話的附件等。

9. **警示、指示與信號輔具**：此次類為提供警示、指示與信號功能的裝置，包含振動鬧鐘、語音手錶、點字手錶、點字日曆、門鈴閃光器、無線振動警示器、求助鈴、胰島素警示器、跌倒警示器、離床警示器、衛星定位協尋系統、監視系統、煙霧偵測器與火警閃光警示器等。

10. **閱讀輔具**：此次類為輔助閱讀的裝置或特製閱讀材料，包含有聲書、電子書、點字書、大字體閱讀材料、閱讀架、自動翻書機與特殊多媒體簡報軟體等。

11. **電腦與終端機**：此次類為輔助使用電腦的主機裝置，包含電腦主機、盲用電腦介面軟體、個人數位輔助器（PDA）與平板電腦等。

12. **電腦之輸入裝置**：此次類為輔助使用電腦的輸入裝置，包含大軌跡球、吹吸口控滑鼠、眼控滑鼠、點字鍵盤、鍵盤保護框（洞洞板）、電腦搖桿、觸控螢幕與特殊輸入軟體等。

13. **電腦之輸出裝置**：此次類為輔助使用電腦的輸出裝置，包含顯示器、印表機、點字觸摸顯示器、點字印表機或繪圖機、擴視軟體與螢幕閱讀器（語音報讀軟體）等。

玖 物品與裝置處理輔具

ISO 9999：2007 的第九大類為〈物品與裝置處理輔具〉，其次類共計有十三項，為在生活中輔助使用各類物品與裝置的產品與科技，包含做記號材料與工具、容器處理輔具、各式開關、遙控器、輔助或替代上肢功能的輔具、伸長取物用輔具、擺放用輔具、固定用輔具、重新擺放與起吊用輔具、攜帶與運送用輔具、工業運送車輛、輸送裝置與起重機等。

下面針對物品與裝置處理輔具的十三項次類，說明如下：

1. **做記號材料與工具**：此次類為提供標示和辨識的材料與工具，包含標籤貼紙、條碼列印機、螢光筆、便利貼等。

2. **容器處理輔具**：此次類為輔助打開瓶、罐與各式容器，或使用與保存容器內物品的裝置，包含開瓶（罐）器、封口機、擠管器等。
3. **操作及／或控制裝置之輔具**：此次類為輔助操作或控制某一項裝置的產品，包含各式單鍵開關、易握握把、門把開啟輔助器、計時開關等。
4. **遙控輔具**：此次類為用以遠端控制和操作電子或電器設備的產品，包含遙控器、特殊遙控器（如大字遙控器、點字遙控器），以及個人環境控制系統的硬體與軟體等。
5. **輔助及／或替代手臂、手或手指功能之輔具**：此次類為用於生活上操作物品或裝置時，輔助或替代上肢抓握、敲擊及相關操作動作等功能的輔具，包含手部輔助支架、翻書棒、操作棒、筆或刷子的握持輔助器、穿戴於身上的握持器等。
6. **伸長取物用輔具**：此次類為輔助伸長取物或移動物品的產品，包含各式手動或電動取物夾，以及延伸器。
7. **擺放用輔具**：此次類為輔助將物品擺放到近處，以利於容易拿到的裝置，包含各式掛鉤與固定或可移動支架的固定擺放用系統、以旋轉和滑動方式擺放物件的旋轉或滑移系統，以及以升降和傾斜方式擺放物件的升降和傾斜系統等。
8. **固定用輔具**：此次類為輔助固定和確保物件在定位的裝置，包含夾具、磁鐵、杯狀吸附器、盤子或杯子的防滑墊等。
9. **重新擺放與起吊用輔具**：此次類輔助移動與抬高物件的裝置，包含升降曬衣架、升降平台、滑輪組、遠端操控的機器手臂、工業用機器人等。
10. **攜帶與運送用輔具**：此次類為輔助攜帶與運送物件的個人用裝置，包含購物手推車、可爬樓梯購物車、提袋輔助握把等。
11. **工業運送車輛**：此次類為在工業環境中輔助運送物件的車輛，包含運貨車、堆高機與棧板車等。
12. **輸送裝置**：此次類為在工業環境中，將物件從一個地方移動到另一個地方的裝置，包含輸送斜槽、輸送帶等。

13. **起重機**：此次類在工業環境中，以機器手臂移動大件物件的裝置，包含移動、旋轉或高架起重機等。

拾 工具、機器與環境改善輔具

ISO 9999：2007 的第十大類為〈工具、機器與環境改善輔具〉，其次類共計有五項，包含手動工具、動力機器及輔助改善個人日常生活環境的裝置與設備，不含用於改善全球環境的設備。

下面針對工具、機器與環境改善輔具的五項次類，說明如下：

1. **環境改善輔具**：此次類為用於改善個人日常生活環境的裝置與設備，包含冷暖氣、空氣清淨機、除濕機、隔音棉、避震器、光線控制輔具與淨水器等。
2. **量測儀器**：此次類為量測長度、角度、體積、質量、電性、壓力、溫度、濕度、通風、流量、顏色、聲音，以及計數的裝置或工具，包含游標尺、電度計、氣壓計、照度機、聲音量測機等。
3. **工作用家具**：此次類為在工作環境中用的家具，包含木工檯、焊接桌、工具櫃等。
4. **特殊工作用手操作工具**：此次類為特殊工作需求用的操作工具，包含螺絲起子、萬用鉗、扳手等。
5. **機器及動力工具與附件**：此次類為特殊工作需求用的動力裝置，包含氣動工具、鏈帶螺絲槍、空壓機、電鑽等。

拾壹 休閒輔具

ISO 9999：2007 的第十一大類為〈休閒輔具〉，其次類共計有十一項，包含各類的休閒娛樂用產品與科技，範圍十分廣泛，值得國內公部門和產學界在推廣開發身心障礙者的休閒娛樂活動和輔助器具時參考用。

下面針對休閒輔具的十一項次類，說明如下：

1. **玩具**：此次類為遊戲時所需使用的物品輔具；此類遊戲是不需固定的

規則，包含積木、布偶娃娃、遙控玩具等。

2. **遊戲**：此次類指有固定規則的活動所用的裝置或設備之輔具，包含點字象棋、跳棋、撲克牌、高爾夫練習組、wii 等。
3. **運動與競賽用輔具**：此次類指在有或沒有競爭的情況下，身體活動及／或運動時所用的裝置或設備，包含視覺障礙者可玩的各類球具（棒球、門球、乒乓球、籃球）、跑步機、健身車、舉重機、啞鈴與發球機等。
4. **樂器**：此次類為藉由搖動、敲打、振動或透過電子器件來產生音樂的手動或電動裝置的產品，包含吉他、鋼琴、口琴、大鼓、陶笛、二胡與直笛等。
5. **製作照片、影片與錄影帶用輔具**：此次類為照相和底片沖洗的設備；包含製造影片或錄影帶的產品，以及針對相片或影片的剪輯器及軟體等。
6. **手工藝工具、材料與設備**：此次類為製作紡織品、陶器、木工藝與繪畫設計等產品，包含手工藝用工具、陶藝用工具、木工藝用工具、創意圖畫設計用工具等。
7. **室內與戶外園藝用工具、材料與設備**：此次類包含執行園藝活動的工具、改裝園藝苗床栽種的用具、用於園藝時保護和支撐之裝置，以及室內園藝和整理花卉工具的產品，包含花卉整理用工具、改裝園藝床與園藝工作用護具等。
8. **狩獵和捕釣魚用輔具**：此次類為用於狩獵、捕魚和釣魚的產品，包含釣竿、魚鉤等。
9. **露營與野外活動住屋用輔具**：此次類為露營和旅行活動住屋用的輔具產品，包含帳篷、睡袋與露營車等。
10. **抽菸用輔具**：此次類為輔助抽菸的設備，包含打火機、菸灰缸與菸嘴等。
11. **寵物照顧用輔具**：此次類為輔助照顧寵物的產品，包含寵物用自動餵食機、寵物用輪椅、寵物除毛器、寵物床組與寵物用尿布等。

自我評量

1. 說明輔助科技分類的國際標準名稱、十一大類名稱與分類原則。
2. 說明〈個人醫療輔具〉的定義與主要內容。
3. 說明〈技能訓練輔具〉的定義與主要內容。
4. 說明〈矯具與義具〉的定義與主要內容。
5. 說明〈個人照顧與保護輔具〉的定義與主要內容。
6. 說明〈個人行動輔具〉的定義與主要內容。
7. 說明〈居家生活輔具〉的定義與主要內容。
8. 說明〈住家及其他場所之家具與改裝組件〉的定義與主要內容。
9. 說明〈溝通與資訊輔具〉的定義與主要內容。
10. 說明〈物品與裝置處理輔具〉的定義與主要內容。
11. 說明〈工具、機器與環境改善輔具〉的定義與主要內容。
12. 說明〈休閒輔具〉的定義與主要內容。
13. 說明中華民國國家標準之輔具分類與國際標準的調和情形。

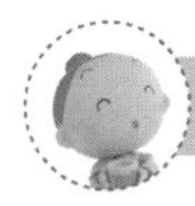

參考文獻

- 中文部分

經濟部標準檢驗局（2010 年 9 月 30 日）。**中華民國國家標準 CNS 15390《身心障礙者輔具——分類與術語》**。台北：經濟部標準檢驗局。

- 英文部分

International Organization for Standardization (2007). *ISO 9999:2007(E), Assistive products for persons with disabilities—Classification and terminology*. Geneva, Switzerland: International Organization for Standardization.

International Organization for Standardization (2011). *ISO 9999:2011(E), Assistive products for persons with disabilities—Classification and terminology*. Geneva, Switzerland: International Organization for Standardization.

Lee, S. J., Yang, Y. H., Huang, P. C., Cheng, Y. T., Lee, C. H., & Wang, T. J. (2008). Establishment of resource portal of assistive technology in Taiwan. *Disability and Rehabilitation: Assistive Technology*, *3*, 344-350.

Chapter 4

輔助科技相關法規與資源介紹

紀彣宙

1. 能瞭解輔助科技的定義與範疇。
2. 能瞭解我國有關輔助科技的相關法令。
3. 能瞭解我國目前各項的輔具服務資源。
4. 能正確協助使用者及其照顧者選擇適合的服務。

法律賦予人民權利與義務，也賦予執行任何活動的正當性，因此，法律對於各項民眾的活動影響甚鉅，輔助科技也不例外。我國並未針對輔助科技有一套完整的法律能夠描述其定義和範圍，因此，可參考「美國輔助科技法案」（Assistive Technology Act）的定義：輔助科技包含了輔助器具以及輔助器具服務。而輔助科技的參與者（shareholder）或相關工作者也是法律規範的範疇之一。

輔助科技的參與者[1]眾多，不同的法規適用於不一樣的人，大致上可以分為使用者法規、服務者法規、製造者法規等，而使用者的相關法規影響服

1 參與者可以將之分成五類（Minkel, 2002）：使用者、付費者、專業、供應者及工程師。

務尤其多。目前在法律層面，規範使用者輔助科技器具及服務的法規，主要是「身心障礙者權益保障法」（簡稱「身權法」）、「老人福利法」、「特殊教育法」及「職業災害勞工保護法」，其他法令多半衍生自此四法。

另外，我國各項輔具的相關服務資源相當多元，因主事機關的不同，造成各項福利與服務不盡相同。若依照主事機關及相關法律的分類，各項輔具服務又可分為社政服務（社會及家庭署，簡稱社家署）、衛政服務（中央健保署、護理及健康照護司，簡稱健保署、照護司）、勞政服務（勞動部）及教育服務（教育部）等四大類。

身為服務提供者，各項服務相關的法律與資源是與我們息息相關的，然而，政策的改變卻也是瞬息萬變，本章僅將現有的制度及服務提供給讀者參考，未來各項政策的發展仍然需要多加觀察及注意，例如：「長期照顧保險法」、「長期照顧服務法」及「身心障礙者權益保障法」的全面實施，其影響目前仍然未知。

第一節 輔助科技的法律意義

輔助科技的使用已將近一個世紀，近二十年來的發展非常迅速（DeRuyter, 1995），不但使用人數增加，種類也日趨繁複。Scherer（1996）、Scherer 和 Lane（1997）認為，這是由於以下三個主要原因所造成：(1)法令趨於完備；(2)平均壽命增加；(3)科技發展進步。其中，「法令」正是本章所要討論的範圍。

法令的影響牽涉層面廣泛且巨大，以輔具產業發展舉例之，一般輔助科技器具，包括：輪椅、氣墊床等，所費不貲。過去，一般家庭很難獨立負擔，而且也少有管道能夠獲得，但自從我國政府於 1970 年訂定「殘障福利法」（現為「身權法」）後，情況獲得許多改善。該法明訂政府保障身心障礙者使用輔助科技的責任[2]，其中包含金錢上的補助與服務上的協助，使得民眾

---

2 「殘障福利法」（已廢止）第 16 條。

更加容易獲得輔助科技，而輔具也逐漸普及。

法律是一種規範，許多事務的權利義務和定義都被法律所賦予，輔助科技亦然，需要被賦予其定義。但我國並無一部法律能夠專門針對輔助科技做出定義與服務範疇，僅於行政命令層級的「身心障礙者輔具費用補助辦法」，對輔助器具做簡單的定義：「本辦法所稱輔具，指協助身心障礙者改善或維護身體功能、構造，促進活動及參與，或便利其照顧者照顧之裝置、設備、儀器及軟體等產品。」[3]，而 2012 年通過的「身心障礙者醫療復健所需醫療費用及醫療輔具補助辦法」，則將醫療輔具之範圍限制於該法所列舉之輔助器具[4]，因此在我國，輔助科技的定義及名稱是較為模糊的。

環顧國際，輔助科技在美國發展得較早，其法律地位也較早確立。1973 年在 Rehabilitation Act of 1973，確立了輔助科技在就業及高等教育的地位。而其影響最大的法律則是 Assistive Technology Act of 1998（Cook & Hussey, 2002a），該法明確定義輔助科技器具及輔助科技服務，並且確立了各項相關的服務與補助。目前我們所提到相關輔助科技的定義，多半是藉由該法案而來。該法案將輔助科技分為兩個部分：一為輔助科技器具，另一為輔助科技服務。

所謂輔助科技器具，即是能使有功能缺損的人（失能者）增加功能，或是不致惡化的工具。依照上述定義，現在坊間的輪椅、枴杖等均為常見的輔具。而輔助科技服務，顧名思義，即是有關輔助科技器具周邊的服務，也就是輔助科技的軟體（Cook & Hussey, 2002a）。在美國「第 100-407 公共法案」中，輔助科技服務的定義為：「任何幫助失能者選擇、獲得及使用輔助科技器具的服務」，其中包含：評估需求及必備的技巧、獲得輔具、選擇、設計、維修輔具系統、與其他治療師的整合服務、訓練使用輔具及照顧者。輔具服務是連結輔具支持系統與使用者之間重要的橋樑（Cook & Hussey, 2002b）。法律是屬地主義，服務亦然，意即換了國家甚至地區就會有所差異，本書服務的對象為台灣在地的讀者，因此，本章的討論範圍將多數集中

---

3 「身心障礙者輔具費用補助辦法」第 2 條。

4 「身心障礙者醫療復健所需醫療費用及醫療輔具補助辦法」第 4 條。

在我國的相關法律規範及服務，以協助臨床工作者。此外，筆者在撰寫本章時，我國各項長期照顧及身心障礙服務正面臨極重大的轉捩點，包含長期照顧保險的制定與實施、身心障礙鑑定的重大修正等政策改變，因此，建議讀者隨時注意政策的改變，以協助臨床工作的推行。

第二節 國內輔助科技相關法規

法律是有位階概念的，其在我國的高低順序是憲法大於法律，而法律大於命令。狹義的法律指的是由立法院審議通過並經總統公布，例如：法、律、條例、通則[5]；廣義的法規則是包含行政命令，不需經立法院同意[6]，其包含：「規程」、「規則」、「細則」、「辦法」、「綱要」、「標準」及「準則」等七種名稱[7]，需要依照法律的授權方為有效。廣義來說，法律與命令都屬於法規的範圍，都會在本章討論。

在我國，與輔具相關的法規不多，但是卻都與輔助科技的參與者息息相關。輔助科技包含了服務與器具兩大塊，有關於輔助器具的法規與供應者的關係較為密切的，主要集中在工業標準以及醫療器材上市及販售的相關規範，前者包含相關輔具的國家標準，使供應廠商製造及測試時能有一定的依據，例如：標準總號 13575 系列的輪椅標準；後者則是我國的相關醫療器材管理辦法，針對銷售通路以及產品做一定程度的管理，例如：「醫療器材管理辦法」、「藥事法」等。與服務相關的法規，則牽涉層面較大，與整個輔助科技的參與者關係都相當密切，例如：「身心障礙者權益保障法」、「老人福利法」等多項法規。考慮到本書的屬性，主要是針對服務的相關專業，為避免內容過於雜沓，本章探討的範圍，將集中於輔助科技服務相關的法令。此外，由於地方法規眾多、更改速度較快，為保持此書的穩定性，本章將以中

---

5 「中央法規標準法」第 2 條。

6 「行政程序法」第 150 條。

7 「中央法規標準法」第 3 條。

央法規為主。

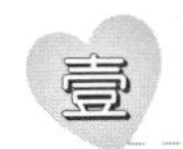

壹 輔助科技相關法規

與輔助科技服務相關且目前正在使用的中央法令，透過法律資料庫查詢後，共有五十五部，依其條文內容性質又可分為七大類，包含：政府組織執掌、專業養成與專業規範、身心障礙服務及福利、特殊教育服務、老人福利及長期照顧、職業災害勞工權益，以及其他等（表 4.1）。而其中又以身心障礙服務及福利、特殊教育服務、老人福利及長期照顧、職業災害勞工權益等四項，與輔具服務的關係最為密切。

一、身心障礙服務及福利相關法令

規範輔助科技最為完善的身心障礙服務相關法令，林林總總加起來，共有十四條相關的中央法規，「身權法」為其主要規範，相關規則以及辦法多數皆由「身權法」授權制定或修正[8]。在身心障礙輔具服務相關的法令中，除了「身權法」外，以「身心障礙者輔具資源整合與研究發展及服務辦法」、「身心障礙者輔具費用補助辦法」、「身心障礙者醫療復健所需醫療費用及醫療輔具補助辦法」及「身心障礙者服務人員資格訓練及管理辦法」等，與輔具的補助與服務最為相關，影響身心障礙者的權益甚鉅。

「身權法」自立法以來經多次修正，綜觀「身權法」對輔助科技相關事項的修正方向可以發現，其朝向補助規範日益明確、輔助科技器具客製化及服務多樣化前進。該法對於輔具科技最大的影響在於明確定義政府需要補助身心障礙者相關的輔具費用，且具體要求地方縣市政府負擔。在「殘障福利法」時期（1970 年），僅於第 16 條要求對輔助器具「酌予補助」，在 1980 年修法時更改為「按其殘障等級以及經濟狀況分別補助」。該法在 1997 年修正為「身心障礙者保護法」，對於輔助器具的補助有了更明確的規範，除了要求分級補助外，更要求需要訂立補助辦法。而 2007 年配合新制的身心障礙

8 「身權法」第 2、20、23、25、26、71 條。

表 4.1 與輔助科技相關的中央法令列表

項目	屬性	法令
1	政府組織執掌	內政部處務規程
2		衛生福利部處務規程
3		台北榮民總醫院處務規程
4	專業養成與專業規範	職能治療師法
5		職能治療所設置標準
6		專門職業及技術人員高等考試聽力師考試規則
7		醫療法施行細則
8		驗光人員法
9		驗光所設置標準
10	身心障礙服務及福利	身心障礙者權益保障法
11		電業法
12		身心障礙者輔具資源整合與研究發展及服務辦法
13		身心障礙者服務人員資格訓練及管理辦法
14		身心障礙者輔具費用補助辦法
15		身心障礙者醫療復健所需醫療費用及醫療輔具補助辦法
16		身心障礙者個人照顧服務辦法
17		身心障礙者職務再設計實施方式及補助準則
18		身心障礙者數位化圖書資源利用辦法
19		身心障礙者職業輔導評量實施方式及補助準則
20		交通部主管事業機構成立關係企業僱用身心障礙者輔導及獎勵辦法
21		金融監督管理委員會輔導及獎勵主管事業機構成立關係企業僱用身心障礙者辦法
22		經濟部輔導及獎勵主管事業機構成立關係企業僱用身心障礙者辦法
23		文化部輔導及獎勵主管事業機構成立關係企業僱用身心障礙者辦法
24		特殊讀者使用圖書資訊特殊版本徵集轉製提供及技術規範辦法
25		國家通訊傳播委員會輔導及獎勵主管事業機構成立關係企業僱用身心障礙者辦法
26	特殊教育服務	特殊教育法
27		身心障礙學生考試服務辦法

（續上表）

項目	屬性	法令
28	特殊教育服務	身心障礙學生支持服務辦法
29		特殊教育支援服務與專業團隊設置及實施辦法
30		教育部國民及學前教育署處務規程
31		特殊教育行政支持網絡聯繫及運作辦法
32		直轄市縣（市）政府協助或補助幼兒園招收不利條件幼兒辦法
33		特殊教育課程教材教法及評量方式實施辦法
34		特殊教育學生申訴服務辦法
35		特殊教育學校設立變更停辦合併及人員編制標準
36		高級中等以下學校特殊教育推行委員會設置辦法
37		高級中等以下學校身心障礙學生就讀普通班減少班級人數或提供人力資源與協助辦法
38		高等教育階段學校特殊教育專責單位設置及人員進用辦法
39		學生交通車管理辦法
40		各教育階段身心障礙學生轉銜輔導及服務辦法
41	老人福利及長期照顧	老人福利法
42		老人福利服務提供者資格要件及服務準則
43		失能老人接受長期照顧服務補助辦法
44		長期照顧服務法
45	職業災害勞工權益	職業災害勞工保護法
46		職業災害勞工補助及核發辦法
47		職業災害勞工職業重建補助辦法
48	其他	公務人員特種考試國家安全局國家安全情報人員考試規則
49		公職人員選舉罷免法
50		自學進修高級中等教育學力鑑定考試辦法
51		道路交通安全規則
52		道路交通管理處罰條例
53		大眾運輸工具無障礙設施設置辦法
54		內政部主管活動場所無障礙設施設備設計標準
55		優先採購身心障礙福利機構團體或庇護工場生產物品及服務辦法

鑑定作業，其在補助規定中又增加了「應依需求評估結果補助之」（立法院，2008）。是以，在2012年全面實施新制身心障礙鑑定制度後，配合修正「身心障礙者輔具費用補助辦法」及「身心障礙者醫療復健所需醫療費用及醫療輔具補助辦法」，明確規範科技輔具的補助費用、申請辦法等，對目前對輔助科技器具取得影響甚鉅，除了遍及全國身心障礙者外，對我國的輔具銷售體系也有相當程度的衝擊。此二法也是目前我國少數對輔助器具做出明確定義的法令，其中包含輔具的初步分類。然而，此法雖地位重要，但因立法時機，其對身心障礙者的分類與母法（「身權法」）有所差異，仍沿用舊制障礙分類，讀者參閱時須特別注意。

而「身權法」的第二項衝擊，則是輔助科技服務系統的建立。在1997年修正「身心障礙者保護法」之時，於第16條加入了「中央設立或輔導民間設立之身心障礙復健研究發展中心」的文字，各地的輔具中心則從此陸續成立。2007年，修正成為「身權法」，明確的說明中央主管機關及目的事業主管機關「應推動辦理身心障礙輔具資源管理及研究發展等相關事宜」，「身心障礙者輔具資源整合與研究發展及服務辦法」即因此項授權制定，確立了我國政府有責任建立並發展輔助科技服務資源（立法院，2008）；依「身權法」51條之2訂立的「身心障礙者個人照顧服務辦法」，則是規範了服務單位、對象、方式，建立了身心障礙輔具服務的基本架構；而「身心障礙者服務人員資格訓練及管理辦法」則詳細規範了輔具評估從業人員之資格，包含專業、課程等必要條件，並依輔具種類分類。

其他以「身權法」為基礎，有提到輔具或是輔助器具的相關法令，皆是在「身權法」下，用以保障身心障礙者使用輔助科技的權利，其主管機關雖然不盡相同，但是其立法依據皆為「身權法」。其內容大多數是提及各機關單位有義務提供輔具協助身心障礙者。

二、特殊教育服務相關法令

在「特殊教育法」中，其將輔助科技界定為教育輔助器材，需要與其教育有關，才受此法之管轄。在教育法規中，出現與輔助科技有關字彙的法令有十四條（見表4.1），例如：「身心障礙學生支持服務辦法」、「特殊教育支援服務與專業團隊設置及實施辦法」及「特殊教育行政支持網絡聯繫及運作辦法」等，具體說明輔助器材的服務提供義務並規範相關體系支援方式。而其他法律僅規範特殊教育學生使用輔具的權利。

三、老人福利及長期照顧相關法令

「老人福利法」在 1970 年制定後，經過多次的修正，在 2007 年的修正中，首次加入了輔具的文字，確認輔具對長者的重要性。「老人福利法」第 18 條明確規範縣市政府需要提供長者輔具服務，而在第 23 條中，則明確規範所需提供的輔助科技服務。

而在第 15 條及第 20 條的依據下，社會及家庭署分別訂立了「失能老人接受長期照顧服務補助辦法」及「老人福利服務提供者資格要件及服務準則」。前者是在輔助科技器具補助方面，配合我國長照十年計畫訂定出各項輔具的補助金額及補助資格；後者則是在第 47 條到第 50 條中，明確規範輔具服務者的資格與服務範圍，該法為早期對服務做出較為明確規範的法規。其中在第 49 條規範了專業人員的資格，為輔具服務的品質訂下一個基準，2012 年後「身心障礙者服務人員資格訓練及管理辦法」則規範的更加嚴謹。

長照十年計畫將走入尾聲，在 2015 年，為了使長者受到更完整的照顧，並妥善規劃服務資源，「長期照顧服務法」（簡稱長服法）在立法院獲得通過。在「長服法」中不論是居家、社區或是機構[9]，皆是提供輔具服務之場所，而該法案在實行細則及相關辦法訂立後，預計於 2017 年實施[10]。

四、職業災害勞工權益相關法令

其母法為「職業災害勞工保護法」，該法在第 8 條第 4 款規定：「因職業災害致身體遺存障害，必需使用輔助器具，且未依其他法令規定領取器具補助，得請領器具補助。」在「職業災害勞工補助及核發辦法」中，更進一步規範請領輔具補助方法，供職災勞工有所依據[11]。在此辦法中也有訂定職

9 「長期照顧服務法」第 10、11、12 條。
10 「長期照顧服務法」第 66 條。
11 「職業災害勞工補助及核發辦法」第 5 條。

業災害勞工輔助器具補助標準表[12]，藉此使勞工朋友瞭解各項輔具的補助標準。而「職業災害勞工職業重建補助辦法」則是針對職災勞工重回職場做準備所提出的辦法，輔助科技在其中則是職務再設計的範圍[13]。

五、其他相關法令

1. 政府組織執掌類：該法規範了該政府機關內負責輔助科技的相關單位，例如：內政部是由社會司身障福利科處理身障輔具相關業務（「內政部處務規程」第 15 條），目前部分業務轉移至社會及家庭署。這一類的法令共計有三條（見表 4.1）。藉由這些法令，我們可以明確地在各政府機關中找到負責的單位。
2. 第二種則是與專業養成教育相關（見表 4.1），主要是在描述各專業與輔具相關的執業範圍[14]，考試範圍[15]及場所規劃[16]。這些法令確立了專業服務的部分準則，告知專業養成、專業服務需要包含哪些內容。但很可惜的是，並非所有相關專業的法規都有列入輔助科技議題。
3. 其他如「道路交通安全規則」以及「公職人員選舉罷免法」中對輔具的描述，則是較為偏向應用面，並保障輔助科技使用者權益。前者是在說明投票時，政府有義務提供輔具協助投票[17]，後者則是說明駕駛人應考之權益[18]。

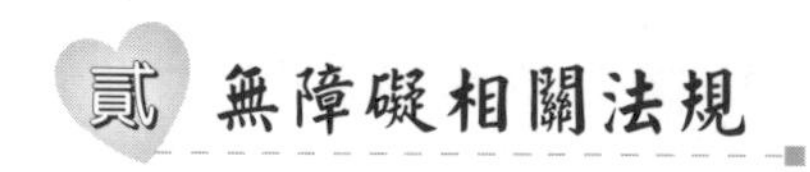

貳 無障礙相關法規

有關無障礙的法規則較為單純，在我國法規資料庫中搜索，其與本章較有關係者共六十三條，可以分成以下幾類：第一種是宣示性的，如「中華民

12 「職業災害勞工補助及核發辦法」第 14 條。
13 「職業災害勞工職業重建補助辦法」第 8 條。
14 「職能治療師法」第 12 條。
15 「專門職業及技術人員高等考試聽力師考試規則」第 6 條。
16 「醫療法實行細則」第 30 條之 1。
17 「公職人員選舉罷免法」第 57 條。
18 「道路交通安全規則」第 65 條。

國憲法增修條文」第10條：「國家對於身心障礙者之保險與就醫、無障礙環境之建構、教育訓練與就業輔導及生活維護與救助，應予保障，並扶助其自立與發展」，其層級高於所有法律，也是我國身障福利相關法令之重要依據。其他此類法規多半規範該法所涉及之業務或場所需要有無障礙設施，以保障民眾權益，例如：「某某場所需要有無障礙措施……」，通常僅於法規中羅列一條，且多半是以「身權法」為依據；又如：「公職人員選舉罷免法」[19]，規範投票時的無障礙；「學校衛生法」，規範選校址時須注意無障礙環境[20]；「身心障礙者庇護工場設立管理及補助準則」、「身心障礙者職業訓練機構設立管理及補助準則」、「身心障礙福利機構設施及人員配置標準」、「社會救助機構設立標準」等，規範該場所需有無障礙環境；「大眾運輸使用道路優先及專用辦法」，用以規範站牌之無障礙環境[21]；而「高級中等學校就讀普通班身心障礙學生安置原則及輔導辦法」，則是規範資源班需要無障礙環境[22]。

第二種則是具體闡述服務提供、執行等「服務」細節，於法律層級包含有「身權法」、「特殊教育法」、「老人福利法」及「市區道路條例」，這些法規除了宣示性的說明無障礙環境的需要外，更具體訂出相關的補助辦法、設置辦法、服務準則等，提供各項無障礙服務的依據。相關命令包含：「身心障礙者職務再設計實施方式」及補助準則，用以說明職務再設計時的補助方式；「失能老人接受長期照顧服務補助辦法」、「老人福利服務提供者資格要件及服務準則」，用以詳細說明老人無障礙環境改善的提供者、補助方式等；「身心障礙學生支持服務辦法」，用以說明在特殊教育的體系中，無障礙環境服務的補助方式；「職業災害勞工補助及核發辦法」，提供職災勞工的無障礙環境改造補助。

第三種則為施工規範及技術，用以說明無障礙各式各樣建築之施工準則。臨床工作人員透過對這些技術規則的瞭解，可以習得無障礙設施規劃的

---

19 「公職人員選舉罷免法」第57條。

20 「學校衛生法」第21條。

21 「大眾運輸使用道路優先及專用辦法」第13條。

22 「高級中等學校就讀普通班身心障礙學生安置原則及輔導辦法」第9條。

基本技能，包含：「大眾運輸工具無障礙設施設置辦法」、「市區道路及附屬工程設計標準」、「建築技術規則建築設計施工篇」及「建築物無障礙設施設計規範」。

第三節 輔助科技服務的相關資源

早期台灣輔助科技的常態提供，多半由醫院提供，例如：台大醫院復健部的義肢裝具室或是台北榮民總醫院的傷殘重建中心。「身權法」於 1997 年修法前後，政府正式輔導或補助成立輔具中心，各項的輔具服務才逐漸普及到醫院外。然而，目前我國輔具服務的法源基礎，分散在不同系統的法規中，各個系統有其獲得輔助科技服務的管道及方式，且輔導輔具中心成立的單位也不同，以致於輔具中心本身也分成數種不同的型態在運作。本節將依據不同的輔助科技資源的申請管道及政府補助成立的輔具中心，進行初步介紹。

壹 輔具服務體系

目前與輔助科技服務相關的主管機關主要是衛生福利部中央健康保險署和護理及健康照護司，掌管醫療類輔具；衛生福利部社會及家庭署，掌管身心障礙者權益及老人福利；教育部掌管特殊教育學生需求；勞動部掌管職業災害勞工需求。所以簡而言之，可以依照身分，分成五大服務管道。

一、衛生福利部中央健康保險署和護理及健康照護司提供之輔具服務

衛生福利部對於輔助科技的推動分為四項，其中有兩項與醫療照護有關：一項是提供經費補助醫院成立復健醫療輔具研發中心，主責在照護司，2015 年總共有十二家醫院承辦，比較重要的如臺灣大學附設醫院、中山醫學大學附設醫院、高雄長庚醫院、花蓮門諾醫院等，都有接受補助並提供服務。其主要設立之目的除了是進行低階輔具的研發、提供個案評估、展示輔具、

諮詢及個別化設計等第一線專業服務外，尚兼具協助提供鄰近醫院所需復健輔具資源與諮詢，一般民眾亦可尋求其服務。另外一項則是把部分輔助科技納入健保給付，例如：義肢、副木等矯具。這類的申請服務多半在醫院時就會完成，且會由醫療人員主動發掘，一般申請上並沒有太大困難。

二、衛生福利部社會及家庭署及地方縣市政府提供之身心障礙輔具服務

在社政系統中，身心障礙的輔具服務早期是以獎助方式提供民間單位成立輔具中心，協助提供民眾輔具服務，例如：屏東勝利之家等。然而，隨著我國法令的修改、科技進步及輔助科技相關知能的成長，單純的獎助成立輔具中心已不足以應付當時的需求，因此內政部於 1999 至 2000 年委託台中市立復健醫院辦理「身心障礙復健研究發展中心之營運規劃與發展之研究」。該研究案建議，需要分級設置輔具中心（畢柳鶯，2001），以達到資源不重複及有效率的提供服務等目標。隨後內政部在 2002 年制定了「身心障礙者輔具資源服務整合方案」，確保輔具資源可以有效的運用及發展。秉持著上述原則，在輔具服務上，目前社會及家庭署的作法分成三大區塊：一個是建置中央級的輔具中心；一個是補助成立地方級的輔具中心和維修中心；一個是輔助器具費用的補助（內政部，2010）。

內政部社會司（現為衛生福利部社會及家庭署）於 2000 年開始著手規劃建置中央級的輔具中心，其主要功能是用以結合國內各式的輔具資源，互通有無並規劃資訊溝通管道。並於 2001 年成立「多功能輔具資源整合推廣中心」、「聽語障輔具資源推廣中心」、「顏面損傷輔具資源推廣中心」。爾後陸續調整，在 2014 年其下轄的包含「衛生福利部社會及家庭署矯具義具與行動輔具資源推廣中心」、「衛生福利部社會及家庭署溝通與資訊輔具資源推廣中心」，以及「衛生福利部社會及家庭署多功能輔具資源整合推廣中心」（衛生福利部社會及家庭署，2014）。「多功能輔具資源整合推廣中心」是一個重要的資訊平台，其雖然不提供第一線評估，但其任務內容卻是整合資源的關鍵。該輔具中心提供多項服務，與評估者比較有切身關係的包含了教育訓練的提供、各式輔助科技產品資源的提供，以及各式輔助科技研

究結果的整理。其中後兩項是放置於「輔具資源入口網站」（http://repat.sfaa.gov.tw/）。該網站是目前我國提供輔助科技資訊較為完整的一個平台，除上述兩個重要功能外，該網站也有人力資料庫、研討會訊息、各地輔具中心訊息等，為重要的輔助科技資訊來源（Lee et al., 2008）。

此外，為了服務一般大眾，社會及家庭署亦補助各縣市政府成立其地方性的輔具中心，提供民眾到宅評估、諮詢、輔具租借等服務。中央級與地方級輔具中心的工作內容不同，但互相支援，形成一個較為完整的輔助科技服務網（衛生福利部社會及家庭署，2014）。

社會及家庭署依據「身權法」提供了身心障礙者輔助器具的補助，並配合 2012 年實施的身心障礙鑑定方式，調整輔具服務之提供方法。依據目前「身權法」之規範，進入身心障礙鑑定之個案須經需求評估，方能獲得所需服務，輔具亦然。但現制身心障礙鑑定實施之前或是已經經過現制身心障礙鑑定，但在需求評估端未提輔具需求者，仍可持身心障礙手冊或證明向輔具中心尋求協助。社會及家庭署訂有各式輔助器具的補助標準[23]，提供給需要的身心障礙者申請。各項器具的補助申請流程如圖 4.1。該補助方式是透過需求評估轉介或個案自行申請，取得有關輔具需求的證明，然後向地方政府申請補助。

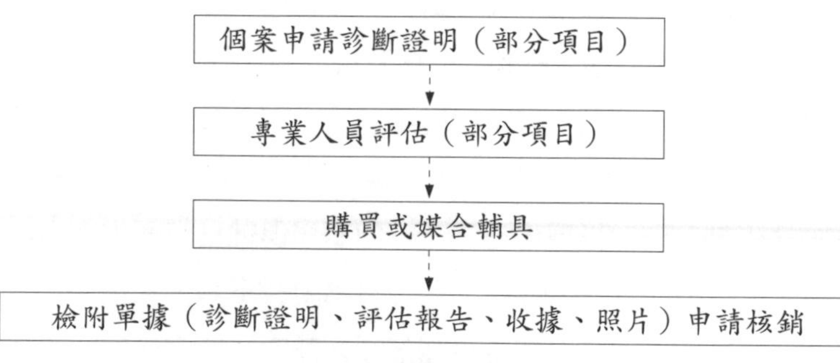

▲圖 4.1　個案自行購置輔助科技器具補助流程

23 「身心障礙者輔具費用補助辦法」。

三、衛生福利部社會及家庭署提供的老人輔具服務

老人輔具服務及補助是依照「老人福利法」的規範所提供，主要亦分為兩大部分：一者為輔助器具補助；另一者則為服務。前者與身心障礙輔助器具補助非常相似，同樣有補助標準表於 2008 年制定，規範各式的輔具補助金額。而申請方式則是依據「我國長期照顧十年計畫」所規範的方式申請[24]。

有關老人輔具服務的提供，其服務方式是含在「我國長期照顧十年計畫」中，見圖 4.2，由個案向長期照顧管理中心申請，經評估後轉介服務單位，由服務單位提供輔具評估服務。有的縣市更配合自己縣內的輔具中心，提供租借回收等服務（內政部，1998）。

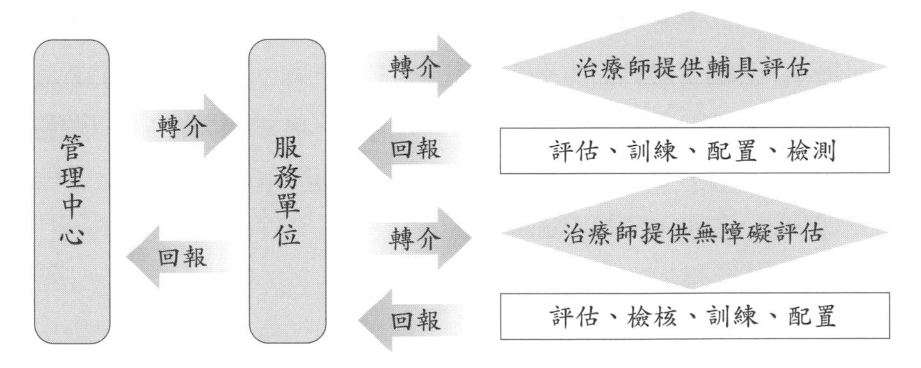

▲圖 4.2　長照十年計畫輔具服務提供簡圖

四、教育部提供之學習輔具服務

教育部提供相關輔助科技的服務主要是針對學習相關的活動，其申請方式及服務管道較為單純，主要可以分成兩大部分：一者是國中以下的學生，另外則是高中職以上的學生。前者若有輔具需求都會透過資源教室安排巡迴治療師到校提供服務，由該服務的專業人員提出，經過審核以後，由教育部提供學童使用。高中職以上的學生則是由教育部成立包含視障、肢障及聽語障三個高中職及大專生輔具中心，全國統一由這些中心提供評估、購買、維

24 「失能老人接受長期照顧服務補助辦法」第 3 條。

修、配置等服務。其服務流程如圖 4.3。

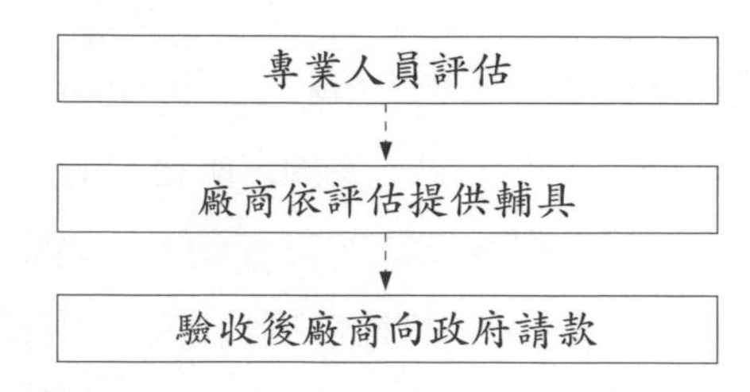

▲圖 4.3　教育部實物給付輔助科技流程圖

五、勞委會提供之輔具服務

勞委會（現為勞動部）提供的輔具服務有兩個依據：一個是「身心障礙者權益保障法」，其相關的補助為身心障礙者職業評量及職務再設計；另一個則是職業災害勞工輔具補助及職業災害勞工職務再設計的補助。前者職務再設計是補助雇主，購置適當的輔具及環境改善，讓身心障礙者可以順利就業，其申請單位是各地方政府具有職務再設計服務的就業服務站（行政院勞委會，2010），其簡易流程如圖 4.4。

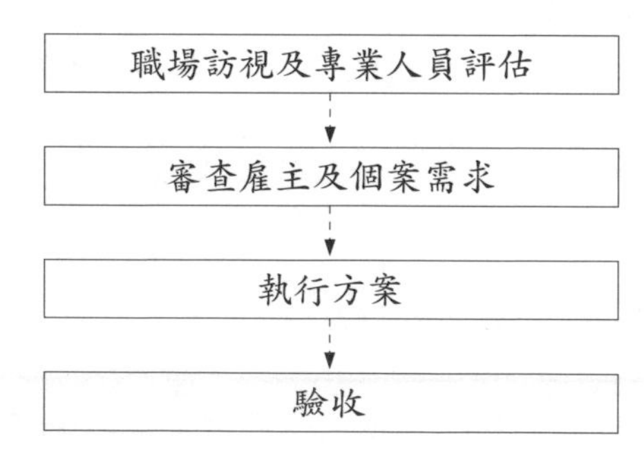

▲圖 4.4　勞工局職務再設計服務流程圖

而職業災害勞工的輔具補助與身心障礙輔助器具補助非常相似，亦訂有補助標準表 [25]，個案自行取得證明，購置完成以後，憑單據向主管機關申請經費。服務流程與圖 4.1 類似，僅主管單位不同。

25　「職業災害勞工補助及核發辦法」第 14 條。

貳 輔具服務之獲得

瞭解前述各項輔助科技服務的資源後，可知我國的各項服務資源相當多，因此如何利用該資源往往會造成使用者及服務者的困擾，表 4.2 即為比較相關輔具資源的特徵。

我國輔具補助方式大致分為實物給付、金錢給付及混合式三種。第一項實物給付，如健保局有關之義肢及副木的給付、教育部有關教育輔具的給付等，該類給付皆以輔具服務與輔助器具併同處理方式，提供給個案。第二項則為現金補助，身心障礙輔具及職業災害勞工輔具屬於這一項。而老人輔具的補助方式則是混合式的。每一種方式各有其優缺點及發展背景，但是往往會造成輔具服務人員及個案的困擾，需要透過類似決策樹（圖 4.5）的方式，決定自己的申請方式及申請窗口，才可以在適當的地點獲得適當的服務，而輔助科技從業人員更應該牢記，以協助個案獲取資源。事實上，我國目前輔具中心發展日趨成熟，民眾若有任何輔具相關需求，不管身分為何，大多數輔具中心皆可以協助處理。

表 4.2　輔助科技補助與服務方式比較表

申請身分	申請對口	服務方式	補助方式	補助額度	主管機關
長者	長照管理中心	服務單位主動提供評估服務，個案自行購置	服務為實物給付，器具為現金給付	部分	衛生福利部
身心障礙	地方縣市政府社會局	個案需自行尋求評估服務並自行購置	現金給付	部分	衛生福利部
學生	學校資源教室	服務單位主動提供評估與配置服務	實物給付	全額[a]	教育部
職業災害	地方政府勞政單位	申請個案需自行尋求評估服務，並自行購置	現金給付	部分	勞動部
具健保身分者	中央健康保險局	服務單位主動提供評估與製作服務	實物給付	全額[b]	衛生福利部

a 個案只有使用權，使用完畢後須歸還教育單位。
b 依健保局規定。

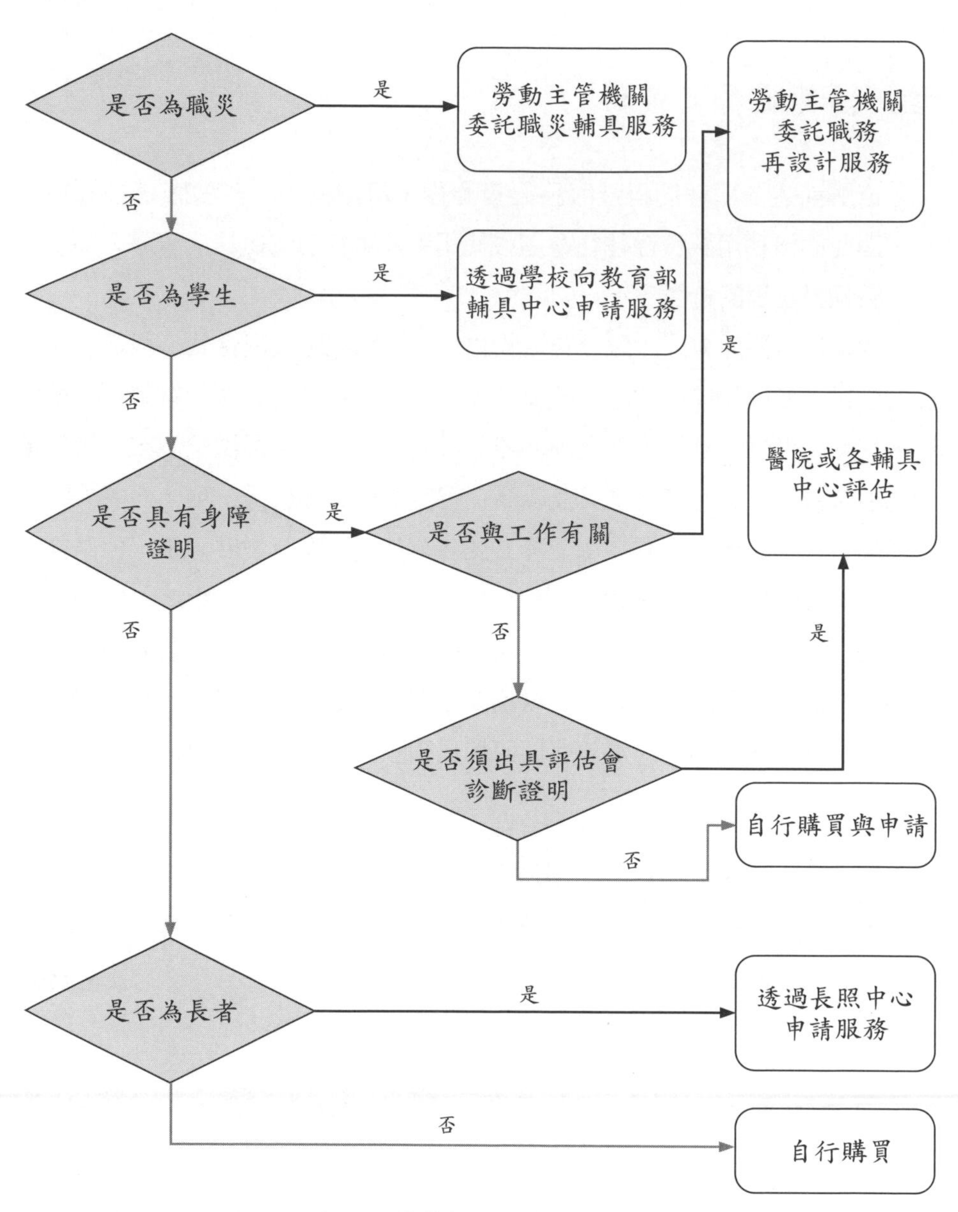

▲圖 4.5　尋求輔助科技服務決策樹

第四節 結語

法律是服務的根基，輔助科技相關服務亦需法令支持，因此，瞭解輔助科技的相關法令，將有助於臨床工作者在提供服務時的選擇。本章整理了我國與輔助科技有關的相關法令，並針對輔具補助、輔具服務等相關制度面進行討論，期使提供輔具的實務工作者更加瞭解服務之依據，並於現有體制中思考，如何提供更加便利的服務。另透過本章可知，過去輔助科技服務的發展並不盡理想，包含：

1. 服務流程面，窗口多，在規定繁雜且混亂的情況下，使用者往往會求助無門，無法順利在第一時間獲得服務。
2. 補助方面，目前是輔助科技服務與輔具補助分開補助，有的地方甚至沒有提供治療師的評估服務費用，再加上實物補助與現金補助混雜，造成個案無所適從，也不知哪個該補助，哪個不該補助。
3. 目前制度上並不鼓勵租借，以致於會有資源未善加利用的可能性發生。

事實上，政府也已注意到這些問題，將透過下列方式解決：

1. **單一窗口**：誠如前述，由於主管的單位繁多且規定複雜，單一窗口是必須要達成的一個基本目標，透過單一單位就能告訴使用者該何去何從，亦即將圖 4.5 的流程，留在服務提供部門，而非民眾本身，降低申請障礙，新制身心障礙鑑定之精神即是如此。
2. **社區服務**：環境對輔具的使用影響甚鉅，各項服務必須深入到個案的生活環境中，才能確切掌握需求。一來可以增加個案的滿意程度，二來可以減少因不適用所造成的浪費，目前到宅輔具評估在身障、老人、教育以及職災服務已日漸普及。
3. **整合輔助科技服務上、中、下游**：所謂上游包含設計者與製造者、中游包含評估者與調整者、下游則是維修者，目前大多數的輔助科技服務是片斷的，而科技的快速發展及個案的狀況改變隨時會影響輔具的需求，通常非單一環節可以全部照顧到，因此，整合三者有其必要性。

輔助科技服務則是一門跨專業的服務，其牽涉的人員及專業相當多，流程亦堪稱複雜，如果要建置一套有效的輔具輸送系統，需要大家一起努力。未來將有長期照顧保險等新措施上路，而身心障礙鑑定制度亦會不斷修正，對輔具科技的服務輸送，應會有相當程度的影響，建議讀者多留心政策發展，讓自己可趕上法規之腳步。人有追求健康的權利，輔助科技正是一項很重要的手段，未來不論如何發展，這個園地需要大家努力耕耘。

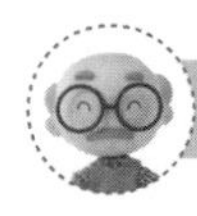

自我評量

1. 在美國，輔助科技的法定範圍為何？包含哪兩大類？
2. 我國「身權法」明定政府對於輔助科技有哪些義務需要負擔？
3. 我國「老人福利法」對於輔助科技服務的規範有哪些？
4. 我國的輔助科技相關服務，其法源依據主責單位可以分成哪幾類？
5. 我國輔助科技取得管道除了自行購買之外，尚有哪些？
6. 我國輔助科技服務多半都透過輔具中心提供，該如何透過輔具中心獲得協助？
7. 一般符合長者若不具備身心障礙證明，可透過哪些管道獲得輔助科技服務？

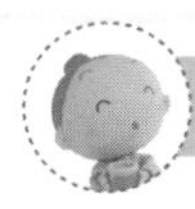

參考文獻

• 中文部分

內政部（1998）。**長期照顧十年計畫核定版**。台北：內政部。

內政部（2010）。**民國九十八年社政年報**。2010 年 9 月 20 日，取自 http://sowf.moi.gov.tw/17/98/index.html

立法院（2008）。**身心障礙者權益保障法立法沿革**。2010 年 8 月 29 日，取自 http://law.moj.gov.tw/LawClass/LawHistory.aspx?PCode=D0050046

行政院勞委會（2010 年 7 月 8 日），**推動身心障礙者職務再設計服務實施計畫**。2010 年 9 月 29 日，取自 http://www.cla.gov.tw/cgi-bin/Message/MM_msg_control? mode=viewnews&ts=4c3eabc8:13e8&theme=/.theme/default

畢柳鶯（2001）。**身心障礙者復健研究發展中心之營運規劃與發展之研究**。台北：內政部。

衛生福利部社會及家庭署（2014）。**多功能輔具資源整合推廣中心：服務宗旨**。2015 年 7 月 1 日，取自 http://repat.sfaa.gov.tw/catr/page/02know01_main.aspx

• 英文部分

Cook, A. M., & Hussey, S. M. (2002a). Introduction and overview. In Cook, A. M. & Hussey, S. M. (Eds.), *Assistive technologies: Principle and practice* (2nd ed.,) (pp. 3-33). St. Louis: Mosby.

Cook, A. M., & Hussey, S. M. (2002b). Delivering assistive technology services to the consumer. In Cook, A. M., & Hussey, S. M. (Eds.), *Assistive technologies: Principle and practice* (2nd ed.) (pp. 92-120). St. Louis: Mosby.

DeRuyter, F. (1995). Evaluating outcomes in assistive technology: Do we understand the commitment? *Assistive Technology*, *7*(1), 3-8.

Lee, S. J., Yang, Y. H., Huang, P. C., Cheng, Y. T., Lee, C. H., & Wang, T. J. (2008). Establishment of resource portal of assistive technology in Taiwan. *Disabil Rehabil Assist Technol, 3*(6), 344-350.

Minkel, J. L. (2002). Service delivery in assistive technology. In Olson, D. A., & DeRuyter, F. (Eds.), *Clinician's guide to assistive technology* (pp. 55-65). St. Louis: Mosby.

Scherer, M. J. (1996). Outcomes of assistive technology use on quality of life. *Disability and Rehabilitation*, *18* (9), 439-448.

Scherer, M. J., & Lane, J. P. (1997). Assessing consumer profiles of 'ideal' assistive technologies in ten categories: An integration of quantitative and qualitative methods. *Disability and Rehabilitation*, *19*(12), 528-535.

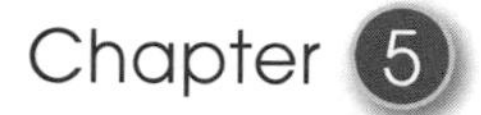

通用設計

✲盧俊銘、徐業良

1. 能清楚瞭解通用設計的概念與原則。
2. 能清楚瞭解發展通用設計的各項方法與技術。
3. 能正確判斷各種設計是否符合通用設計的理念。
4. 能清楚瞭解通用設計對於老人照護與輔助科技的重要性。

在進入本章之前，請先試著回想：在最近的日常生活當中，是否曾接觸過什麼產品或設施，讓您在使用後不由自主地從內心發出「這個設計好貼心啊！」的讚嘆？如果答案是肯定的，代表您是通用設計的愛好者，以下的內容應該會吸引您的目光，讓您認識更多體貼的設計。如果答案是否定的，甚或您還曾經大聲地抱怨過「怎麼會有這種設計？太不方便了！」，那麼深受非通用設計之苦的您，更需要瞭解通用設計的概念與評價方法，聰明地為家人與自己選擇適合的產品。

第一節 通用設計是什麼？

壹 通用設計的歷史

通用設計（universal design）的概念始於1960年代美國對於無障礙（barrier-free）空間的訴求，其前身為可及性設計（accessible design），主要是為了確保身心障礙者在日常生活上的權益，使他們享有與一般人同等的便利性。1985年，美國建築學家拉諾德・梅斯（Ronald L. Mace）率先在他撰寫的文章中提出了「通用設計」一詞，並隨後於 1989 年在北卡羅萊納州立大學（North Carolina State University）成立了「通用設計中心」（Center for Universal Design, CUD），可以說是當代通用設計的濫觴。

1990年代之後，通用設計的範圍變得更為廣泛，其出發點不僅僅限於對身心障礙者、高齡者等弱勢族群的關懷，而是要尊重所有使用者的個別特性，追求「為人人提供舒適而便利的產品與環境」的目標。1998年6月，北卡羅萊納州立大學通用設計中心與赫夫史特拉大學（Hofstra University）於美國紐約共同舉辦了第一次的通用設計國際會議，梅斯於此發表了生前的最後一次公開演講，闡述他個人的信念：「為了實現真正的通用設計，設計師、研究人員等相關人士都必須清楚瞭解無障礙技術、通用技術與輔助技術之間的關係」，清楚點出此國際會議的交流意義。隨後，相關的學會組織如雨後春筍般在世界各地成立，持續推廣通用設計的實現。

為了建立全球化的通用設計標準，國際標準組織（ISO）對於相關指引或標準的擬定也是不遺餘力：首先在2001年發表了ISO/IEC Guide 71，這是一套針對高齡者與身心障礙者提供設計的指引，於 2006 年再出版了 ISO 20282-1與 ISO20282-2，指示如何設計以提升日常用品在使用上的簡便性，分別就「使用環境與使用者特性」及「測試方法」做出規範。當世界各地的設計師都能以此為標準，謹慎思考這些原則並應用於設計時，也就更能確保產品的通用性，穿透多樣文化間的藩籬。

在台灣，通用設計的概念也隨著國際間的腳步慢慢導入，無論在學術界或產業界都漸漸受到重視，朝向「以人為本」的設計導向發展。例如由財團法人自由空間教育基金會所主辦的「通用設計獎」，自 2006 年開辦至今已邁入第十屆，歷屆競賽以「食」、「淨」、「衣」、「廚事」、「住居」、「移動」、「遊行」、「坐」等為主題，鼓勵相關人士積極實踐通用設計於日常生活之中。伴隨著族群多元化與人口結構高齡化的趨勢，通用設計的必要性與其所能發揮的價值日益提升，更有賴全民共同參與並培養共識。

貳 通用設計的七大原則

梅斯與北卡羅萊納州立大學通用設計中心的研究人員於 1997 年訂定了「人人都能公平使用」（equitable use）、「彈性使用」（flexibility in use）、「直觀易用」（simple and intuitive use）、「資訊多元易察」（perceptible information）、「防止意外並容許錯誤」（tolerance for error）、「省力」（low physical effort）與「便利的尺寸與空間」（size and space for approach and use）等七大原則（the principles of universal design），並提供相關的指導方針，協助人們迅速掌握通用設計的要點。以下將針對這七大原則一一介紹其內容並舉例說明，期能幫助讀者清楚認識通用設計的觀念。

原則一：人人都能公平使用

在我們所居住的環境中，每個人的能力與條件或多或少都有些差異，這項原則就是要將此納入設計上的考慮，讓每一項產品都能適用於各種能力與條件不同的使用者。例如大樓的入口，常常會有階梯的設計，對於多數使用者而言，走上僅僅三到五階的高度或許完全沒有困難，但是對於使用枴杖或輪椅的人士就是一項艱難的挑戰；為了解決他們的困擾，增設平緩的坡道就是通用設計的實現，如此即能滿足大多數的使用者。圖 5.1 為應用本原則的另一個例子，除了一般高度的公用電話外，也設置較低的身心障礙人士與兒童專用話機，以保證人人都能以同樣的方式公平地使用。

原則二：彈性使用

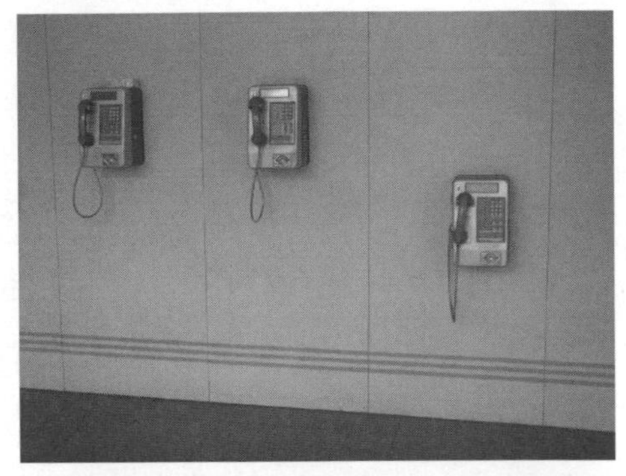

▲圖 5.1　符合通用設計的公用電話

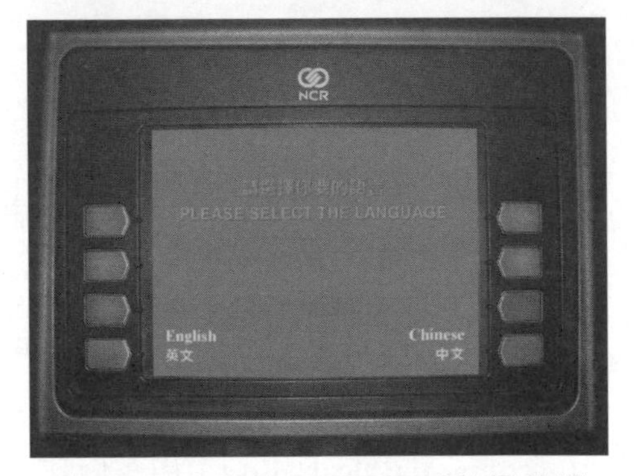

▲圖 5.2　允許使用不同語言的提款機操作介面

即使是具有類似條件的人們，因為不同的生活環境與背景，也可能養成不同的習慣，倘若只站在多數者的角度思考設計，很容易忽略了其他人，造成使用上的不便。為了克服此限制，這個原則建議在設計上讓產品變得更有彈性，提供各式各樣的使用方法以因應不同的需求或習慣。在這個原則下最典型的例子是考慮左撇子的設計，例如生活中常常會用到的剪刀，一般都是針對占總人口大多數的右撇子設計，一旦左撇子拿到手上，便會發現施力的不便，於是開始有左撇子專用剪刀的體貼設計；但同時準備兩種剪刀似乎還不是真正方便的解決方式，也終於促成了「左右兩用剪刀」這種真正的通用設計。另一個常見的例子是自動提款機的操作介面，在第一個步驟都會讓顧客選擇所要使用的語言（如圖 5.2），對於愈來愈多元的人口結構，這就是一種通用設計的實踐。

原則三：直觀易用

當我們接觸到一項從未見過的設施或用品時，勢必要經歷學習的過程，而這項原則就是透過設計降低學習的難度、縮短學習的時間，讓沒有經驗的使用者也能輕易而迅速地上手。常見的設計手法，是使用圖像、顏色等容易理解的輔助資訊，再連結到使用者過去的類似經驗，例如飲水機多具有冷、溫、熱等三段水溫，而依據過去的使用經驗與習慣，大部分的人都會很自然

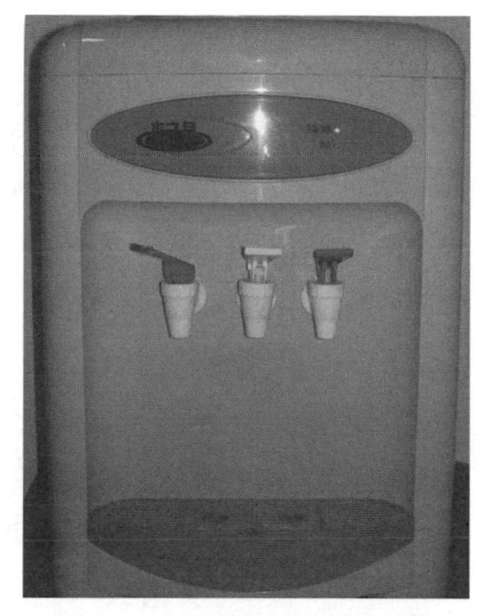

▲圖 5.3 利用顏色輔助辨識的飲水機開關配置

地把紅色、藍色分別與「熱」、「冷」聯想在一起，因此利用色彩編碼（color coding）的技巧，將這兩種溫度的開關分別設在兩側，再把溫水置於中間（如圖 5.3 所示，由左至右分別用紅、白、藍三色代表熱、溫、冷），使用者即可依據開關顏色與位置直觀地判斷，完全不需要學習或適應，節省了閱讀標示文字的時間。

倘若產品操作上有一定的複雜度，則再加上易懂的文字與圖示說明，協助使用者快速理解。例如捷運站或高鐵站設置觸控式的售票機，就是要解決傳統上使用者對於操作與顯示不同步的困惑，再配合簡單易懂的流程設計，即可幫助使用者輕鬆地達成目的，當每位使用者的操作時間都能夠縮短，也能適度紓緩排隊購票的人潮。

原則四：資訊多元易察

使用者在操作產品時，並不是只有依賴視覺，聽覺與觸覺也是重要的訊息傳輸管道，設計上並不能忽略任何一者，尤其是對於具有部分知覺障礙的人士而言，更需要藉著其他知覺彌補，因此這項原則建議要提供多元易察的資訊，讓使用者能夠無阻礙地明確接受到相關訊息。以日常生活中不可或缺的電話為例，我們總是很習慣「聽到電話鈴聲響了，趕快去接起來」這樣的動作，然而對於聽障者而言，這顯然不是一項可行的方法；在來電時增加閃光，似乎可以適度地解決這個問題，但是如果電話不在視線範圍之內呢？這個時候則需要可攜式的無線電話或是手機，再配合來電振動模式的設計，以增加觸覺式的訊息傳輸。至於視障者，往往會利用觸覺來彌補，例如在道路上鋪設導盲磚（圖 5.4），當視障者利用導盲杖觸碰到導盲磚時，即可透過觸覺的回饋來瞭解正確的行進路線，以避免撞傷、跌倒等事故的發生。

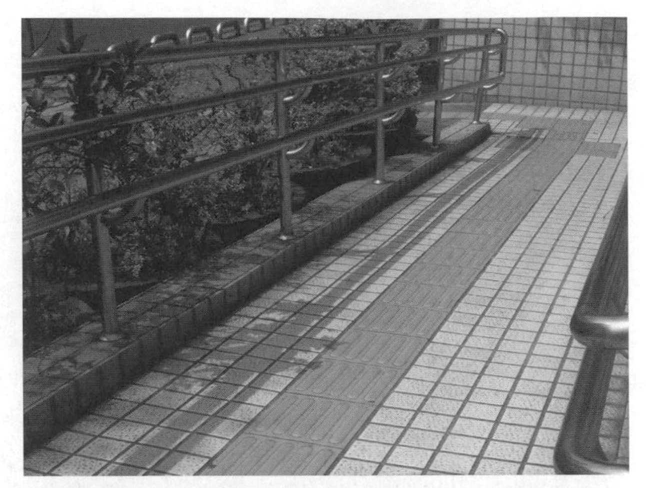

▲圖 5.4　以觸覺彌補視覺感知的導盲磚

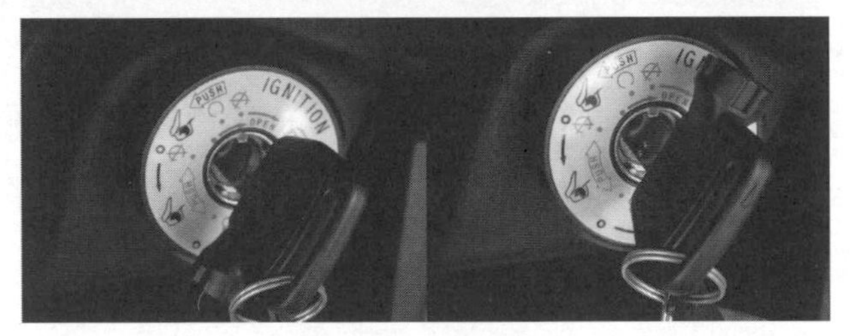

▲圖 5.5　兩個方向皆可插入孔內的鑰匙

原則五：防止意外並容許錯誤

部分的人對於電子產品總有一種莫名的恐懼，或許是覺得複雜、難操作，但更常見的原因可能是深怕操作錯誤而把它弄壞了，這種「可能的錯誤」對於使用者確實會造成某種程度的抗拒力，因此通用設計就是要從設計著手以解決這個問題。一般而言有兩種策略，一是避免使用者發生意外或錯誤，例如在腳踏車鏈加上一層防護板，降低騎乘時褲管捲入的風險，如此一來，使用者就不用擔心這個問題，而能專心地騎乘；又好比兩個方向皆可插入孔內的鑰匙（如圖 5.5 所示，左半邊為正向插入，右半邊為反向插入），就是要避免使用者因插入方向錯誤造成問題，另一方面也可節省判斷與選擇的時間。第二種策略是在產品操作設計上，適度容許使用者不慎造成的錯誤並提供補救方式，例如電腦軟體的「回到上一步」功能，既可以減輕使用者在每一個步驟都要戰戰兢兢地承受避免犯錯的壓力，也能夠在錯誤發生時迅速地回復到上一個狀態，就是一項讓使用者安心的通用設計。

原則六：省力

在使用某些產品或生活設施時，往往要施力才能完成操作，例如轉動門把來完成開門的動作、按下開關使電燈亮起或熄滅。然而人類的體型與肌力不一，某些動作對於一般人看似簡單，但是就少數人而言，卻未必是件輕鬆的工作；此外，有些時候我們並無法以雙手淨空的狀態去執行這些動作，像是雙手抱著物品開門或開燈，相對也就無法負荷足夠的施力，因而操作困難。就通用設計的立場而言，「省力原則」就是在設計上要讓使用者輕鬆而不費力地完成操作，例如自動門就大大改善了手把式或推拉式開關門的缺點，即使雙手抱著物品，也能輕易進出；觸碰式的電燈開關也把按下、推上的動作簡化，達到省力的目標。圖 5.6 是一個本原則的應用實例，傳統的嬰兒澡盆設計，在使用完畢後，必須將澡盆抬起並向側邊翻動，才可將盆內的水倒出，不僅費力，在獨自一人照顧嬰兒的狀況下，也很難空出雙手完成動作；但圖中的澡盆經過設計改良，在澡盆底部設置一個排水口，使用單手即可打開，讓盆內的水自動地向下流出，輕鬆而省力。

原則七：便利的尺寸與空間

使用產品或設施有一項非常基本的前提：「觸碰不到就沒辦法使用」，雖看似簡單，但是在我們的日常生活中卻常常遭遇這樣的困難。例如孩童或乘坐輪椅者觸碰不到的電梯樓層按鈕，顯然就是一項考量不夠周全的非通用

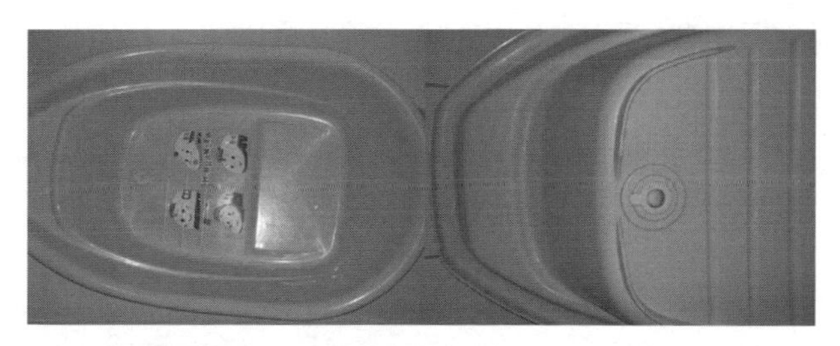

▲圖 5.6　底部具有排水口的省力澡盆（左：正面，右：底部）

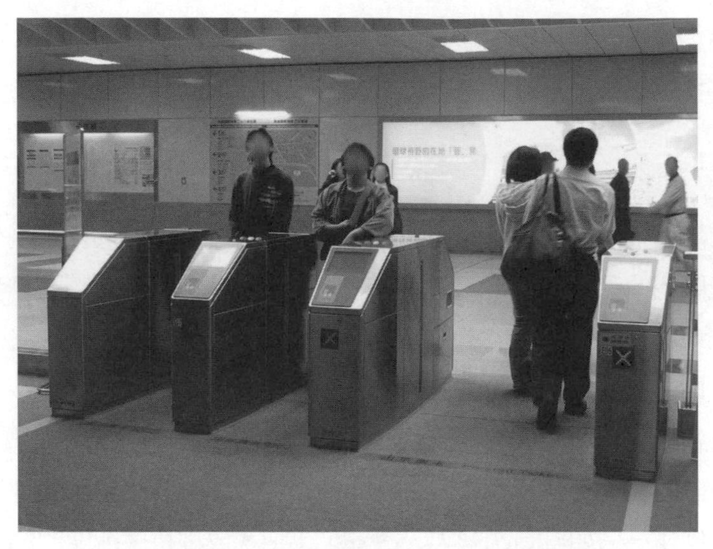

▲圖 5.7　符合不同寬度需求的驗票閘門

設計；另一方面，產品或設施「合身」（fitting）與否，也限制了使用的效益，像是體型高大或肥胖者坐不下的椅子、輪椅過不去的窄門等等，因此這項原則就是要使設計適用於各種身體尺寸、姿勢與行動能力的使用者，並不能僅僅考慮「一般的狀況」，還要顧及「可能會……」、「如果是……」諸如此類的少數特例，才是通用設計。如圖 5.7 所示，因應身心障礙人士乘坐輪椅或攜帶大型行李乘客的需求，於一般寬度之外設置空間餘裕的驗票閘門，即為本原則的應用。

第二節　發展通用設計

在認識通用設計的意涵與七大原則之後，相信更能瞭解通用設計的重要性與價值，然而這並不代表通用設計就能這樣輕易地水到渠成，還必須透過系統化的方法將這些原則轉換成設計的關鍵因子與參數，才能讓抽象的想法變成具體的實現。本節的內容即是介紹在發展通用設計的過程中，可以參考的背景知識與技巧，如果能夠有效地掌握、發揮其功效，相信實踐通用設計並非難事。

壹 以使用者為中心

通用設計的出發點即是「以使用者為中心」（user-centered），然而設計者往往著重於自身的角度，因而忽略了必須考量各種使用者的需求，為了客觀地站在不同使用者的角度周詳考量，最直接的方法是透過各種工具讓設計者親身體驗各種使用者的使用狀況。以高齡者為例，青壯年的設計者可以配戴特殊設計的眼鏡模擬高齡者相對模糊的視力，在感同身受的前提下，即能瞭解文字與圖示的大小、形式、對比、配色等屬性應當如何選擇才能滿足高齡者的需求；或是戴上特殊設計的手套以模擬高齡者退化的觸覺，便能體會壓力回饋對於按鍵等輸入裝置設計的重要性。以肢體障礙者為例，乘坐輪椅可以幫助設計者深刻感受到此類使用者對於適宜空間的需求，還有助於體會尺寸之外的其他相關因素，例如乘坐輪椅時實施操作的可能性與便利性、能否維持穩定與平衡等等；另一方面，利用耳塞或墨鏡則能模擬聽障者與視障者的狀況，可以實際測試聽覺與視覺之外的訊息輔助是否充足，並驗證能否維護使用者的安全。

在親身體驗並瞭解各種不同使用者所面臨的狀況與問題之後，必須要借助相關的技術與知識將這些資訊轉換成設計的因子，其中人因工程（ergonomics 或 human factors engineering）正是一門「以使用者為中心」的學問，藉由瞭解人類在各種能力上的差異與限制，應用於工具、機器、工作方法及環境設計，得以增進人員的安全、舒適與效率，在通用設計的發展過程當中，是從市場調查、產品開發、設計到生產等各個環節都必須重視與採用的利器。

貳 人因工程與通用設計

一般而言，人因工程可以分為生理與心理兩個層面，前者應用解剖學（Anatomy）、人體計測學（Anthropometry）、生物力學（Biomechanics）、工作生理學（Work Physiology）等知識，解決人類因為生理上的能力限制所遭遇的問題，後者則以認知心理學（Cognitive Psychology）的知識為基礎，排除人類在訊息處理流程中面臨的障礙與困難。以下將針對這兩個層面分別說明，如何應用人因工程的知識以達到通用設計的目的。

一、生理人因工程（Physical Ergonomics）

就生理層面而言，設計上最常遇到、也是最基本的問題，就是「是否符合人體計測的特性」，亦即「是否合身」。人體計測是一門測量人體特性的科學，一般可分為靜態人體計測與動態人體計測，前者包含人體的長度（length）、寬度（breadth）、深度（depth）、圍度（circumference）等各種尺寸（size），後者則是人類在活動時可伸及的範圍（reach envelope），以及各個關節的最大活動範圍（range of motion）。在瞭解這些人體的特性之後，即可作為產品與設施的設計依據，發展合身的產品，以提升使用的效率、舒適度及安全性。

當我們在設計上談論到人體尺寸的因素時，常常涉及「極限設計」（extreme design）、「平均設計」（average design）與「可調設計」（adjustable design）等三種策略。「極限設計」是以所有人口中最大或最小的尺寸為基準，發展讓所有人都適用的設計，例如門框的高度必須考量到身高最高的使用者，只要 200 多公分的「巨人」都可以通過，那麼對於其他使用者來說，就絕對沒有問題了。「平均設計」則是以所有人口尺寸的平均值為考量，如此既可以滿足大眾，對於極大或極小的極端者來說，也不會有太大差距，例如大眾運輸的座椅，就是以平均設計為依據。如果希望讓每一個使用者都有合身的感覺，就必須採取「可調設計」的策略，此原則是針對絕大多數使用者的尺寸，設定可以調整的範圍，盡可能讓每個人都能找到最合身的選擇，例如汽車駕駛座的座椅，即可依照身材的高矮向後或向前調整，幫助使用者找到最佳的駕駛姿勢。

然而人類並不是靜止的，考量到活動性的需求，就必須事先瞭解「可伸及範圍」與「關節活動範圍」。「可伸及範圍」是根據一個人身體部分固定時（例如站或坐），將雙手與雙腳可伸及區域描繪出來的範圍，凡是在此範圍之內，都屬於能夠不費力、輕易達成的工作範圍；應用在產品或設施的設計時，就是要讓操作的元件都分布在這個範圍之內，一方面可以降低體力的消耗、排除不必要的重複動作，另一方面也能夠防止使用者因為採取極限姿勢而施力不當，引發肌肉骨骼傷害或肇生影響安全的錯誤。而「關節活動範圍」乃是將此概念進一步延伸，將範圍縮小至各個關節的活動，例如考量腰椎的活動範圍，販賣機的產品出口高度就不應該設置太低，以避免使用者彎腰拿取時必須做出接近極限的動作，因而引起腰部的傷害，尤其高齡者有著關節活動度衰退的現象，更需要利用設計來保護他們的健康與安全，降低受傷的風險。

除了人體計測之外，「力量」也是另一個值得探討的生理人因工程議題。接續第一節當中原則六的描述，為了達到「省力」的目的，通用設計必須允許使用者以最小的施力來完成工作任務。有鑑於此，首先必須瞭解各種施力方式的優劣，再加以考量高齡者、婦女、兒童與一般男性在力量上的差異，應用「極限設計」的策略，將最小施力訂定為基準，以方便各種族群的使用者輕易地完成操作。例如機車的重量，隨著女性與高齡者的市場漸漸擴展，勢必要朝向「輕量化」的目標努力，打造「爺爺、奶奶與媽媽都能輕易牽動的機車」，才能提升產品的競爭力。再者，隨著姿勢的變換，力量也會有所不同，例如坐著時的推力一定小於站立時的推力，設計者必須根據真實操作時的各種狀況，模擬並測量力量的差異，才能發展適用於不同用途的通用設計。

因此，生理人因工程的知識可以提供量化的參考數據，幫助設計者打造合身的產品，並保證使用者能夠維持較佳的姿勢，省力而輕鬆地完成操作，提升整體的效率、舒適度與安全性。

二、認知人因工程（Cognitive Ergonomics）

當我們使用各種產品時，必然會經過一連串訊息處理的流程，包含訊息的感覺（sensation）、知覺（perception）、記憶（memory）、決策做成（decision making）與行動（action）等程序，在每個程序當中，都必須考量人類的能力差異對於執行績效表現的影響，以滿足所有使用者為目標，才能達成兼具高效率與低錯誤率的通用設計。

首先，當訊息以視覺、聽覺、觸覺等各種形式，經由眼睛、耳朵、皮膚等各種媒介傳輸時，必須確定「使用者能否接受到訊息」，也就是有沒有辦法「看得到」、「聽得到」、「摸得到」。這個階段的設計重點之一，乃是要提供多元的傳輸媒介，一方面能夠體恤部分感覺能力缺損的人士，另一方面也可彌補感覺媒介暫時受阻的特殊情況（好比配戴耳機的工作者，就無法透過聽覺傳達其他訊息），如同在第一節針對原則四所舉的例子，手機將來電的訊息以視覺（螢幕的閃光）、聽覺（響鈴）與觸覺（機身的振動）等方式傳達，即能確保使用者的感覺程序暢通無阻；另一個關鍵點在於訊息的強度設定，因為各人的感覺能力畢竟有所差異，像是高齡者通常都有視覺衰退的狀況，對於高頻聲音的敏感度也會下降，以手機來電為例，「螢幕的閃光要多亮、要選擇何種顏色才能保證無論在強光或黑暗中都能看到？」「響鈴的音量要多大才能確保聽得到又不會造成噪音？」「振動的幅度要多強才能讓行進中的使用者也感覺得到？」等問題，都是達成通用設計的必要考量。

當使用者能夠感覺到訊息後，還要思考能否讓他們理解訊息本身所要傳達的內容，這個階段牽涉到使用者的背景、經驗與習慣等，所提供的訊息必須要能夠與這些個人特性相連結，以避免訊息傳達錯誤。以交通號誌為例，大家對於紅綠燈都有共通的認知：「紅燈停、綠燈行」，因此當某個路口因施工設置臨時號誌時，就一定會使用紅色而非綠色的閃燈來提醒用路人禁止進入；如果是聽覺的訊息，則必須根據使用者的經驗，設計能夠清楚分辨的不同聲音，例如操作正確時會傳回「叮咚叮咚」的輕快響鈴聲，錯誤時則可能是一長聲「嗶」的提示音，可以幫助使用者快速判斷與理解；至於觸覺的感知，通常是要具備有意義、標準化的特徵，例如視障者使用的點字系統，凸點的間距與排列方式必須依照規定設置，否則就無法提供正確的訊息，因而產生誤解並造成操作的錯誤。

接受到並且理解訊息之後，並無法保證一定能達成預期的目的，因為這端看訊息量的多寡是否符合使用者所能負擔的水準。人類的短期記憶有其極限，如果一時給予過多的資訊，恐怕將難以處理，Miller（1956）提出了「七加減二」的魔術數字（the magic number seven plus or minus two），亦即一般人的短期記憶廣度是在五至九個項目，這便是一個可以提供通用設計的有利數字；另一方面，成年人的記憶力會隨著年齡的增長而下滑，高齡者的短期記憶能力自然就更差了，因此通用設計必須考量到這項限制，盡可能提供「步進式」（step by step）與提示清楚易懂的操作流程，避免使用者一邊操作還一邊想著下一步要做什麼，當心理負荷量超過其能力所及，自然就無法順利完成任務。

根據記憶與經驗處理訊息之後，便是要做出決策，然而決策是一項複雜的過程，人類卻又常常因為不理性的主觀判斷產生錯誤的決策，為了避免這種狀況發生，電腦輔助決策常被用來協助使用者做出客觀的決定。例如影印機為我們的生活帶來許多便利，但是當機、卡紙等突發狀況卻也常常被使用者視為難以挽救的災難；所幸隨著電腦技術的進步，目前市面上的影印機都慢慢轉變為「智慧型」的影印機，一旦發生當機或卡紙的情形，根據過往的經驗所建立的「專家系統」（expert system）即可協助使用者排除輕微的錯誤，例如提示卡紙可能發生在哪一個紙匣、以文字與圖像並用的方式協助使用者打開機身並取出卡住的紙張等等，幫助使用者簡化了決策的流程，甚至直接提供決策的參考選項，都是通用設計的實現。最後，當使用者要根據決策做出反應時，必須確保可以順利完成預期的行動，避免有「找不到想要執行的項目」、「訊息顯示與反應不同步」諸如此類的狀況。例如電梯的按鍵，當使用者按下「上樓」或「下樓」時，該按鍵的背光就會亮起，再加上顯示幕上隨著樓層變動的數字，都可以提示使用者操作的現況。

綜合上述，認知人因工程提供了關於人類訊息處理能力與限制的相關知識，將之妥善運用，即可發展出更貼近於人性而合理的體貼設計，簡化複雜的思考流程，自然也比較能夠實踐通用設計的目標。

第三節 通用設計的評量

對於通用設計的原則及實現通用設計的方法有所認識後，還可以再試著瞭解如何評量「是否符合通用設計」，如此一來，作為一個設計者，可以預先判斷產品在市場上的普及程度與潛力，並針對缺失適度改善，有效地增進競爭力、刺激消費者的購買慾望；身為一個消費者，則能在選購產品時更有效地找出具備通用設計特性的優良產品，避免花了冤枉錢買回一堆理不斷的抱怨。

首先，我們可以利用通用設計的七大原則建立一個評量問卷，只要逐項一一確認，便可以量化的方式判斷是否符合通用設計；更進一步還可以根據評量的結果，針對評分較差的項目，探討造成非通用設計的原因，即可快速找出改善的重點，有助於提升產品設計的效率。以下將依據問卷設計、評量與結果應用的順序一一說明，幫助讀者瞭解各個步驟實行的程序及必須注意的重點。

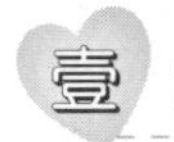

壹 建立評量問卷並實施調查

根據通用設計的七大原則及各個原則所延伸的指導方針（Mace et al., 1997），即能建構一份評量問卷，由設計者或使用者進行主觀的調查，判斷是否符合通用設計的原則。如表 5.1 所示：原則一（「人人都能公平使用」）有四項指導方針，因此衍生了四個問題，其餘各項原則分別有四或五個問題，整份問卷總計共有二十九個問題。

基於「通用」的出發點，除了參與開發的市場調查、行銷、設計、工程與顧客關係管理等相關人員之外，必須募集各式各樣的使用者，涵括不同的年齡、性別、行動能力、工作經驗、教育水準乃至文化與種族，才能徹底發掘包羅萬象的各項問題，達到評價的真正意義。參與評量者一邊使用該產品，一邊思考各個問題的五個回答選項，並指出描述最貼切的一個答案；如果針對這個問題有其他的意見，則透過口頭描述或親筆寫下，以提供評量的參考。

以項次一的問題為例，它歸類於通用設計原則一「人人都能公平使用」當中，是由第一個指導方針所衍生的問題。使用者根據實際使用後的感覺，思考「每個人都能用同樣的方式使用嗎？」，如果覺得本產品的使用方式僅僅限於極少數的人，而不是每個人都適用，就勾選最左邊的答案「極少數可以」，倘若認為絕大多數人都能夠以同樣的方式使用，則勾選最右邊的答案「全部都可以」，或是在介於這兩種極端選項之間選擇偏左的「少數可以」、偏右的「多數可以」、居中的「尚可」。此外，基於個人的考量，可以在「其他意見」中填入「有點太高了，比較矮的人要踮腳才摸得到」諸如此類的描述。依此類推，逐項地填完二十九個問題，確認選擇無缺漏或錯誤後，即可將問卷交付施測人員。

表 5.1 通用設計評量問卷

<table>
<tr><th>項次</th><th>通用設計原則</th><th>問題</th><th>回答</th><th>其他意見</th></tr>
<tr><td>1</td><td rowspan="4">原則一：
人人都能公平使用
平均評量分數
3.25/5.00</td><td>每個人都能用同樣的方式使用嗎？</td><td>□極少數可以 □少數可以 ■尚可 □多數可以 □全部都可以</td><td>有點太高了，比較矮的人要踮腳才摸得到。</td></tr>
<tr><td>2</td><td>是否忽略、甚至歧視了某些使用者？</td><td>□很可能會 □有可能會 □普通、還好 ■不怎麼會 □完全不會</td><td></td></tr>
<tr><td>3</td><td>對於每個使用者都能確保隱私與安全性嗎？</td><td>□極少數可以 □少數可以 ■尚可 □多數可以 □全部都可以</td><td></td></tr>
<tr><td>4</td><td>對於每個使用者都具有吸引力嗎？</td><td>□完全沒有 □幾乎沒有 □普通 ■大部分有 □全部都有</td><td></td></tr>
<tr><td>5</td><td rowspan="2">原則二：
彈性使用
平均評量分數
3.50/5.00</td><td>使用者能否選擇不同的操作方式？</td><td>□完全不可以 □有點不可以 ■勉強可以 □大致上可以 □完全可以</td><td></td></tr>
<tr><td>6</td><td>左撇子或右撇子都可正常使用嗎？</td><td>□完全不可以 □有點不可以 □勉強可以 ■大致上可以 □完全可以</td><td></td></tr>
</table>

（續上表）

項次	通用設計原則	問題	回答	其他意見
7		可以確保使用上的精確度或準確度嗎？	□完全不可以 □有點不可以 ■勉強可以 □大致上可以 □完全可以	
8		使用者可以依照自己的步調操作嗎？	□完全不可以 □有點不可以 □勉強可以 □大致上可以 ■完全可以	
9		是否有不必要的複雜資訊？	□很多 □蠻多的 □有一些 ■很少 □完全沒有	
10		是否符合使用者的預期與直覺？	□完全沒有 □幾乎沒有 □有一點 ■蠻符合的 □完全符合	
11	原則三：直觀易用 平均評量分數 **4.20**/5.00	適用於具有閱讀或語言障礙的使用者嗎？	□完全沒有 □幾乎沒有 □有一點 ■蠻適用的 □完全適用	
12		重要的資訊是否顯眼而容易注意到？	□找不到 □不清楚 □還好 □清楚 ■很清楚	
13		操作中或操作後有無適當的回饋或提示？	□完全沒有 □幾乎沒有 □有一點 ■蠻多的 □非常多	

（續上表）

項次	通用設計原則	問題	回答	其他意見
14	原則四：資訊多元易察 平均評量分數 **4.00**/5.00	資訊提供的媒介是否充足、豐富？	□完全不夠 □不怎麼夠 □尚可 ■豐富 □非常豐富	
15		重要資訊是否易讀、易瞭解？	□非常不容易 □有點不容易 □尚可 ■容易 □非常容易	
16		各項元素是否不容易混淆？	□很容易混淆 □有點混淆 □尚可 □清楚 ■很清楚	
17		視障者、聽障者是否也能順利操作？	□完全不可以 □有點不可以 ■勉強可以 □可以 □完全可以	
18	原則五：防止意外並容許錯誤 平均評量分數 **4.25**/5.00	使用時是否容易犯錯？	□常常會 □偶爾會 □還好 ■幾乎不會 □完全不會	
19		對於錯誤是否有適度的警告？	□完全沒有 □幾乎沒有 ■有一點 □蠻多的 □很充足	
20		操作錯誤的話，會造成什麼嚴重後果嗎？	□很可能會 □可能會 □普通 □幾乎不會 ■完全不會	
21		是否可避免使用者做出不必要的動作？	□完全不可以 □有點不可以 □勉強可以 □大致上可以 ■完全可以	

（續上表）

項次	通用設計原則	問題	回答	其他意見
22	原則六：省力 平均評量分數 **3.25** / 5.00	使用者可以用自然的姿勢去操作嗎？	□完全不可以 □有點不可以 □勉強可以 ■可以 □完全可以	
23		操作所需的力量是否合理？	□很費力 □有點費力 □普通 ■蠻省力的 □非常省力	
24		是否需要很多的重複動作？	□非常需要 ■常常需要 □普通 □幾乎不需要 □完全不需要	
25		操作時需要持續施力嗎？	□非常需要 □常常需要 ■普通 □幾乎不需要 □完全不需要	
26	原則七：便利的尺寸與空間 平均評量分數 **3.00** / 5.00	乘坐輪椅者的視線會受到阻礙嗎？	□完全會 ■常常會 □還好 □不怎麼會 □完全不會	
27		操作元件都在乘坐輪椅者可伸及的範圍嗎？	□完全不可以 □有點不可以 ■勉強可以 □可以 □完全可以	
28		手掌大小不同的人都能順利使用嗎？	□完全不可以 □有點不可以 □勉強可以 □可以 ■完全可以	
29		照護人員也有足夠的空間嗎？	□完全不足夠 ■有點不夠 □普通 □足夠 □非常足夠	

貳 評量結果與產品改善設計

施測人員向使用者收回填完的問卷後，即可根據各題的答案計算分數、實施評量。本問卷使用五點量表（five-point scale），每個問題的選項由左至右依序為 1 至 5 分，計算平均得分後，可以提供量化的評量依據：分數愈高，即代表愈符合通用設計的原則，分數愈低，則代表愈無法滿足通用設計的特性。評量時可以將七項原則的得分平均，或是依照其重要性賦予不同的權重，隨後依照整體的績效進行主觀的判斷，或是與其他設計比較，找出較適合的通用設計；如果對於績效不滿意，可以根據得分較低的項目仔細檢視，並探討使用者反映的其他意見，找出阻礙通用設計的關鍵因子，作為產品改善設計的依據。如圖 5.8 所示，利用雷達分析圖可發現本設計的缺點在於無法滿足「人人都能公平使用」、「便利的尺寸與空間」、「省力」等原則，因此改善的重點在於考量不同使用者的使用方式與空間需求，並盡可能減少施力的負擔。

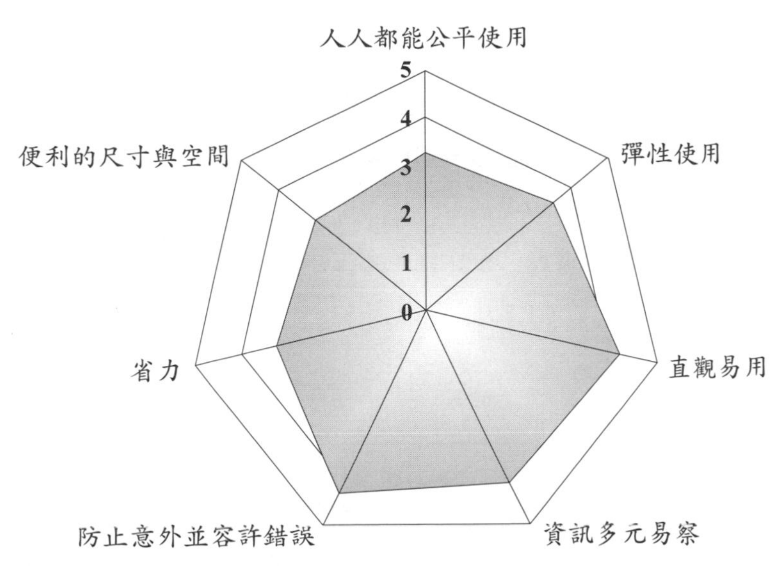

▲圖 5.8　評量結果的雷達分析圖

依照以上的流程，即能以標準化的方式發展通用設計，但必須注意的是，使用此評量問卷時，並不一定要侷限於現有的內容，可以依照實際使用上的需求增加、刪除或修改問題，甚至讓使用者一同參與問卷的設計，都有助於提升問卷評量所能帶來的效益與實用性。

第四節 結語

通用設計就是全民的設計（design for all），由於人與人之間存在著多樣性的差異，無論是性別、年齡、行動能力、種族或文化，都會造成先天或後天的不平等條件，因此設計者必須設身處地為每個人著想，腦中時時刻刻都要充斥著「如果是○○來用的話會怎麼樣？」、「這樣設計對○○而言好用嗎？」等種種的疑問。隨著通用設計的需求與日俱增，「創意」不再是決定一位優良設計師的唯一條件，「體貼」的重要性勢必會慢慢提升，只有讓自己的心跟使用者更靠近一些，才能瞭解所有消費者的心理與需求，創造真正的通用設計。

台灣社會的人口結構正面臨高齡化的問題，老人福祉科技（Gerontechnology）勢必將成為未來社會發展的重點趨勢，相關的產業與人士必須審慎考量高齡者的身心特性、生活習慣及對於照護者的需求，充分展現通用設計的意義與價值，無論是為高齡者量身打造專屬的產品，或是開發全年齡層都適用的全民產品，對於銀髮族的健康福祉與生活品質，必然能夠帶來顯著的進步與提升。

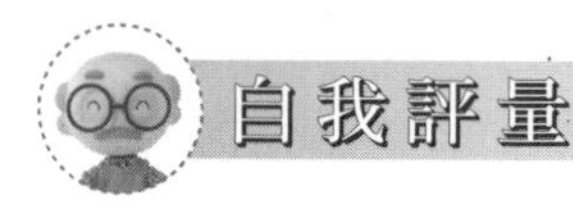

1. 通用設計有哪七大原則？試各舉一個成功、失敗的例子。
2. 就生理人因工程而言，設計高齡者使用的產品需注意哪些事項？
3. 就認知人因工程而言，設計高齡者使用的產品需注意哪些事項？
4. 請比較兩種以上不同品牌或型號的生活用品（如計算機），何者較符合通用設計的原則？其優點何在？

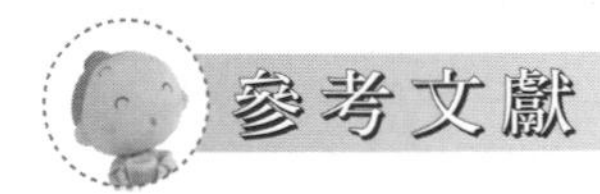

參考文獻

Mace, R., Connell, B. R., Jones, M., Mueller, J., Mullick, A., Ostroff, E., Sanford, J., Steinfeld, E., Story, M., & Vanderheiden, G. (1997). *The principles of universal design.* NC: Center for Universal Design, North Carolina State University.

Miller, G. A. (1956). The magical number seven, plus or minus two: Some limits on our capacity for processing information. *The Psychological Review*, *63*, 81-97.

Chapter 6

銀髮族住宅環境規劃與設計

✲陳政雄

1. 瞭解社會高齡化與居住服務的關係，以及居住服務的三階段。
2. 認識老人的居住安排，以及身心狀況與居住形態的關係。
3. 說明老人居住環境構成要素，以及「廣義的家」的理念。
4. 整理各國高齡者住宅的類型，以及建構理想居住體系的方法。
5. 學習規劃設計優質高齡者住宅環境的水平交通與垂直交通。
6. 瞭解規劃設計高齡者住宅各部單元空間的重點，以及選用材料的原則。

由於產業結構改變，促成社會的現代化；由於人口結構轉型，促成人口老化現象；由於機會成本增加，促成育兒意願降低；由於衛生醫療發達，促成老人餘命延長；由於家族形態改變，促成三代同堂式微；由於雙薪家庭普遍，促成照顧人力不足；由於高齡家戶增加，促成獨居老人增多；由於戶量逐年下降，促成在宅安養困難。因此，老人的社會保障愈來愈複雜。其中，最重要的是老人的居住服務；老人的社會福利從居住服務開始，提供優質的居住環境，才能讓老人尊嚴地過著安全、安心、安定的自立生活。

第一節　老人與居住

壹 老人與老化

「老人」就是已經進入「老年期」的人，在生物、生理、心理、社會等方面會有老化（aging）的特徵（周家華，2000）。老化的程度可分為三級：「一級老化」（primary aging）的老人約占 75%，這些老人身體健康，生活自在，是「健康老人」；「二級老化」（secondary aging）的老人約占 20%，這些老人有點障礙，需要幫忙，是「障礙老人」；「三級老化」（tertiary aging）的老人約占 5%，這些老人是不能自立的「臥病老人」（the bed-bound aged）（圖 6.1）。

為了進一步瞭解老人的差異，更真實地反應老人的生物、生理、心理、社會的狀態，有學者提出，將 65 歲以上的老人分為兩個階段：以 65 歲以上、未滿 75 歲的老人稱為「年輕老人」（young old）或稱為「前期老人」，75 歲以上的老人稱為「年老老人」（old old）或稱為「後期老人」（Kornblum & Julian, 1986）。

前期老人與後期老人各有不同的「日常生活動作能力」（Activities of Daily Living, ADLs），年齡愈大，能力愈低。因此，各有不同的障礙程度、照顧服務，以及居住安排、居住形態等問題。

貳 高齡化與居住服務

依據歐美及日本的社會高齡化之經驗，老年人口比率的高低與老人的照顧方式有著密切的關係，不同的照顧方式需要不同的老人居住服務（圖 6.2）（伊藤明子，1994）。

當老年人口占總人口的比率在 10%以下時，為了確保少數老人的照顧品

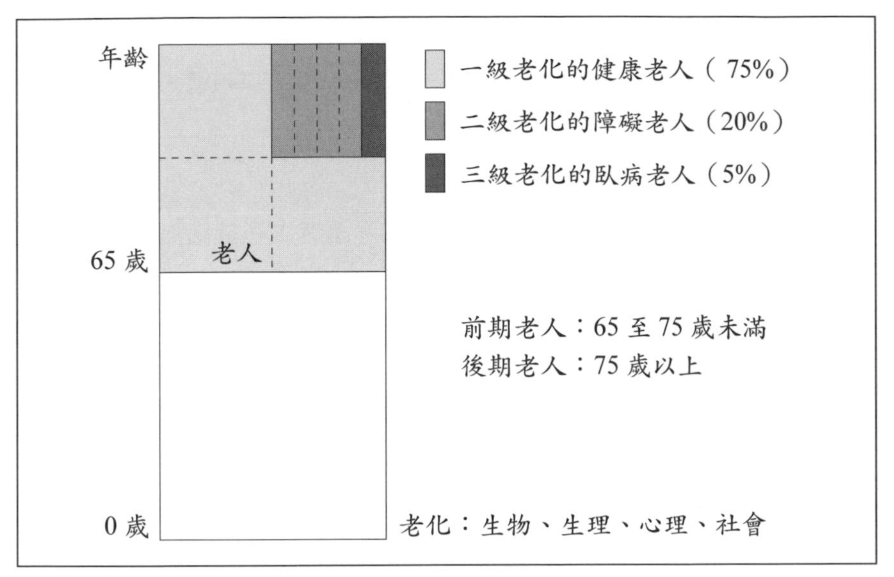

▲圖 6.1 老人與老化

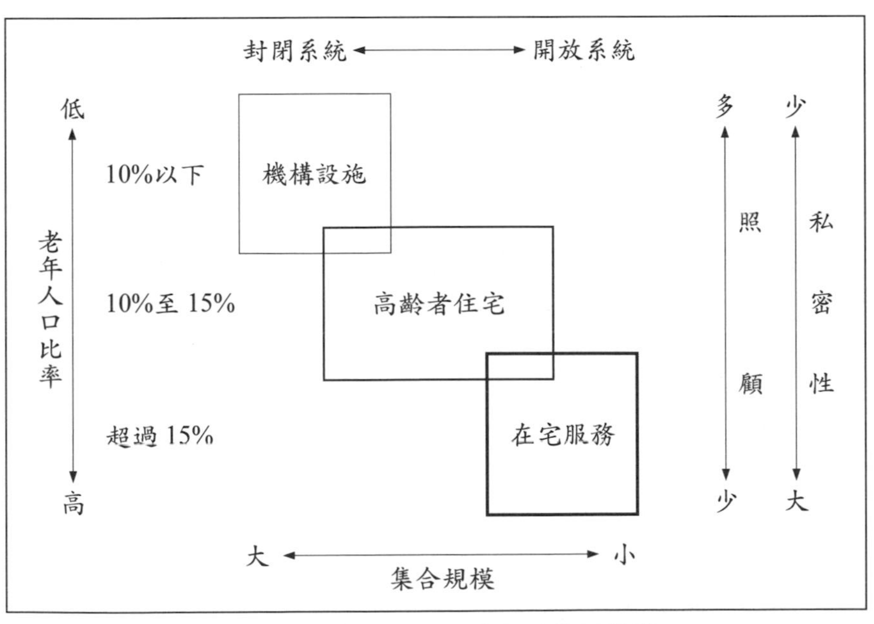

▲圖 6.2 高齡化與居住服務的三階段

質，節省社會成本，必須將分布在各地需要照顧的老人集中在「機構設施」裡，由服務人員給予較多的專業照顧。

當老年人口占總人口的比率在 10%至 15%時，必須在住宅社區的開發中，依據高齡化的程度，提供一定比率的社區「高齡者住宅」。讓老人可以持續生活在住慣的社區中，讓家人可以就近而即時地照顧老人，達成「三代同鄰」的目標。

當老年人口占總人口的比率超過 15%時，為了照顧多數老人的身心狀況，每家每戶都必須是適合老人居住的住宅，讓老人在具備無障礙環境與健康管理等條件的自宅中生活；同時，必須全面實施「在宅服務」與「居家照顧」，由社會提供多樣化的照顧支援系統到家中，以滿足多數老人的各種生活需求，達成「在地老化」（aging in place）的目標。

參 老人的居住安排

「居住」是人類安身立命的根本，在某一時空下，與周遭的人、事、物發生密切的關係。對老人而言，是個充滿故事的生活場所，愈久愈純、愈老愈香，會帶給老人無限的回憶與滿足。相反的，遷徙、離別一個久居、住慣的地方，會帶給老人無限的不安與遺憾。因此，老人的居住安排不能不妥善為之，稍有變動，都會帶給老人許多問題。

老人的居住安排大致可以分為兩大類：「居家」與「機構」。大部分的老人都希望居住在自己家裡，小部分的老人會住到機構裡（表 6.1）。

居家的居住安排，可分為「同住」與「分住」。女性、已婚子女多、年齡大、行動不便、教育程度低的老人與子女同住的比率較高（孫得雄、齊力、李美玲，1997），男性、教育程度高、所得高、就業的老人與子女同住的比率較低。由於婆媳之間的緊張與母女之間的關係相比，守寡的母親比較傾向與女兒家同住，而都市及城鎮的老人較鄉村老人更可能與子女同住（關華山，1996）。當社會保障周全，老人可以自立生活時，將促使較多的老人採取分住的居住安排（伊藤明子，1994）。

未婚、離婚或無子女的老人，無法自立生活又無親人扶養時，必須接受機構的居住安排。即使有親友，依附於親友的家，也並非長久之計，不見得比住到機構裡好（關華山，1996）。機構的居住安排，可以分為「多人房」與「個人房」兩種。

表 6.1　老人的居住安排

居家	同住	同堂	定住
			輪住
		鄰居	部分
			完全
	分住	近居	
		獨居	
機構	多人房		
	個人房		

肆　老人的居住形態

隨著年紀增加，身心狀況也逐漸變化。不同身心狀況的老人，各有不同的生活能力；不同的生活能力，需要不同的居住安排；不同的居住安排，需要不同的居住形態（表 6.2）（陳政雄，2007a）。

一、居家的居住形態

善於保養身心、注意生活習慣的老人，可以維持一段比較長的健康期。這些老人，能走、能跳、跑步也沒有問題，生活起居可以自理，可以居住在「一般住宅」，在不需要太無障礙化的環境裡，過著一般人的生活。不善於

表 6.2　老人的身心狀況與居住形態

身心狀況		健康期	障礙期		臥病期
移動程度		可以跑、跳、走	需要柺杖、輪椅等輔具		幾乎臥床
百分比（%）		75	20		5
生活能力		可以自理		需要別人照顧	
居住形態	居家	一般住宅	服務住宅	照顧住宅	轉介到機構
		高齡者住宅			
		終身住宅			
	機構	安養機構	長期照顧機構		醫院
		老人之家	長期照護型、養護型、失智型		護理之家、安寧病房

保養身心、不注意生活習慣的老人，慢性病纏身、體力衰退，生活起居需要輔具，已經進入障礙期。生活起居可以自理的障礙期老人，可以居住在「服務住宅」（service house），接受健康管理的服務。生活起居不能自理，需要別人幫忙的障礙期老人，可以居住在「照顧住宅」（care house），接受醫護照顧的服務（園田真理子，1993）。

廣義而言，凡是適合老人安居的住宅、提供老人照顧服務的住宅，都可以稱為「高齡者住宅」，包括：一般住宅、服務住宅、照顧住宅等（陳政雄，2005）。

1989 年英國的 Joseph Rowntree 基金會提出「終身住宅」（lifetime home）的概念，認為住宅設計必須滿足居住者生命週期的不同需求。依據老人的身心狀況變化而有不同的內容：為滿足健康期的老人，必須重視居住者的個人喜好，以充實生活內容為目標；為滿足障礙期的老人，必須注意居住者的身心變化，以無障礙化環境為主題；為滿足臥病期的老人，必須掌握居住者的照顧服務，以減輕照顧負擔為課題。

二、機構的居住形態

與居家的居住形態相比較，機構的居住形態是一種封閉式的系統，規模較大，照顧程度較密集。健康期的老人可以居住於「安養機構」，由安養機構提供住宿、餐飲、個人服務及社會照顧（social care）等支持性與保護性服務；以人際交流的「社會模式」（social model）為主，以復健、健診的「健康模式」（health model）為輔（謝美娥，1993）。

障礙期的失能、失智老人可以居住於「長期照顧機構」，由長期照顧機構提供個人照顧、社會服務、娛樂活動、日常生活動作協助；以復健、健診的健康模式為主，以人際交流的社會模式為輔。

臥病期的老人就得居住於「護理之家」，接受長期照護的照顧服務。由於技術層次較高，又被稱為「技術性護理設施」（skilled nursing facilities）；以醫療護理的「醫護模式」（medical model）為主，以人際交流的社會模式為輔。

「安寧病房」為照顧末期病患的護理機構，以身、心、靈的完整照顧，提供一個周全的、安寧的服務；以全人、全家、全隊、全程的醫護理念，維持患者最終的生活品質與尊嚴，被稱為「安寧照顧」或「安寧療護」（hospice care）（吳老德，2003）。

機構式居住形態除了必須重視「品質保證」（quality assurance）的服務之外，還需要加強生活環境的「標準設定」（standard setting）（Andrews & Phillips, 2000）。其服務內容，除了生活照料、情緒支持之外，還必須提供補充性（compensatory）的協助，以建立老人獨立自主的生活能力，降低無依無靠的不安壓力（Aranyi & Goldman 1980）。

第二節 老人的居住環境與體系

壹 老人居住環境的構成要素

隨著年齡增加、身心變化，老人愈來愈不能自立生活。這個時候，必須依據老人不同的身心條件，由不同的人力資源，在不同的居住形態裡，給予老人不同的照顧服務。並且，提供各種的中間設施，以構成完整的居住環境（表 6.3）。

健康期的老人，必須由家族、照顧服務員、志工等，在一般住宅、老人公寓、服務住宅、退休社區等地方，給予老人基本生活（basic living）、自我照顧（self care）的保健、預防的照顧服務，老人就可以自立生活。並且，提供文康中心、體育設施、老人福利中心、老人大學等社區性的中間設施，以豐富健康老人的居家生活內容。

障礙期的老人，必須由物理治療師、職能治療師、社會工作員、照顧服務員等，在照顧住宅（care house）、團體家屋（group home）、養護之家、護理之家等地方，給予老人家事援助（residential care）、個人照顧（personal care）、護理照顧（nursing care）等的健診、復健之照顧服務。並且，提供保健設施、診療所、日間照顧中心、短期照顧中心等社區性的中間設施，以

表 6.3　老人居住環境的構成要素

身心條件	人力資源	照顧服務			居住形態	中間設施
健康期	家族 照顧服務員 志工	基本生活 自我照顧	事務服務	保健 預防	一般住宅 老人公寓 服務住宅 退休社區	文康中心 體育設施 老人福利中心 老人大學
障礙期	物理治療師 職能治療師 社會工作員 照顧服務員	家事援助 個人照顧 護理照顧	家事服務 餐飲服務 照護服務 護理服務	健診 復健	照顧住宅 團體家屋 養護之家 護理之家	保健設施 診療所 日間照顧中心 短期照顧中心
臥病期	保健人員 醫生、護士	醫療照護 臨終照護	醫療服務	治療 醫護	老人醫院 安寧病房	醫院

充實障礙老人的照顧服務內容。

臥病期的老人，必須由保健人員、醫生、護士等，在老人醫院、安寧病房等地方，給予老人醫療照護（medical care）、臨終照護（terminal care）等治療、醫護的照顧服務，以維持臥病老人的醫護服務內容。

貳　廣義的家

對老人而言，住家不僅是一個提供住宿的地方而已；更重要的是，還必須隨時因應老人的身心狀況與生活特性，持續而迅速地提供有效的照顧服務，以支持日常的生活內容。因此，家的定義必須是個「廣義的家」，應該是一個可以照顧老人的生活場所（圖 6.3）（陳政雄，2006）。

為了讓老人能夠安心地居住在廣義的家，必須提供多樣的社區照顧服務。例如：在宅服務中心（home care service center）、居家照護支援中心（home nursing support center）、社區關懷據點、日間照顧中心（day care center）、短期照顧中心（short stay center）、24 小時巡迴照護服務等。這些社區照顧服務系統與廣義的家結合，構成一個醫療、保健、福利、建築四合一的居家照顧服務體系。

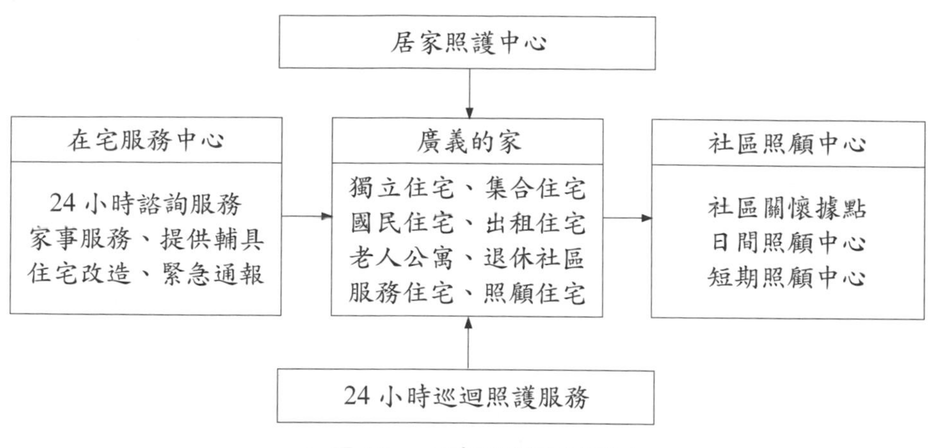

▲ 圖 6.3 居家照顧服務體系

參 高齡者住宅類型

高齡者住宅的類型，可以大到幾百人的「連續性照顧退休社區」（Continuing Care Retirement Community, CCRC），也可以小到十人以下的「團體家屋」（表 6.4）。

基本上，有利於老人共同生活的前提下，各色各樣的高齡者住宅都可以同時存在於社區裡；實際上，世界各國也有不同居住形態的高齡者住宅，以滿足不同老人的生活需求，讓老人可以與一般居民一起生活在社區裡（陳政雄，2007b）。

肆 理想的居住體系

資訊時代的來臨，得以都市計畫的計量方法實現地區分散型的「衛星式照顧」（satellite care）。以老人步行 10 至 15 分鐘的 500 公尺半徑為生活圈，以250人／公頃的中密度住宅區計算，約有人口2萬人。分為四個社區，每社區約為 5,000 人。假設以老年人口比率 10%計算，每社區約有 500 位老人（圖 6.4）。

其中，75%的 375 位健康期老人可與家人同住於一般住宅，接受預防、

表 6.4 高齡者住宅的類型

	照顧住宅	服務住宅	一般住宅
瑞典	團體住宅（group housing）	服務住宅（service house） 共同住宅（collective housing）	年金者住宅（pensioners housing）
丹麥		庇護住宅（shelter housing） 服務住宅（service flat）	年金者住宅（pensioners housing）
英國	庇護住宅 2.5（shelter housing-2.5）	庇護住宅 1，2（shelter housing-1, 2）	退休住宅（retirement housing） 老人住宅（old people's amenity housing）
美國	連續性照顧退休社區（continuing care retirement community）	協助式照顧住宅（assisted living） 社區集合住宅（congregate housing）	成人社區（mature adult communities） 獨立住宅（independent living） 社區支持集合住宅（congregate housing）
日本	長者住宅（senior housing） 照顧住宅（care house） 團體家屋（group home）	長者住宅（senior housing） 銀髮住宅（silver housing）	高級公寓（mansion） 長者住宅（senior housing） 銀髮住宅（silver housing）
台灣	老人住宅、銀髮住宅、養生村、團體家屋		安養堂、老人公寓

保健的自我照顧；另外 20%的 100 位障礙期老人可以居住在社區的服務住宅或照顧住宅，接受健診、復健的個人照顧；最後 5%的 25 位臥病期老人可以入住社區長期照顧機構的護理之家，接受醫療護理的照顧服務。

日間照顧中心可併設於服務住宅及照顧住宅中，讓失能、失智的障礙期老人就近得到適當的照顧服務。短期照顧中心可併設於護理之家，讓老人的家人有喘息的機會。並且，每四個社區設置一處「支援服務中心」，提供社區在宅服務、居家照顧、訪問照護等支援服務。

如此，就可以讓老人長久居住在住慣的社區，又可以讓老人得到應有的照顧服務，以完成理想的老人居住體系，達到在地老化的目標。而且，與家

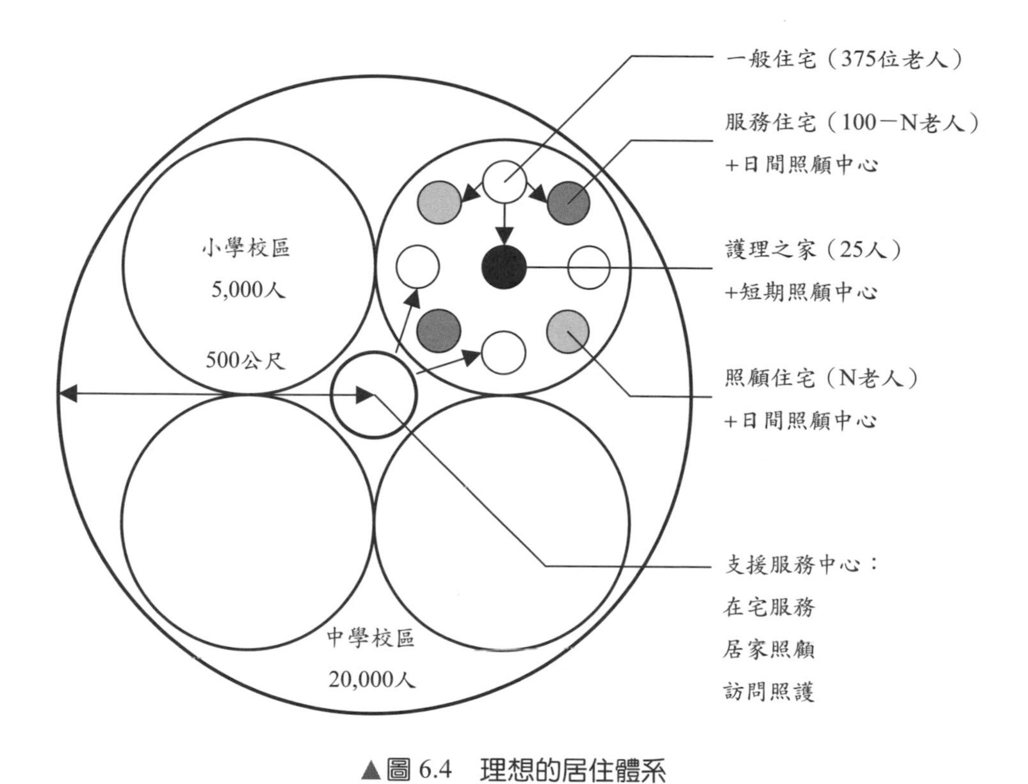

▲圖 6.4 理想的居住體系

人同住一個社區內，形成「三代同鄰」的居住安排，可以增進世代之間的親情，達成隨時、及時的照顧服務。

第三節 住宅環境的規劃與設計

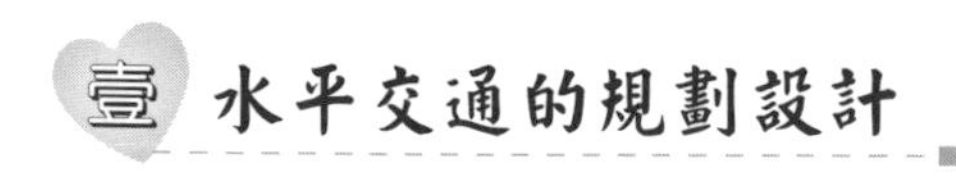

壹 水平交通的規劃設計

一、引導標誌

引導標誌可分為指示及指定兩種，經由引導標誌的傳達，協助使用者可以憑著自己的視覺、聽覺、嗅覺、觸覺等知覺能力，輕易地到達目的地。

1. 指示：在離目的地不遠的地方，以引導標誌告知使用者明確的方向，引導使用者到達要去的地方。
2. 指定：在各部空間的進出口處，以各種資訊傳達該空間的明確用途，協助使用者認識該空間，以方便使用者進出使用。

二、高低差

為維持水平交通的順暢，必須消除路徑上的高低差。高低差太大時，應依規範處理斜角或設置坡道等設施設備，以保持順平的地板面，避免發生意外（內政部，2008）。

三、操作空間

行動不方便時，必須使用枴杖、助行器、輪椅等生活輔具，使用不同的輔具需要不同的活動空間。規劃設計住宅環境時，必須提供足夠的操作空間，包括：寬度、深度、高度，以及動線安排等。並且，隨著身心狀況變化，可以隨時改造住宅，以方便不時之需。

四、開口

藉著一個開口，可以連通兩個不同用途的空間；兩個空間的使用特性，決定開口的大小與形式。設置門板的開口，可以分開兩個空間的特性，卻會限制兩個空間的交通順暢。對於枴杖、助行器、輪椅等輔具的使用者而言，會產生更多的障礙。

不同的開門方式，例如：推開門、橫拉門、摺疊門等，各有不同的用途與功能，規劃設計時必須留取足夠的開口淨寬度，避免施作門檻，以利不同交通工具的通行。

五、可及性

對於輔具的使用者而言，輔具是身體的一部分，因而限制生活行動的範圍，影響生活空間的可及性；由於高度、深度、寬度等尺度上的限制，有許多地方無法到達或觸及。規劃設計時，必須考慮特殊的人體工學尺度，以免影響輔具使用者的生活活動能力。

六、扶手

借助於扶手，可以扶持身體衰弱者順利完成水平交通，規劃設計時應注意許多細節。

1. 原則上，應規劃連續的扶手系統。但是，牆體的轉角處、開門、維修口等不能連續時，其不連續扶手的兩端距離應小於肩膀的寬度，以利繼續扶持移動。
2. 應注意扶手的高度、粗細、形狀、材質，與牆面的距離等，以免影響扶手的使用效果。
3. 扶手的端部，應向牆壁或向下彎曲。並可提供點字資訊，以利視障者辨識。
4. 或可利用矮櫃、花台、窗台板等達成扶持的目的，以代替扶手的功能。

貳 垂直交通的規劃設計

一、階梯、樓梯

階梯與樓梯是處理垂直交通最普遍的方法，以垂直與水平的梯級踏面完成升降的功能。對於腳力衰退、不利於行的老人而言，一般人一步登階的動作，就必須分為垂直與水平移動的兩個動作。因此，規劃設計時，必須考慮更多的細部，以減輕負擔，避免發生意外。

1. 應採用折梯，在升降的過程中提供可以停留、休息的平台，避免採用直梯或轉梯。
2. 應依規範設計階梯與樓梯的梯級，級高不能太高，級深不能太淺，以降低階梯與樓梯的斜度。
3. 梯級的兩側應設置適當高度的扶手，以維持身體平衡。
4. 梯級未鄰接牆壁部分，應設置欄杆及防護緣，以避免發生墜落的意外事故。

5. 梯級應為防滑的踏面，並設置垂直踢腳板。應設計水平止滑條，並確保與踏面平整，以避免發生跌倒、滑倒、墜落等意外。
6. 階梯與樓梯的上下處，必須設置警示設施，以避免發生誤闖的意外事故。
7. 應規劃設計適當的無影照明系統，於上下起步的梯級處設置腳燈。電源系統應為雙向開關，並集中於一處。

二、坡道

平緩的坡道比階梯或樓梯更節省體力、減少交通負擔，卻占用較多的空間。應依規範設置，否則無法發揮應有的使用功能與效果。

1. 由於坡道占用較多空間，規劃上往往將坡道與主體建築物分開。必須於適當的位置設計明顯的引導標誌，指示使用者明確的方向。
2. 設計適當的寬度與坡度，以避免發生碰撞、加速、墜落等意外事故。
3. 採用止滑的地面材料，以避免滑倒、墜落等意外。尤其，室外的坡道容易受天候影響，應設計避雨、排水設施。
4. 應設置足夠的平台空間，以利中途休息及輪椅迴轉之用。
5. 應設計防護緣、扶手、欄杆等防護設施，以避免發生危險。
6. 應於適當的位置設計腳燈，以利夜間照明。

三、升降機

升降機比階梯、樓梯及坡道更可節省體力，最有利於垂直交通。但是，占用空間、進出不易、容量有限、費用較高。規劃設計時必須注意較多細節，以免事倍功半。

1. 應於升降機門口留取足夠的進出與等待空間，設置明顯的樓層標示、呼叫鈕。
2. 應採用水平橫向自動開關門，並確保開門淨寬度。應維持一定時間的開啟狀態，以利行動緩慢的老人及輪椅使用者進出。
3. 機廂空間必須足夠輪椅停留，機廂內必須設置扶手、安全後視鏡、點字標示操作盤、緊急事故通報器、語音合成器等設施設備。

4. 高低差較少的垂直設施，例如：講台、舞台等，可設置簡易升降機、輪椅專用升降台等，以利垂直交通。

參 單元空間的規劃設計

住宅環境的重要單元空間包括：進出口、門廳、走廊、臥室、化妝室、廁所、浴室、廚房、餐廳、客廳、起居室及其他交流空間等，各部空間有其不同的規劃設計重點。概述如下。

一、進出口

進出口為室內外環境的過渡空間，必須完成較多動作，應考慮空間量及功能。

1. 室內地面大都高於室外的庭院或路面，因而進出口常會有高低差；必須設置階梯或坡道，以方便老人或輪椅的移動。高低差太大時，階梯或坡道兩側應設置扶手，以防意外墜落。
2. 進出口外面應規劃平台空間，以便完成按鈴、收傘等動作，並可提供輪椅的迴轉空間。平台上方應設置雨遮，以防日曬、雨淋。
3. 配合適當高度的影像對講機，設置無影的照明設備。
4. 規劃車庫於進出口外面時，應確保車庫與進出口之間的通路順暢。
5. 進出口大門下，避免設置門檻，以利輪椅進出。可設計順平的截水溝蓋，以防雨水灌入室內。

二、門廳

門廳為進入室內的第一個空間，必須完成停、看、走等動作，規劃設計時，應注意空間量與輔助設施，以避免發生意外。

1. 提供足夠的活動及照護空間，設置櫥櫃、座椅、無影的照明設備，以完成脫衣、脫鞋、收傘等動作。
2. 鋪設平順、止滑的地面材料，以防意外跌倒、滑倒。

3. 門廳與室內地坪有高低差時，可設置簡易升降機及扶手，以利輪椅上下。

三、走廊

走廊是連接各部單元空間的主要動線，必須保持各種交通方式的暢通無阻。

1. 預留足夠的走廊寬度，以便將來設置扶手時，還可提供輪椅通行。不可向走廊外推開門，以避免阻礙交通。
2. 採用平順、止滑的地面材料，以避免發生意外。
3. 採用容易清洗的牆面材料，應設計踢腳板或防護板於牆面下，以維持牆面清潔、避免輪椅碰撞。
4. 設置腳燈，提供夜間照明。設計雙向開關，以利照明控制。
5. 設置連續扶手於堅固的牆體上，並注意扶手的高度、粗細、形狀及材質。

四、臥室

臥室是個人化的生活空間，除了睡覺之外，也是提供多種活動的生活場所。

1. 老人的臥室應規劃於地面層，以利防災避難。
2. 臥室應接近衛浴空間，以利就近使用。
3. 注意噪音、採光、通風、溫度、濕度等物理環境對老人生活的影響。
4. 採用西式的大床，以減輕起床、臥床負擔。注意臥床高度，以免老人墜落。
5. 設置床頭控制盤，以方便控制照明與空調。設計夜燈，以利夜間照明。
6. 規劃適當存量的儲藏空間，注意人體工學尺度，以減輕收納動作的負擔。

五、化妝室

化妝室是更衣、美容的地方，應維持隱私性及環境品質。

1. 確保進出口寬度，採用橫拉門或外推開門，避免使用向內推開門，以利急救避難。
2. 提供足夠的活動空間，確保照護空間，以便照護人員作業。
3. 採用平順、止滑、易洗的地面材料，以避免發生意外，以利清潔。
4. 設置適當高度的化妝台、座椅，設計無影的間接照明，以利更衣、美容等行為。
5. 設置洗臉台，注意洗臉台高度，避免老人過度彎腰，並考慮輪椅使用者的可及性。
6. 設置垂直扶手、水平扶手，以維持身體平衡。
7. 規劃自動空調系統，以調節空氣品質。
8. 規劃適當存量的儲藏空間，注意人體工學尺度，以減輕收納動作的負擔。

六、廁所

老人吃得少、活動少，容易便秘，導致如廁費力、時間拉長，容易發生意外。

1. 採用橫拉門、折門或外推開門，避免使用向內推開門，以利急救避難。
2. 進出口避免設置門檻，以利輪椅進出。可設置截水溝蓋，以避免洗廁所的水外流。
3. 採用平順、止滑、易洗的地面材料，以防跌倒、滑倒等意外。
4. 提供寬敞的照護及輪椅使用空間。
5. 採用坐式噴水馬桶，以維持生理衛生、減輕使用負擔。設置垂直及水平扶手，以利身體平衡。
6. 設置求助鈴、緊急訊號等安全措施，以利急救、避難。
7. 規劃自動空調系統，以維持室內通風，調節室內溫度、濕度。

七、浴室

浴室空間狹小、用水而容易濕滑，必須注意洗澡行為，以防發生意外事故。

1. 浴室空間應注意乾、濕分離的規劃原則。
2. 採用橫拉門、折門或外推開門，避免使用內推開門，以利急救避難。
3. 進出口避免設置門檻，以利輪椅進出。可設置截水溝蓋，以免浴室內的水外流。
4. 採用平順、止滑、易洗的地面材料，以防止發生跌倒、滑倒等意外。
5. 預留足夠的照護空間，設置洗澡椅，以減輕照護負擔。
6. 於適當部位設置轉乘台、垂直扶手、水平扶手，以利上下浴缸、進出浴室。
7. 採用長度、深度適當的和洋折衷式浴缸，以避免泡澡時發生危險。
8. 採用長把手水龍頭，以利開關。設置定時、定溫的出水頭，以避免水量過多、溫度過高而發生事故。
9. 規劃自動空調系統，以利空氣流通及冬天保溫。並設置急救鈴，以備不時之用。

八、廚房、餐廳

廚房、餐廳是料理食物、大家用餐的地方，應注意作業安全，減輕作業負擔，提供大家參與的空間。

1. 宜採取開放式空間，將廚房、餐廳合而為一；料理者不寂寞，其他的人也可以幫忙，以促進大家參與的機會。
2. 採用平順、止滑、易洗的地面材料，以防跌倒、滑倒等意外。
3. 慎選餐桌、餐椅的尺度，提供用餐的活動空間，確保輪椅的使用空間。
4. 提供良好的採光及無影照明設備，以維持作業環境品質。
5. 注意調理台的高度，以合乎人體工學，提供輪椅使用機會，減低作業負擔。

6. 注意調理器具的使用安全，以避免發生意外。
7. 慎選排煙器具，以利空氣品質，減少噪音干擾。
8. 規劃適當的儲藏空間，注意人體工學尺度，以減輕收納動作的負擔，防止發生意外。

九、客廳、起居室及其他交流空間

客廳、起居室及其他交流空間是大家團圓、休憩、聊天的地方，必須塑造溫馨的家庭氣氛。

1. 採用開放式空間，提供輪椅使用空間，以利大家共享機會。
2. 採用平順、止滑、易洗的地面材料，以免發生意外，以利清潔。
3. 注意家具式樣與平面配置，確保輪椅使用的空間。
4. 注意色彩計畫及照明設備，採用間接光源，避免直射眩光。
5. 規劃適當的空調設備，以利空氣品質，節能減碳。
6. 保持良好的室內外關係，以利採光、通風及景觀效果。

第四節 結語

我國的老年人口占總人口的比例，於2007年進入10.2%。之後，我國的老年人口快速增加，於2019年將達到15%，這段期間正是我國發展高齡者住宅的時候。老人愈願意使用高齡者住宅，愈可以落實去機構化、社區化的福利發展理念，讓老人更可以長期住在住慣的地方，以得到三代同鄰的親情（陳政雄，2009）。

依據內政部統計處各年度的老人狀況調查結果顯示，我國的老人居住方式已逐漸脫離三代同堂的迷思，而進入分住的小家庭現象。依據內政部統計處2005年度的老人狀況調查結果顯示，年齡愈輕的人，將來愈不想與子女同住，愈想與配偶同住；年齡愈大的人，愈想過著獨居的生活，未來的老人比現在的老人更可以接受使用高齡者住宅。因而，我國將會跟著老年人口的增加趨勢，逐年擴大高齡者住宅的需求與發展（內政部統計處，1993，1996，

2000，2002，2005）。

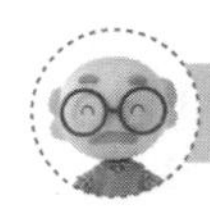

自我評量

1. 社會高齡化與居住服務有何關係，為何要分為三個階段？
2. 老人的身心狀況與居住形態有何密切的關係？
3. 什麼是「廣義的家」，如何建構一個理想的居住體系？
4. 「社區高齡者住宅」與「高齡者住宅社區」有何不同？
5. 如何規劃設計高齡者住宅環境的水平交通與垂直交通？
6. 規劃設計浴室時，應注意哪些重點，其原因為何？

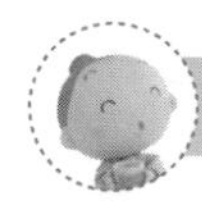

參考文獻

- 中文部分

內政部（2008）。**建築物無障礙設施設計規範**。台北：內政部。

內政部統計處（1993）。**老人狀況調查報告（民國82年）**。台北：內政部。

內政部統計處（1996）。**老人狀況調查報告（民國85年）**。台北：內政部。

內政部統計處（2000）。**老人狀況調查報告（民國89年）**。台北：內政部。

內政部統計處（2002）。**老人狀況調查報告（民國91年）**。台北：內政部。

內政部統計處（2005）。**老人狀況調查報告（民國94年）**。台北：內政部。

伊藤明子（1994）。**高齢時代を住まう**。東京：建築資料研究社。

吳老德（2003）。**高齡社會理論與策略**。台北：新文京。

周家華（2000）。**老人學研究**。台北：正中。

孫得雄、齊力、李美玲（1997）。**人口老化與老年照顧**。台北：中華民國人口學會。

陳政雄（2005）。台灣地區老人福利服務設施現況與檢討：台灣老人的居住安排與住宅問題。**台灣建築，114**，68-71。

陳政雄（2006）。銀髮住宅整體規劃理念。**台灣老年醫學雜誌，1**(3)，

122-137。

陳政雄（2007a）。高齡者住宅元年。載於**台灣地區房地產產業年鑑**，（頁767-796）。台北：行義文化。

陳政雄（2007b）。高齡社會之高齡者住宅。載於內政部委託之**人口政策白皮書及實施計畫研究子計畫二，因應我國邁入高齡社會對策之研究**（頁223-296）。台北。

陳政雄（2009）。台灣高齡者住宅政策之探討。**建築師雜誌，419**，80-84。

園田真理子（1993）。**世界の高齢者住宅**。東京：日本建築センター出版部。

謝美娥（1993）。**老人長期照護的相關論題**。台北：桂冠。

關華山（1996）。**台灣老人的居住環境**。台北：田園。

- 英文部分

Andrews, G. T., & Phillips, D. R. (2000). Private residential care for older persons: Local impacts of care in the community reforms in England and Wales. *Social Policy & Administration*, *34*(2), 206-217.

Aranyi, L., & Goldman, L. L. (1980). *Design of long-term care facilities*. New York, NY: Van Nostrand Reinhold.

Kornblum, W., & Julian, J. (1986). *Social problems*. NJ: Prentice-Hall.

Chapter 7

輔具租賃服務系統發展

✲劉偉中

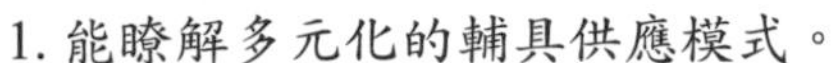

1. 能瞭解多元化的輔具供應模式。
2. 能瞭解日本輔具租賃發展的實施緣起及現況。
3. 能瞭解老年人身體狀況對輔具需求的對應關係。
4. 能瞭解國內目前不同輔具的消費模式及供應管道。
5. 能瞭解輔具租賃服務核心流程及各流程中的重要工作內容。
6. 能瞭解國內輔具租賃服務推動的現況及未來發展藍圖。

根據聯合國世界衛生組織訂定的指標，若一個地區 65 歲以上人口達到總人口 7%，即代表進入高齡化社會階段。而台灣，早在 1993 年 9 月就已經達到此門檻，正式晉升高齡化社會之列。由於醫療衛生的突飛猛進，人們的平均壽命不斷增加，而人口結構也因此不斷改變，高齡化社會是二十世紀下半開始的產物，到了二十一世紀，高齡人口將占人口 1/5 強，並且從消費、生產等不同面向，天羅地網地影響社會全部構面，形成一股不可小覷的「銀髮潮」。

現在的高齡者不再代表人生就是進入黑暗期，相反的，即將成為高齡者的「戰後嬰兒潮世代」，大都是高學歷、高成就且後半輩子都是辛苦工作以換取優渥的生活條件，因此許多人都渴望退休後能利用這些自由時間，去換取自己想要的人生。

當然，在整個高齡產業中，最值得注意也是最龐大的商機是與「健康」息息相關的類別，這些致力為高齡者創造一個獨立、自主、健康、快樂生活的產業不僅在日本，也在全球各個國家地區快速蓬勃的興起，其中又以最能貼近銀髮族的醫療照顧、健康管理、輔具等最具發展優勢。而科技的進步，使得輔具在研發與製造上更具備多元化與智慧化，能增進高齡者獨立自主生活的能力，讓生活品質與生命尊嚴得到提升。因此，各廠商均致力於發展兼具多功能、美觀、創新的輔具，尤其，輔具租賃服務的提供為老人生活帶來更多的便利性，更能打造老人優質的生活。

第一節 標竿典範：日本輔具租賃服務市場發展

日本早在十幾年前即已邁入所謂的「高齡化社會」，由於快速增加的高齡人口，加上慢性病罹患率偏高，雖然醫療科技延長殘病老人的生命，卻無法根治慢性病，故日本政府非常積極規劃並發展老人與殘障者相關的長期照護服務。根據日本厚生勞動省的調查，目前日本使用醫療輔具用具租借服務的人數在 2010 年 8 月已經增加到 769,000 人，相較 2009 年同期的 582,700 人，利用租賃方式取得輔具的人數明顯的大幅提高，隨著輔具租賃人數的增加，輔具租賃市場營業額也大幅增加，保守估計 2010 年將超過 170 億台幣。在市場需求帶動下，有愈來愈多業者投入輔具租賃行業，根據統計至 2009 年止已經有超過 7,500 家業者投入醫療科技輔具租賃行業，比起其他的照顧行業，輔具租賃業呈現急速擴增的情形，另外根據統計，輔具租用人平均租借時間為 14.3 個月，代表在日本輔具市場，確實已經落實根據輔具使用者階段性需求的差異，透過租賃服務系統而獲得最佳的解決方案，而每一家租賃服務業者成立的原因，大多數業者均表示在從事其他照護業時，覺得輔具租賃方面的需求很大。

由於日本輔具租賃的蓬勃發展包括租賃輔具種類、租期規定、租賃流程等，均與日本自 2000 年實施的介護保險（Care Insurance Program）制度有著密不可分的關係，所以在瞭解日本輔具租賃營運現況前，必須先瞭解介護保險制度的基本內容。

一、介護保險制度實施理想目標（健康、尊嚴、活力）

1. 高齡者獨立自主的生活。
2. 高齡者有愉快的身心。
3. 高齡者有健康的身體。
4. 高齡者參與社會活動。

二、實施原因

1. 老年人口的增加（65 歲以上人口），2000 年約 2,200 萬人（6 人中有 1 人），2025 年約 3,300 萬人（4 人中有 1 人）。
2. 介護的長期性及嚴重性，2 人中有 1 人長期臥床達三年以上，需要接受介護之高齡者 2000 年約 280 萬人，2025 年約 520 萬人。
3. 和子女同住者減少。
4. 介護者本身高齡化——2 人中有 1 人為 60 歲以上。

三、實施日期

2000 年 4 月 1 日。

四、介護保險制度的實施單位及任務

1. 保險者：市町村（區）——基層地方自治團體
   (1)實行介護制度。
   (2)認定介護的必要。
   (3)確保服務品質。
2. 被保險者：強制保險
   (1)支付保險費。
   (2)申請介護服務。
   (3)使用介護服務。
   (4)負擔 10%費用。

五、介護保險的財源：50%由稅金負擔，50%由保險費負擔

以東京都為例，隨著社會的少子高齡化，為了建立東京都成為一個「不管是誰都可以安心、朝氣蓬勃生活的城市」，東京都提供了各式各樣的福利服務，包括居家援助、短期照護、日間照護服務等人為支援等等。其中，為了要扶持高齡者和障礙者在日常生活中自立，以及減輕需要介護者的負擔，目前有給付與借出福利用具的「重度身心障礙者（兒）日常生活用具給付等事業」福利服務，以及介護保險制度的居家服務事業中的「福利用具的借出、購買制度」。除此之外，另有「輔具種類、受委託報酬金額等相關基準」、「火災安全系統事業」、「緊急通報系統」，以及政府掌管健康保險的居家介護支援事業「介護器具租金補助」。此外，在「住宅裝修與住宅設備改善費」方面，已建立相關制度，對於住宅遷入、建築資金的借貸、斡旋等制度，可向所在的區市町村詢問。

以上事業，都會於每一年進行給付項目的增加、變更、對象者、性能、基準金額的變更等。事業的實施主體，基本上是交由各區市町村（對於政府掌管的健康保險，則向社會保險協會申請）。當事業營運時，亦可較都的對象基準寬鬆，各別追加給付項目（區市町村單獨事業、增項），或依照都的基準追加金額等自治體。公共介護保險方面，隨著需支援、需介護的狀況，給付金額有所不同。保險人只需負擔給付金額的一成。製作照護計畫時，同時可決定福利用具的借貸、購買。關於手續辦理的方法，則隨各區市町村而異。利用以上的制度時，是向區市町村的高齡者福利、介護保險、障礙者福利、居家福利、福利事務所等受理窗口詢問，日本介護保險規定的租賃流程如圖 7.1 所示。

以日本主要的輔具租賃服務公司 Abilities 為例，Tokyo-East Rental Center 是 Abilities 事業集團中屬於大型的輔具租賃中心，其功能與定位包括租賃產品收件、產品使用狀況確認、維修、保養、清潔、消毒、分裝、儲存及配送，至於客戶經營那一部分，主要是由營業員與介護師配合提供被照顧者的需求，Tokyo-East Rental Center 內部營運狀況如圖 7.2 所示。

根據 Abilities 公司表示，此一租賃中心主要是以一個專業的團隊來對消

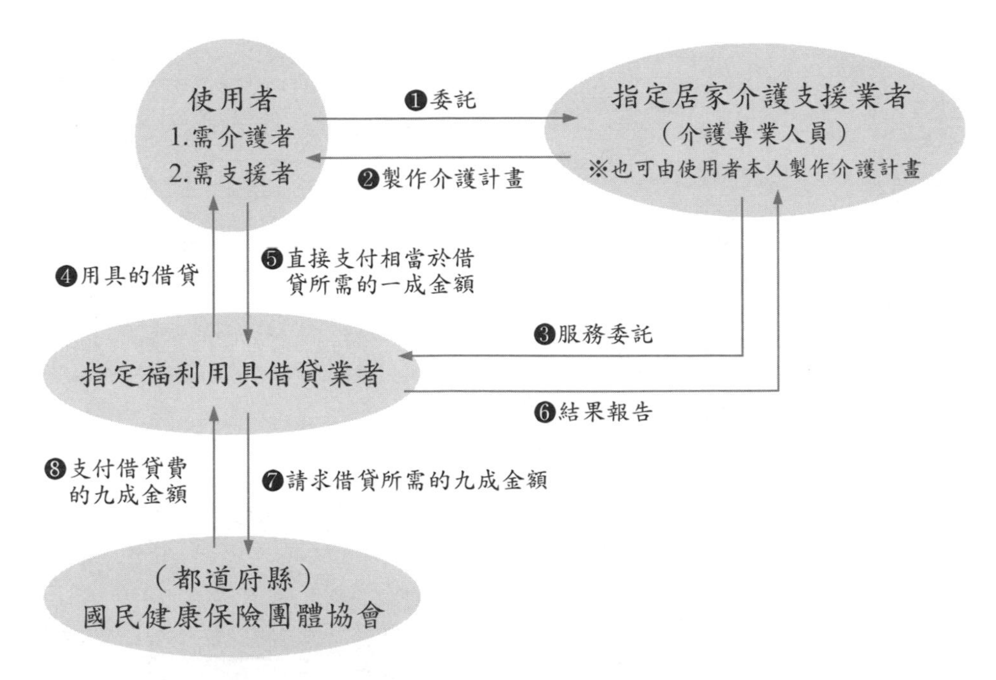

▲圖 7.1 日本介護保險規定輔具租賃流程

費者進行整體性服務，包括配送、安裝、調整、清潔、消毒、居家環境規劃、維護等等。所以此租賃中心目前共有七位營業人員，八位安裝調整人員，六位產品清潔消毒人員，兩位居家規劃人員及六位產品維護與技術人員；同時 Abilities 內部租賃流程在符合日本介護保險的規定下發展如圖 7.3 所示。

由於該公司的電腦資訊ERP系統執行得很徹底，所以可以隨時由電腦系統中瞭解任何一個產品的狀況，例如在配送中、倉儲中、清潔中、修理中、消毒中等等。以下表 7.1 是該公司對於租賃流程的細部規定，可以作為以後商業運作規劃的參考。

但由於日本自 2000 年起開始實施介護保險，使得輔具租賃事業蓬勃發展，輔具租賃事業營運已經累積相當多的經驗，非常值得參考。另外值得注意的是，目前國內並沒有類似的保險制度存在，因此未來發展輔具租賃為主的服務產業，在服務對象、收費方式、租賃產品種類、服務流程上也應該會有所差異，但是基本上仍必須詳細瞭解日本現行運作模式，方可規劃出適合國內發展的輔具租賃營運模式。

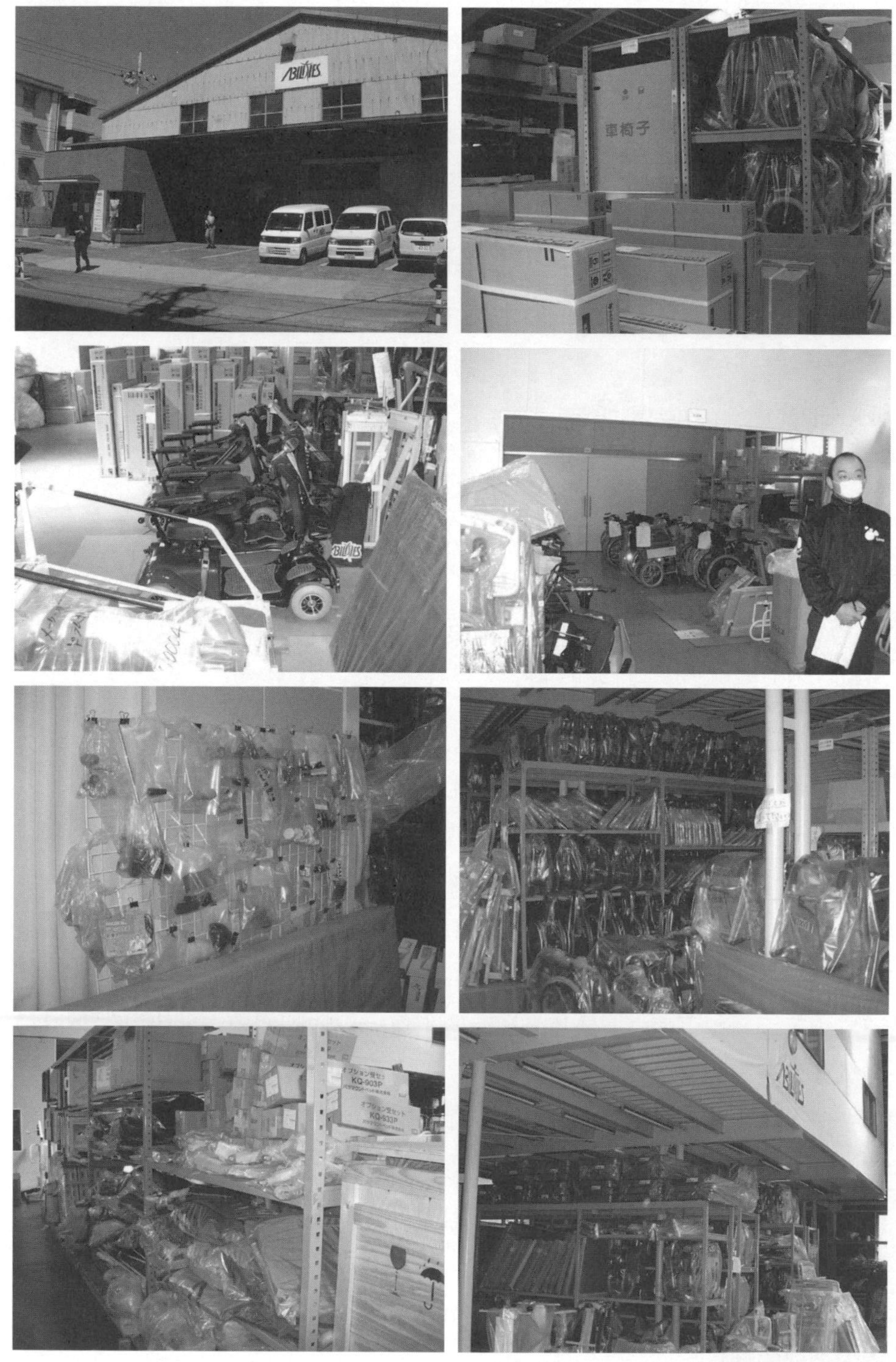

▲圖 7.2 Abilities 的 Tokyo-East Rental Center 內部營運狀況

1. 詢問、諮詢

關於福利用具的租賃服務，請洽詢專業諮詢人員。也可詢問介護所有相關事項。

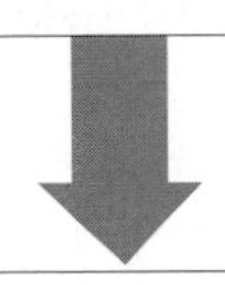

2. 選用福利用具的建議

- 基於顧客的需求，提供選用福利用具時的適當建議。
- 說明租賃服務的流程、費用、支付方法等。
- 當顧客對於服務獲得充分瞭解後，為顧客選擇適合的福利用具。

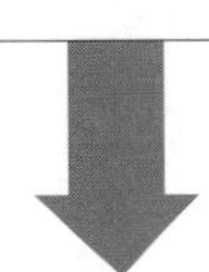

3. 交貨

- 確認顧客希望的福利用具後，詢問商品的交貨日期。
- 詢問顧客希望的交貨日期、地點，決定搬入日期、地點。
- 使用專用的配送車輛，於約定時間、地點交貨。交貨時請詢問專門的諮詢人員。
- 由配送負責人員組裝、安裝寢具等。

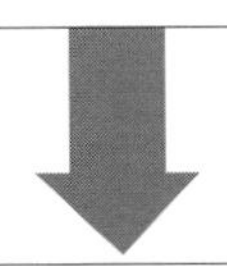

4. 福利用具的調整、說明

- 配合使用者，調整送達的福利用具，確認可安全使用，並說明操作方法。

5. 契約

- 送達的福利用具確認無問題後，簽訂契約。
- 簽約時，向顧客充分說明契約的內容、取得瞭解後，於契約書上簽名、蓋章。

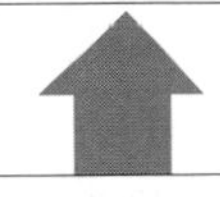

6. 後續服務

- 詢問福利用具在使用過程的使用狀況、有無不良問題。
- 萬一發生故障時，請聯絡詢問窗口。予以迅速修理、更換等應對。

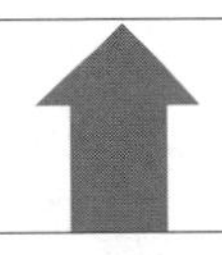

7. 解約、退貨

- 解除租賃契約時，請用電話等告知。收到聯絡日視同契約終了日。
- 確認退貨的日期、地點等後，決定搬出日期、地點。
- 於約定時間、地點，派出專用的配送車輛。
- 由回收負責人員分解、拆除寢具等。

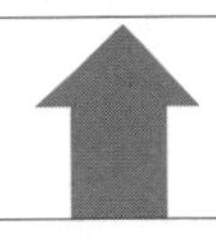

8. 消毒、保管

- 顧客歸還的福利用具，利用獨自的衛生管理系統，進行檢查、清洗、消毒、修補等。
- 消毒完畢、乾淨的福利用具，保管於衛生的專用倉庫。

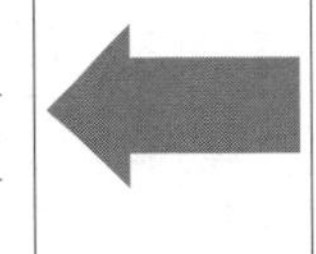

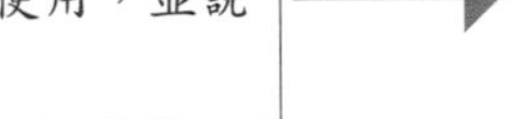

▲圖 7.3　Abilities 內部租賃服務流程

表 7.1 Abilities 租賃流程細部規定

<table>
<tr><td>

關於租賃費

❶福利用具租賃服務的使用單位以一個月計算。目錄上標示價格為一個月的使用費。

❷租賃費的單位雖以月計算，但租賃第一個月與最後一個月的租賃費如下所示。

- 租賃第一個月的租賃費
  1) 契約開始日（交貨日）於該月 15 日前⇒一個月的全額。
  2) 契約開始日從該月 16 日起⇒一個月的 1/2 金額。
- 租賃最後一個月的租賃費
  1) 契約終了日（收到解約聯絡日）在該月 15 日之前⇒一個月的 1/2 金額。
  2) 契約終了日從該月 16 日起⇒一個月的全額。

（※若租賃契約的開始日與終了日在同一個月內時，租賃費額以一個月的全額計算。）

❸適用介護保險時，需依法律規定，支付使用者負擔金額（租賃使用金額的一成）。

此外，不適用介護保險時，或是超過介護保險的月付使用金額的上限時，則由使用者負擔全額的租賃費（超過使用上限金額時，使用者只需負擔超過部分的全部金額）。

關於搬入、搬出費

基本上，福利用具租賃服務的搬入、搬出費，均含在租賃費內。但以下狀況為特例，需另行與顧客商量後，支付搬入、搬出費。詳細內容請事先詢問負責人員。

❶搬入、搬出時，需實施特別作業時。

❷自偏遠地區、山區、離島等搬入、搬出。

❸搬入、搬出指定住宅服務事業所的一般實施地區以外。

❹契約生效時間內，配合顧客的狀況，移動租賃商品時。

</td><td>

關於租賃費的請求等

❶第一個月的使用費，請於交貨時直接付給配送負責人員。

❷第二個月起的使用費，依據規定方法支付。

❸標示「不課稅」的產品，不收消費稅。此外，課稅對象商品的消費稅含在標示費用內（含稅標示）。

❹即使已請求租賃費，萬一無法確認確實付款時，需收回使用中的租賃商品，敬請見諒。

使用其他服務時的注意事項

❶關於租賃期間內的商品變更

1) 同一種類商品的變更
   - 於該月 15 日前變更時，使用變更後的商品月租費。
   - 於該月 16 日起變更時，使用變更前的商品月租費。
2) 不同種類商品的變更
   - 目前契約商品先進行解約，針對新商品簽訂契約。

❷故障時的操作

- 萬一發生故障時，請聯絡詢問窗口。予以盡速修理、更換等處理。
- 但若因顧客故意或錯誤使用方法導致故障時，需另行負擔修理費。

❸「庫存限定」

- 本書內標有 庫存限定 者，由於庫存數有限，恐無法配合您的需求，敬請見諒。

</td></tr>
</table>

第二節 國內需求探索：輔具租賃可行性研究

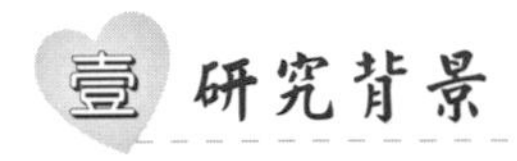

壹 研究背景

老人、身心障礙人口及短期肢體障礙者需求的調查，可提供照顧服務產業及國內相關輔具產業社會與研究者重要的資訊。尤其是對照顧服務產業及國內相關輔具產業而言，需求的調查不僅是決定服務優先順序、從事輔具提供方案設計的重要參考基礎，也是作為國內產業聯盟方案實施與評估的重要參考。此外，為了使輔具供應服務模式更有效能和更有效率，必須對需求者的實際生活狀況與服務使用行為，有確實的掌握與瞭解，方能確保輔具供應服務模式方案的實施能達成既定的目標，福利服務的提供滿足案主的需求。目前輔具供應服務模式為輔具製造商供應輔具給經銷商，再由經銷商供應給輔具中心、醫療器材業及醫療院所，有些個人消費者可向政府申請補助，再向支援產業購買（如輔具中心、醫療器材業及醫療院所）。

而所謂的「創新輔具供應模式」即結合租賃、保險、開發、評量、展示等功能，提供多樣化創新消費型態，增加高功能輔具銷售通路，藉由擴大市場需求，使照護與科技充分結合，讓消費者以合理價格使用高功能輔具。近年來，由於國內輔具製造商數量逐漸增加且經由身心障礙福利團體的努力與爭取，身心障礙居民及其家屬的權利日益覺醒，政府對身心障礙福利也逐漸重視，這從近年來政府針對身心障礙人口編列的福利預算顯著成長，可以證明。然而快速增加的福利預算，和不斷擴充的福利方案與機構，是否滿足了身心障礙居民在輔具上的需求？輔具資源的取得管道是否方便？目前輔具上所支出的費用是否可負擔？成為日益重要的檢討課題。因此有必要經由實際調查研究，瞭解老人、身心障礙人口及短期肢體障礙者的狀況、意願、資源、能力與限制，以評估創新輔具供應模式的可行性，並以此作為進一步方案規劃與資源分配的重要參考。

貳 基於上述研究背景的主要研究目的

1. 瞭解老人、短期肢體殘障人士及身心障礙人士所需相關輔具現有使用比例及未來需求比例為何？
2. 未來是否想以租賃方式取得輔具使用？
3. 目前輔具使用上的花費？
4. 未來如以租賃方式取得輔具，願意付出的花費？
5. 未來是否願意投保個人保險以給付輔具租賃支出？

現有或潛在競爭者市場供給能力及占有概況

一、購買

若有使用輔具的需要時，一般而言，多數人會選擇自行購買以因應。而目前購買輔具的管道主要為醫療器材行，透過醫療器材行除可取得所需之專業輔具外，對於購買者而言，亦可透過向醫療器材行的販售人員諮詢，以瞭解各式輔具的不同功能與價格，有助於幫助購買者在相同功能的不同輔具間選擇適合個人所需的輔具。此外，若於使用上有任何疑問，亦可於購買過程中，詢問醫療器材行的販售人員，以減少未來在使用上產生問題或狀況的可能。

除向醫院或住家附近的醫療器材行購買外，在資訊科技發達的今日，透過網路亦可取得輔具器材。以台灣輔具產業聯盟為例，其網站上除了提供各地輔具廠商的資料外，亦有線上販售輔具服務。該網站線上販售的輔具可分為輪椅類、代步車、柺杖類、義肢類、衛浴扶手、升降平台、汽車改裝、治療儀器、警示燈具等不同類型。此外，該網站亦提供二手輔具的交易，二手輔具的價格較為低廉，對於需使用輔具但預算有限的購買者而言，不失為一個可考慮的方式。雖然是二手輔具，仍有提供一定的保固服務，對於購買者而言，可降低購買二手輔具可能的風險。但目前該網站上大多販售較具特殊性的二手輔具，如氧氣製造機、二搖病床、氧氣鋼瓶、超音波噴霧器、電動抽痰機等，可能比較適合有特殊輔具需求者。

二、免費借用

除購買之途外，各大醫院亦多有提供輔具借用的服務，對於因短期受傷需使用輔具者而言，不僅便利且可節省支出，不過有些醫院對於借用輔具會要求支付押金或保證金，待借用者歸還輔具時便全額退還，包括天主教聖馬爾定醫院、佛教慈濟綜合醫院、台北市立聯合醫院等，均有提供輔具免費借用的服務。

除此之外，我國社會福利制度下所成立的社福機構及部分民間社福團體也提供輔具免費借用服務，如各地特殊教育資源中心、輔具資源中心、教育部特約輔具服務中心，至於民間社福團體伊甸輔具服務中心、第一社會福利基金會、東元輔具中心等，都有提供輔具免費借用服務。不過，由於各社福機構或民間社福團體屬性有所不同，故其所提供免費借用的輔具種類亦隨其服務屬性而有所差異，並非所有社福機構或民間社福團體均提供一般輔具的借用服務，故欲向社福機構或民間社福團體免費借用輔具者，或應事先透過網站或其他方式瞭解該單位的屬性及提供借用的輔具種類，方能借用個人所需的輔具，符合個人需求。

三、租賃

近幾年來，除購買外，輔具租賃亦成為新興服務項目之一，除各地輔具資源中心所提供的輔具租賃服務外，東元綜合醫院、成大醫院等各大醫院亦提供輔具租賃服務。對於因短期受傷而需要使用輔具的民眾而言，向醫院租借輔具確實有其便利性。不僅容易取得輔具，同時也可減少支出，加以輔具透過租賃方式可重複使用，整體而言，亦可避免輔具資源浪費。

在輔具租賃模式出現後，目前已有醫療用品業者開始投入輔具租賃產業，提供民眾輔具租賃或貴重儀器回收等二手輔具相關服務。前述所提及的台灣輔具產業聯盟網站上便有專區提供輔具租賃服務，其所提供的輔具種類包括單價較高之二搖病床、氧氣製造機、電動護理床等，亦有助行器、四腳枴、輪椅等較為常見的輔具。民眾對於所欲租賃的輔具需事先支付一定的押金，嗣後則每月支付租金，若需由業者將輔具運送至家中，另需支付運費。不過未來若終止輔具租賃服務，回收輔具的運費則由台灣輔具產業聯盟支付，民眾不需另行支付輔具回收的費用。

其實，輔具租賃制度在國外早已發展多年，以上述的日本為例，其透過社會服務制度結合輔具租賃服務，以解決人口老化所帶來的社會問題，一方面使銀髮族得以取得所需輔具，維持正常生活，另一方面亦帶動日本國內輔具產業的發展。對於政府而言，若能成功推動輔具租賃產業的發展，以補助輔具租賃取代購買，相信將可使社會福利預算的運用更有效率，使更多需要輔具的民眾獲取其所需的輔具，自行維持正常生活，減少社會成本。

除了因受傷或疾病等因素，短期內需要使用輔具的民眾可藉由輔具租賃取得所需輔具外，對於需要長期借助輔具維持正常生活的民眾而言，以租賃方式取得輔具同樣可減輕經濟負擔，以每月支付租金取代一次支付大筆輔具購買費用。同時，由於輔具租賃服務可隨時終止，民眾對於輔具的需求若有所變更，或者有更為適合便利的輔具產品出現時，民眾便可隨時更換所租用的輔具，以配合個人需求。唯若民眾所需的輔具為需針對個人特殊打造或設計的輔具，則可能無法透過租賃方式取得，畢竟此類量身打造的輔具無法透過回收方式提供其他有輔具需求者使用。

此外，若欲推動輔具租賃服務，則其相關配套措施不容忽視。儘管輔具種類眾多，但大部分輔具都與使用者生活息息相關，使用的專業建議、輔具的清潔衛生及使用安全等，對使用者而言極為重要。由於輔具租賃服務所提供的輔具多為回收後的二手輔具，輔具租賃服務提供業者在回收輔具後，必須確實檢查輔具的使用狀態，並加以維護或維修，以及進行徹底的清潔與消毒等工作，方能避免使用者租賃二手輔具而產生的安全或衛生上的問題。未來若能由政府機構或其他具公信力的單位，針對輔具租賃服務過程中的專業建議、安全維修及清潔等工作建立標準流程或檢驗標準，相信對於提高民眾租賃輔具的意願將會大有助益。

肆 迎接輔具租賃時代

以往國內輔具服務方式存在許多瓶頸，首先對使用者而言，輔具可大幅提升老年人與失能者生活品質，但價格昂貴，絕大多數需求者無法購買，加上對器材的認識不足，導致購置後棄用率平均超過 50%，造成資源的浪費，因此醫療輔具租賃需求逐漸興起。

對於通路端而言，社福團體藉由政府社會福利資源進行特殊福祉器材的量身訂做服務，但是社會福利資源與人力有限，僅能服務少部分特殊失能人口。而民間超過五百家的醫療器材通路門市的營運模式，以販售低價位的福祉器材為主，不具備專業的工程能力，無法提供輔具後續維修服務。面對逐漸興起的醫療輔具租賃需求，僅以現有器材販售的營運模式兼營小部分租賃服務，產品少、規模極小，服務型態僵化，無法滿足客戶需求，且無法獲利。

對於製造端而言，國內少量多樣的消費型態使得本土的輔具大多以外銷為導向，而銷售的對象許多就是國外租賃業者，國內業者優良的產品開發與維修能量無法服務國內消費者。

然而以往國內輔具供應的營運模式以器材販售為主，產品價格競爭激烈，以致於國內生產的高品質高功能輔具大多銷往國外，而國內所需的高功能輔具則仰賴進口，購買價格相當昂貴，絕大多數需求者無法購買，造成國內輔具供應與需求產生極大的落差，因此照顧輔具器材租賃需求逐漸興起，輔具租賃服務時代正因應社會需求而開始醞釀。

伍 輔具租賃服務系統之推動

金屬工業研究發展中心在經濟部技術處科技專案計畫支持下，經過三年來的努力，先藉由促成二十五家輔具相關業者以及社會福利團體等共同組成「輔具租賃服務產業聯盟」，達成推動輔具租賃服務商業化推動的共識，更於 2008 年 11 月成立「台灣福康輔具租賃股份有限公司」，正式成為國內第一家輔具租賃服務新創公司，為國內輔具租賃服務產業的重要里程碑。藉由輔具租賃服務系統、產業聯盟及新創公司創新營運模式的推動與發展，可結合國內輔具製造端、使用端、通路經營端、服務體系支援端的核心服務流程，促進輔具租賃、租後買回、二手交易等新興服務商業模式萌芽發展，輔具租賃服務產值規模潛在商機預估每年可達 30 億新台幣，其中租賃後勤服務產值約占 20 億新台幣，藉由供給與需求的結合，擴大市場需求規模，以加速我國輔具製造產業蓬勃發展，預期影響產值每年可超過 20 億新台幣。輔具租賃服務系統之推動機制、營運模式與價值網絡見圖 7.4、圖 7.5、圖 7.6。

根據國內消費者對於輔具多樣化服務模式需求，國內已經先建立以清潔、消毒、維修、功能確認為主體之輔具後勤服務系統，並且持續開發符合租賃模式特性之輔具，促成後勤服務系統成形，增加輔具流通，並主導輔具產品發展，提升我國輔具產業競爭力。藉由輔具後勤服務系統可驅動以租賃為主體之多元化新興服務模式發展，帶動市場需求規模擴張，使我國高齡及身心障礙等失能人口可用合理價格取得所需設備，滿足無障礙生活環境需求，提高生活品質，同時藉由供給與需求結合，促進市場需求規模擴張，建構輔具創新服務系統。

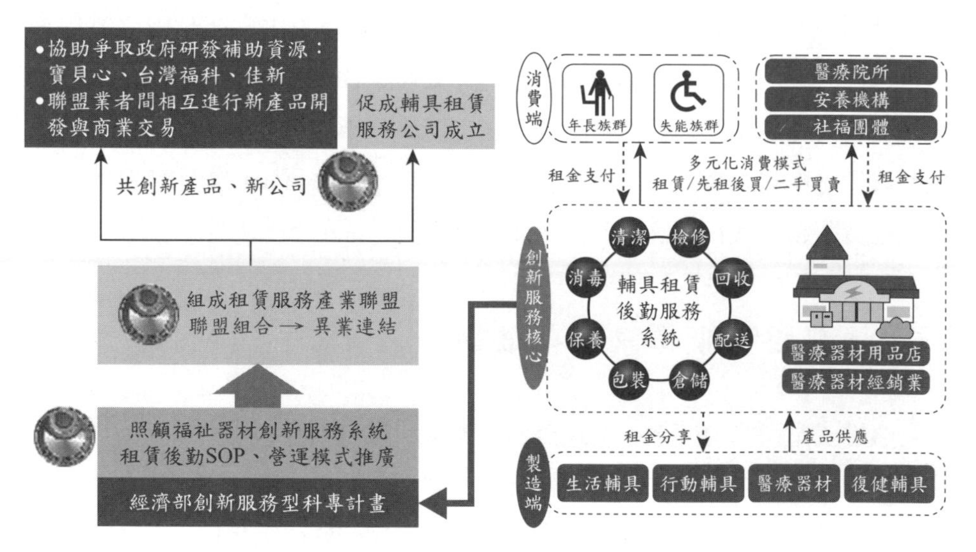

▲圖 7.4　輔具租賃服務系統的推動機制與營運模式

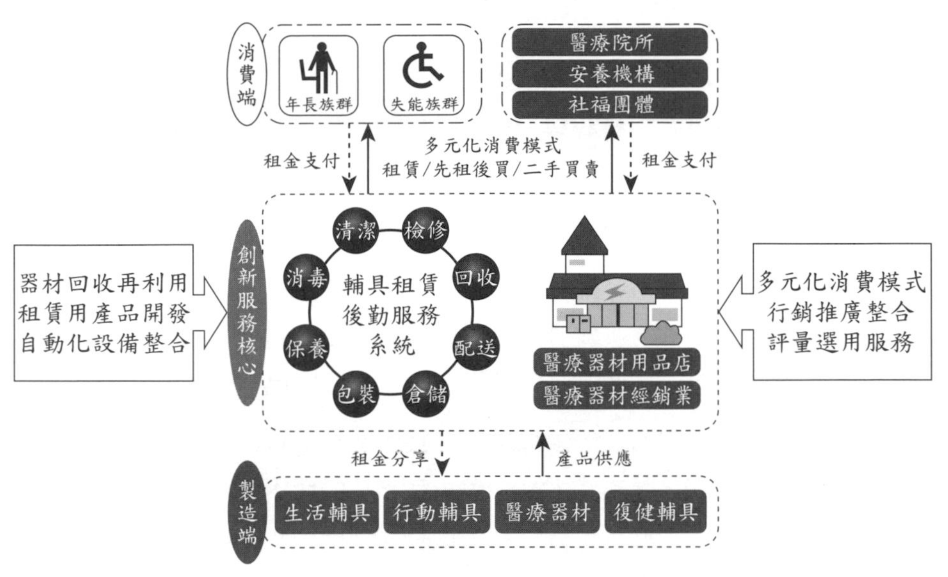

▲圖 7.5 輔具租賃服務營運模式架構

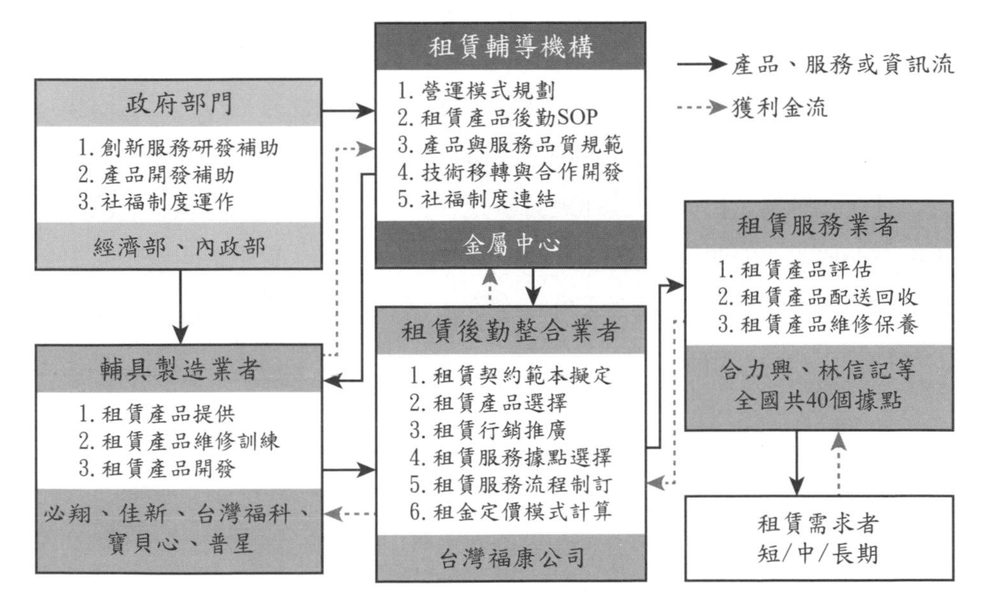

▲圖 7.6 國內輔具租賃商業服務的價值網絡

第三節 結語：創造福利、產業、環保三贏局面

我國目前輔具的取得管道眾多，不論是購買、免費借用或租賃，均有相關社會福利資源或醫療器材業者、醫院等不同單位提供服務。然比較前述幾種不同的輔具取得方式，不難發現，推廣輔具租賃服務實有其必要性，一則透過租賃方式的推廣，可減輕需使用輔具的民眾所必須支付的輔具取得成本。再者，對整體國家社會而言，輔具租賃服務可使輔具資源回收重複使用，避免不必要的資源浪費，甚或使國家社會福利預算的使用更有效率，得以照顧更多弱勢族群。此外，輔具租賃服務的推動亦有助於我國輔具相關產業的發展，為我國醫療器材產業帶來新契機。加以我國社會老年人口結構逐年升高，未來需要使用輔具以維持正常生活的銀髮族相信將會大幅增加，若其均能以租賃方式取得所需輔具，亦可減輕家人照護的壓力。

在推動輔具租賃產業過程中，不可忽略輔具回收後的相關清潔工作的審驗，透過完善的輔具回收，將二手輔具確實維修與清潔後再提供租賃服務，方能使民眾於使用租賃的輔具時，更有保障，並減少民眾對於二手輔具的疑慮，進而提升其以租賃方使取得輔具的意願。日本在推動輔具租賃制度後，不僅有助於需求的開發，更帶動輔具產業的蓬勃發展，更重要的是，有更多的使用者可以負擔得起，使其在生活的品質及自主性上，獲得相當大的幫助，因此輔具租賃服務相關措施，不僅讓使用者得以減輕經濟上的負擔，且讓使用者可以根據身體的健康狀況，配合個人需求上的調整而得到最適合的輔具，在當前講求環保的時代，租賃模式能夠讓輔具器材資源再利用，為環境保護盡一份心力，因此輔具的租賃，可說是創造了福利、產業及環保三贏的局面。

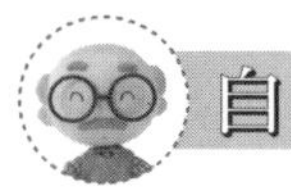

自我評量

1. 輔具使用者取得輔具的方式有哪些？
2. 輔具租賃服務的流程有哪些？

3. 為何推動輔具租賃服務產業可以創造福利、產業及環保三贏的局面？

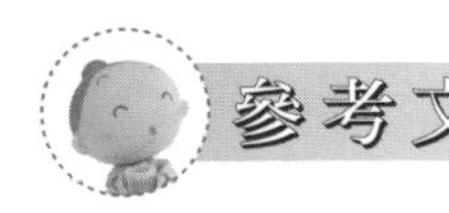

胡名霞、徐達光（2007）。**福祉器材租賃消費行為分析研究報告**。高雄：金屬工業研究發展中心。

經濟部（2007）。**「金屬中心服務型科專計畫」期末報告**。高雄：金屬工業研究發展中心。

第二篇

銀髮族常用輔助科技介紹與應用

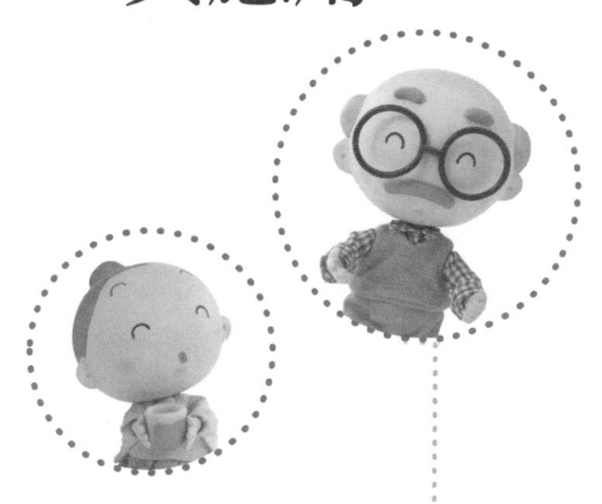

個人醫療輔具：呼吸治療、預防壓瘡類 8

個人照顧與保護輔具（一）：如廁、沐浴類 9

個人照顧與保護輔具（二）：衣物類 10

個人行動輔具（一）：輪椅類 11

個人行動輔具（二）：步行、移位與翻身、升降輔具 12

居家生活輔具：吃喝類等 13

住家與其他場所之家具與改裝組件：病床、爬梯機等 14

溝通與資訊輔具（一）：視覺輔具 15

溝通與資訊輔具（二）：聽覺輔具 16

Chapter 8

個人醫療輔具：呼吸治療、預防壓瘡類

王志元

1. 能瞭解常見個人醫療類輔具的種類及常見規格。
2. 能正確選購、使用，並在使用後正確保養個人醫療類輔具。

依照以 ISO 9999：2007（E）為基礎的國內輔具分類系統（李淑貞、佘雨軒，2009），個人醫療類輔具包含呼吸治療輔具等十六大類。本章就各縣市政府的身心障礙者生活輔助器具補助標準中列表補助的呼吸治療輔具及預防壓瘡輔具，做深入的介紹。

除了氧氣筒／氧氣鋼瓶以外，本章介紹的個人醫療類輔具皆是我國醫療器材管理辦法內規範的醫療器材。民眾在選購時必須要仔細檢查包裝上是否有註明通過衛生署醫療器材查驗登記的證號，以保證產品的品質及功能。

第一節 呼吸治療輔具

壹 呼吸治療輔具的分類

一、抽痰機／吸引器／抽痰吸引器／抽痰噴霧器

(一) 使用目的與原理

抽痰的目的在於維持氣切造口病患的呼吸道通暢，以避免相關併發症的發生。

抽痰機／吸引器／抽痰吸引器（以下簡稱抽痰機）的原理，就是利用幫浦，將痰液收集瓶內的空氣抽走，形成負壓，以吸取痰液。一般抽痰機（圖 8.1）的標準配備就包含了幫浦主機、空氣過濾器、痰液收集瓶、外科接管，以及僅供一次性使用的滅菌抽痰管。

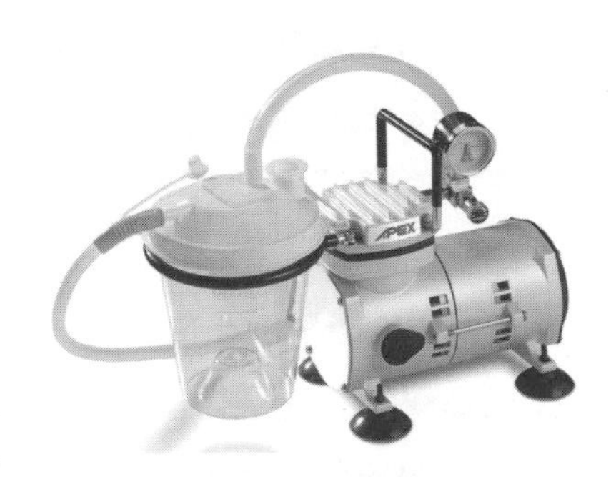

▲ 圖 8.1　抽痰機

另外，抽痰噴霧器目前在台灣市面上稀少，因此本節將不做介紹。

(二) 購買時注意事項

市售抽痰機，以電源供應方式分類，可分為交流電、交直流兩用（多可蓄電）及可使用車用電源等三種，電源供應方式愈多，抽痰機的可用場所也就愈廣。

(三) 使用時注意事項

使用時，必須遵照醫師或專業護理人員的指導，使抽痰過程順利，並避

免患者的氣切造口感染。每一組配件僅限單一使用者使用，限一次性使用的配件，請勿重複使用，以避免感染。一般的抽痰過程約數十秒可完成，應避免讓抽痰機長時間運轉（一般不超過 30 分鐘）。當痰液收集瓶內痰液超過瓶內容積 1/2 至 2/3 時，應倒掉並清洗，以免影響抽吸效果。在每一次的使用之後，為避免因分泌物污染而導致感染的發生，痰液收集瓶及外科接管必須做好清潔的動作，並且定期消毒。

二、氧氣筒／氧氣鋼瓶／氧氣製造機

(一) 使用目的

氧氣筒、氧氣鋼瓶（圖 8.2）及氧氣製造機，主要提供需要長期氧氣治療患者方便及穩定的氧氣供應。長期氧氣治療最主要的目的，在於預防或降低因為血氧濃度過低所引起的合併症，如肺動脈壓過高、相關心肺疾病，以及精神狀態不佳等。

(二) 購買時注意事項

一般而言，常用的居家氧氣供應設備，可分為氧氣筒／氧氣鋼瓶、液態氧設備及氧氣製造機三種。依據行政院衛生署 2010 年 3 月 30 日授食字第 0991400945 號公告：「『醫用氧氣（氣態）內容積 10 公升（含）以下鋼瓶』藥品，其類別由原處方藥變更為『醫師指示藥品』，適應症修定為『需氧氣病患之短期使用』。」未來民眾不能再向沒有聘藥師的醫療器材行購買，僅能向氣體製造商或有藥師藥房、藥局購買。氧氣鋼瓶及氧氣筒在市面上並沒有清楚的界定，有些將容量 1,500c.c.以上的稱為氧氣筒，1,500c.c. 以下的稱為氧氣鋼瓶，某些縣市的輔具補助也將氧氣筒及氧氣鋼瓶區分成兩個項目，並且給付不同的金額。

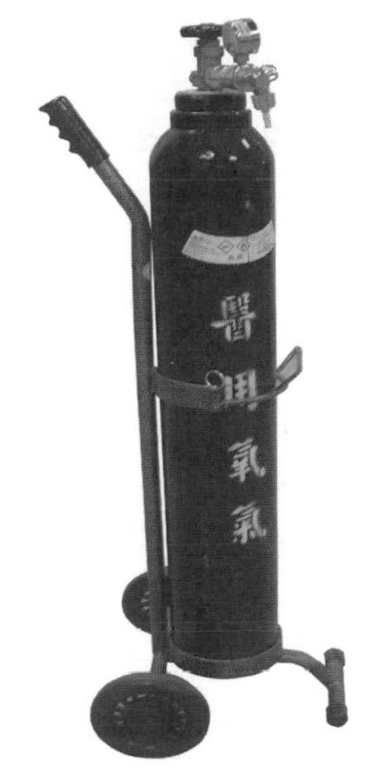

▲圖 8.2　氧氣鋼瓶

液態氧設備則儲存量較大，1 公升的液態氧相當於 860 公升的氣態氧，較鋼瓶經濟，但存量用畢時也必須重新填充，且設備閒置時氧氣會逐漸流失。

若是有長期氧氣治療需求時，仍然建議使用氧氣製造機。氧氣製造機又稱為氧氣濃縮機或是氧氣集合器，是將空氣中含量約 1/5 的氧氣，藉由氧氣分子較氮氣分子小的物理特性，使氧氣經由機器內部的分子篩或分子膜過濾出來。氧氣製造機最大的優點是沒有氧氣存量的限制，所以不需要重新填充氧氣，但缺點就是停電或外出時，就無氧氣可用。長期使用氧氣的病患，建議除了購置製氧機以外，必須另備氧氣鋼瓶或氧氣筒，以備不時之需。

(三) 使用時注意事項

1. 氧氣筒／氧氣鋼瓶

氧氣瓶使用前應先確認相關設備功能是否正常，鋼瓶是否定期檢驗，並檢驗合格；使用時應先開總開關再開流量錶，不用時亦應關總開關，等壓力錶歸零後再關流量錶；另為預防靜電引發火花造成傷害，應避免穿羊毛或絲製的衣物操作氧氣筒／氧氣鋼瓶；氧氣鋼瓶存放時應避免碰撞，遠離火源且放置警告標示牌，並勿將布類物品覆蓋在鋼瓶上，以防止溫度升高。

2. 氧氣製造機

氧氣製造機必須置於乾燥通風處，使用時遵照醫囑，調整適當流量，並確認潮濕瓶與出氣口及氧氣鼻管連接緊密。為提高氧氣濕度，通常會搭配潮濕瓶使用，但潮濕瓶必須要每日清洗，以避免細菌孳生。使用完畢時，必須先關掉電源開關，才拔下插頭。其他及清潔保養原則注意事項可以參閱各大廠牌氧氣製造機的使用說明書。

三、呼吸器

(一) 使用目的與原理

呼吸器是當病人有呼吸衰竭現象時，協助病人呼吸的機器。呼吸器的主要功能分為呼吸、監測及警報等三個部分（中央健康保險局，2007）。人體呼吸系統運作非常複雜，呼吸表現牽涉到呼吸相關肌群力量、呼吸深度、呼吸頻率、呼吸道壓力與肺容積等等。一般來說，呼吸器運作的模式，依照使用者的呼吸表現，給予不同模式的協助。呼吸器的運作大致上分成五種模式，適用對象必須經由專業的醫師及呼吸治療師加以評估並由處方購買，以下就五種模式做簡單的描述（徐正會、古文琦、郭許達、吳健樑，2004）。

1. 容積控制換氣

主要設定潮氣容積而不設定呼吸道壓力，啟動時潮氣容積、呼吸次數及流量都固定，但呼吸道的壓力會有變化，所以比較適合肺部及呼吸道彈性好，且不須密切注意呼吸變化的病患。

以容積控制換氣為主的呼吸器，通常有兩種模式可以選擇，一種是完全控制模式，病患完全受呼吸器設定的呼吸週期及條件控制；另一種是輔助控制模式，病患有足夠吸氣能力時，便可以驅動呼吸器，藉由呼吸器設定的呼吸週期及條件控制病患呼吸，當病患無足夠吸氣能力驅動呼吸器時，呼吸器便自動依設定給予病患呼吸的輔助。

2. 壓力控制換氣

主要設定呼吸道壓力及呼吸次數，而不設定潮氣容積。壓力控制換氣最大的優點就是可以減少病患肺部損傷，使病患呼吸與呼吸器更為同步，增加肺部氣體交換；但缺點就是當病患的呼吸道有阻力或是肺部彈性有改變時，就會改變潮氣容積。

3. 同步間歇強迫式呼吸

主要允許病患在吸氣時啟動協同病患呼吸的通氣模式，並在機器兩次通氣間隔時自行呼吸。可避免患者因使用輔助控制模式，而造成過度換氣問題。此模式適合有正常的吸氣能力，但因為呼吸肌肉微弱而無法維持者；或是計畫協助病人脫離呼吸器，希望減少機器輔助的次數，以增加病人自行呼吸的次數時。

4. 壓力輔助換氣

病患在吸氣啟動時，機器會立即在吸氣期給予壓力的輔助，即「吸氣」及「自然呼吸」壓力輔助。而呼吸器設定的壓力大小、病患呼吸道阻力、肺部彈性及自然呼吸時力量大小，將決定病患所得到的潮氣容積，而非呼吸器所設定的潮氣容積。此模式適用於準備脫離呼吸器，或是為減少呼吸作功而長期使用呼吸器的病患。

5. 連續性陽壓呼吸

病人完全自行呼吸，不須呼吸器提供任何形式的換氣輔助，僅在吐氣末提供正壓。主要是為了增加肺的功能殘氣量（FRC），增進肺部的氧氣交換作用，減少呼吸所耗費的能量；或是針對器質性呼吸道阻塞，藉由連續陽壓呼吸器（圖8.3）輔助，確保呼吸道通暢，避免睡眠呼吸中止，增加睡眠品質。

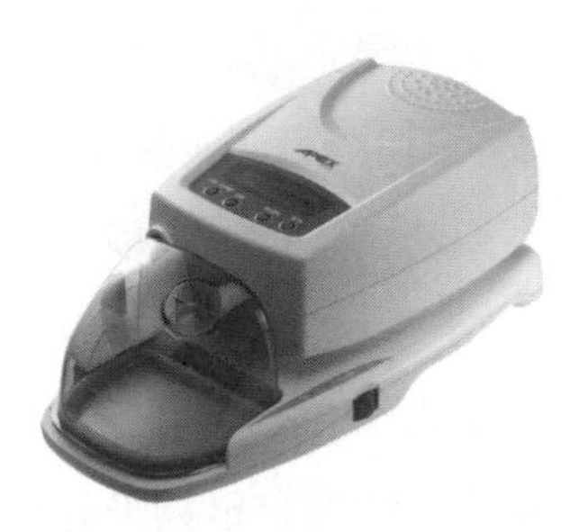

▲圖 8.3　連續陽壓呼吸器

(二) 購買時注意事項

必須透過專業醫師檢查並診斷後，確定病患適合藉由呼吸器改善呼吸表現，並且告知所需的機型及壓力、頻率或潮氣容積等相關設定，再找合格的廠商購買。若有多家廠商可供選擇比較，則除了價格外，廠商的維修保固條件、售後服務速度等，都是要合併考慮的條件。

(三) 使用時注意事項

使用時，必須遵照醫師或專業護理人員的指導，並詳閱廠商檢附的使用說明書，注意使用警示事項，以避免發生危險。使用呼吸器時，仍要提醒注意調整潮濕器溫度及濕度，管路若有積水情形，可升高管路溫度，加速水氣蒸散。使用前後，檢查面罩及管路是否有裂痕或漏氣現象。使用後，應遵照使用說明書指示，確實做好清潔保養，其中配件（包含了呼吸管、頭帶及鼻面罩），應每星期用清水清洗一次。

四、噴霧器／化痰器／化痰機

(一) 使用目的與原理

噴霧治療器（又稱化痰器或化痰機）需要依照專科醫師的指示使用，主要功能在於軟化呼吸道分泌物，使分泌物溶解排出，促進呼吸道的通暢、引發咳嗽獲取痰液標本、經由呼吸道給藥。適應症包括氣喘、慢性支氣管炎、上呼吸道感染、慢性阻塞性肺疾病，以及其他呼吸道疾病。噴霧治療器霧化的方式有兩種，一種是依白努力定律（Bernoullis principle），利用氧氣或壓縮空氣經由一個細小管子的噴出口時所產生的負壓，將置於霧化器內的藥水打成細小顆粒（約 2 至 5 公釐），以供吸入霧氣治療；另一種則是利用電子震盪原理，運用壓電水晶體震盪器，產生高頻率震波（超音波）將液態分子結構打散，將藥液震成極小的霧狀粒子，再利用風扇將霧狀粒子順著伸縮管送向病人（朱家成、劉金蓉、施純明、彭逸豪譯，2007）。

(二) 購買時注意事項

一般而言，氣動式噴霧器（圖 8.4）霧化的粒子較為細緻且均勻，霧化速度慢，運轉時產生較大噪音，並且容易有藥物殘留；超音波噴霧器（圖 8.5）霧化比較快，運轉時安靜，但大分子藥物容易被震盪破壞成小分子，而喪失藥效。選購時應該諮詢醫師投藥量、建議的噴霧治療時間及藥物分子特性；除此之外，價格、廠商的維修保固條件，以及售後服務速度等，都是要合併考慮的條件。

(三) 使用時注意事項

使用時，必須遵照醫師或專業護理人員的指導，並詳閱廠商檢附之使用說明書，注意使用警示事項，以避免發生危險。一般而言，噴霧治療過程不會超過 30 分鐘，故有些產品設計為間歇性使用，不能連續使用超過表定時間，如果連續運轉超過時間，須將電源關閉，使機體冷卻後再開啟。

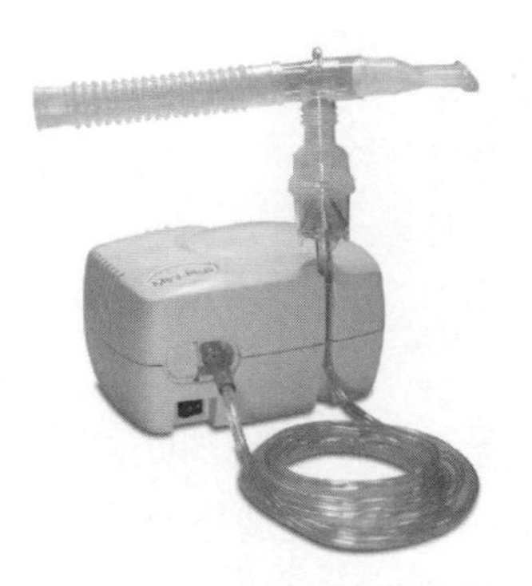

▲圖 8.4　氣動式噴霧治療器

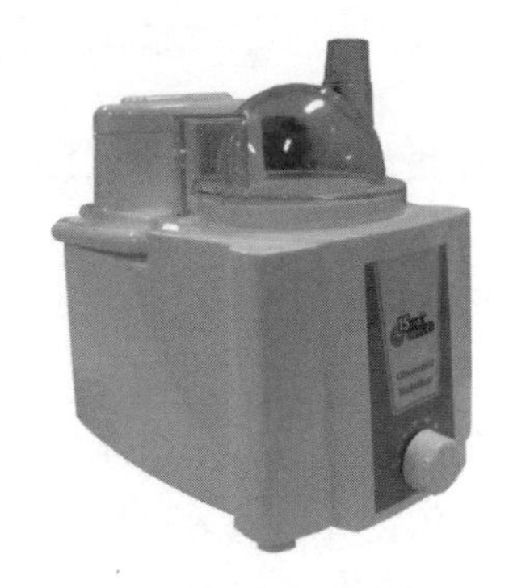

▲圖 8.5　超音波噴霧治療器

在每一次的使用之後，為避免因藥物被污染而導致感染，務必依產品使用說明書指示，做好產品的清潔，而且每一組配件僅限單一使用者使用，以避免交互感染。產品配件的所有部分，除了長接管以外，其餘部分應該要在每次使用後徹底清潔。

第二節　預防壓瘡輔具（抗壓瘡）介紹

壹　褥瘡生成的原因及分級

褥瘡又稱為壓瘡，顧名思義，就是皮膚長時間受到外力壓迫或其他作用，使得皮膚內血流受阻，進而導致組織因缺氧及失去養分而壞死。作用於皮膚的外力有三種，分別為正向壓力、剪力及摩擦力。正向壓力就是皮膚受到的垂直壓力，人的身體在與平面接觸時，平面會給皮膚接觸面一個反作用力。骨突處的皮膚平均承受壓力較大，加上比較少脂肪及軟組織的包覆，更容易形成褥瘡。臥姿下最常見的褥瘡位置分別為薦骨、足跟、肩胛骨，以及頭枕部皮膚；側臥下最常見的褥瘡位置則是肩膀、股骨大轉子、膝蓋、外踝；趴姿下最常見的褥瘡位置為前胸壁、膝蓋及前上腸骨棘突；坐姿下最常見的褥瘡位置則是坐骨粗隆處皮膚。

褥瘡嚴重程度依照傷口深度可以分為四級（圖 8.6）（European Pressure Ulcer Advisory Panel and National Pressure Ulcer Advisory Panel [EPUAP and NPUAP], 2009）：第一級定義為皮膚表面有持續不退之紅印；第二級為表皮及真皮層受到破壞，可能出現水泡；第三級則是傷口已經深入皮下組織，但是尚未入侵到肌肉及骨骼；第四級則是傷口已經深入到肌肉及骨骼。2007 年，又再新增了兩個等級：可疑的深度組織傷害（Suspected Deep Tissue Injury, DTI）及不明確分期（Unstageable）。可疑的深度組織傷害定義為：皮下組織受到壓力或剪力的損害，局部皮膚完整但可出現顏色改變如紫色或褐紅色，或導致充血的水泡。與周圍組織比較，這些受損區域的軟組織可能有疼痛、硬塊、有黏糊狀的滲出液、潮濕、發熱或冰冷。不明確分期則是：全層組織缺失，潰瘍底部有腐肉覆蓋，或者傷口有焦痂附著，必須要去除足夠多的腐肉或焦痂，暴露出傷口底部，才能準確評估壓瘡的真正深度、確定分期。

除了正向壓力外，剪力跟摩擦力也是造成皮膚產生褥瘡的外力（Pieper, 1996）。剪力與摩擦力乃是水平方向作用於皮膚，而對皮膚直接造成物理性的傷害。剪力產生於外力水平方向作用於皮膚時，對皮下的組織產生拉扯或推擠，而直接造成皮下組織的傷害；摩擦力則是外力水平方向作用於皮膚時，造成皮膚表面溫度升高或是擦傷。一般而言，剪力與摩擦力多在病患轉移位時發生，尤其當照顧者協助病患轉移位時未將病患確實抬起，在平移的過程中就有可能造成皮膚的傷害。

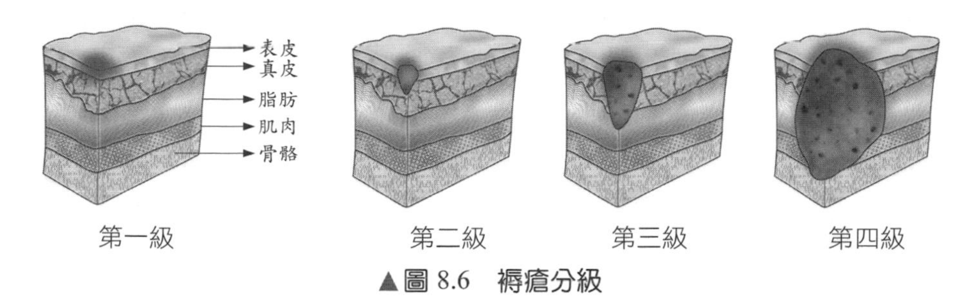

▲圖 8.6 褥瘡分級

貳 預防壓瘡輔具的減壓原理

常見的預防壓瘡輔具主要是藉由分散或消除正向壓力，達到皮膚的減壓目的。減壓的方式有兩種，一種是運用「均壓」的概念，加大平面與身體的接觸面積，使皮膚單位面積所承受的壓力降低；另一種就是應用「交替減壓」原理，暫時將皮膚承受的壓力移除，最常見的交替減壓輔具就是氣墊床。除此之外，改變姿勢也會改變皮膚與平面的受壓區域，如翻身、坐姿下撐起病患身體、將病床搖高或放低、調整輪椅椅背傾斜角度等，都是改變姿勢以短暫移除壓力的做法。以下就「均壓」及「交替減壓」做更深入的討論。

一、均壓

皮膚單位面積受壓的力量，等於體重除以接觸總表面積。在體重很難短時間改變的前提下，身體與平面接觸面積愈大，則壓力愈分散，皮膚單位面積受壓的力量就會愈小。當皮膚單位面積壓力小於微血管壓時，將不再阻礙血液循環，使得皮膚得以有足夠的養分及氧氣交換，而降低皮膚因為受壓而造成的傷害。

許多減壓輔具就是利用以上平均分散壓力的理論，以達到預防褥瘡的效果。大部分著重於平均分散壓力的減壓輔具，大多是屬於「非動力式」的輔具。常見的非動力式輔具依材質，大致上可分成泡棉類減壓床墊／座墊、流體類床墊／座墊、凝膠式床墊／座墊，以及氣囊式床墊／座墊，或是以上材質混合的複合式床墊／座墊。要達到最好的均壓效果，座墊及床墊厚度必須要提供足夠良好的包覆性，使身體沉入；座墊及床墊下也必須要有質硬穩定的平面支撐。

二、交替減壓

定時翻身或減壓，是照顧高褥瘡危險群或是褥瘡患者一項非常重要的原則。翻身最主要的目的，就是原受壓的皮膚壓力暫時移除至新的皮膚區域，例如臥姿下翻身至側臥，就可將薦椎處皮膚壓力暫時移至股骨大轉子處皮膚。臨床上，翻身頻率為每日24小時中，每2小時翻身一次，一次約數十分鐘，視患者皮膚狀況增加或減少翻身頻率。包含睡眠時間在內的翻身照顧，對於長期臥床病患的家屬而言，無疑是非常大的負擔。因此，可以使用預防褥瘡的動力式氣墊床／座墊，來減輕照顧者在精神及體力上的負擔。動力式氣墊床藉由床管交替充洩氣的方式，使皮膚可以分區輪流達到零壓的狀態。有研究指出，高褥瘡危險群且無法頻繁翻身的患者，建議使用動力式減壓床墊（McLeod, 1997），以預防褥瘡的產生。同樣的原理也可以應用在座墊上，但是由於幫浦的重量及電源的問題，交替減壓式座墊並不普及。

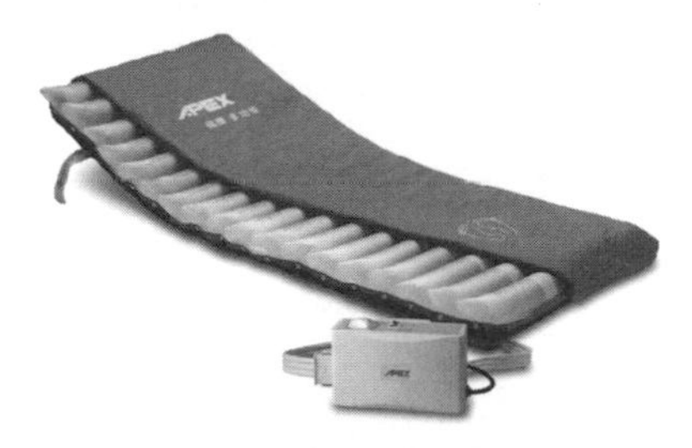

▲圖 8.7 交替減壓氣墊床

不論是均壓或是交替減壓的方式，在臨床上都有許多研究佐證減壓及褥瘡預防及協助癒合的效果；除了注意正向壓力對皮膚所帶來的影響之外，也要避免剪力與摩擦力的影響。因此，改善照護品質，或是使用協助轉移位的輔具，除了可減輕照顧者負擔外，也可以預防患者的皮膚傷害。在選購減壓輔具時，也可以留意外罩材質是否有足夠的彈性吸收剪力及摩擦力，而床墊座墊本身的材質，是否光滑或能夠吸收水平外力。

沒有所謂最好的減壓輔具，專業的治療師在評估時，必須同時考量使用者的喜好、活動量、生活形態、經濟能力、照顧者照顧方式及照顧者喜好等，才能建議使用者「最適合」的減壓輔具。

參 預防壓瘡輔具的常見規格及功能介紹

一、泡棉類床墊／座墊

泡棉的種類繁多，泡棉有著質地輕、可以依據使用者需求切割的特性。根據臨床研究，高規格的泡棉（如高記憶泡棉等），較一般醫院病床使用的普通泡棉減壓效果更佳（Cullum, McInnes, Bell-Syer, & Legood, 2004）。在臨床上，針對經過專業醫護人員評估為較低褥瘡危險群的病患，可選擇泡棉類的床墊／座墊。因為泡棉類床墊／座墊較能提供穩定支撐，病患在床上移動或轉位時較為省力。另外有硬度較硬的泡棉，大多做成臀形座墊，提供病患坐姿下良好的骨盆支撐及擺位，但缺點就是減壓效果較差，一般褥瘡高危險群患者，較不建議使用。

二、凝膠類床墊／座墊

凝膠類床墊／座墊，可以分成流動凝膠（dynamic viscous gel）及固態凝膠（solid gel）兩種。凝膠的主要特性，就在於低聚熱性，使用者與凝膠墊接觸時，較不易流汗，皮膚溫度也不容易升高；一般而言，凝膠類相較於空氣類的減壓輔具，有較好的支撐性，使用者在墊上變換姿勢或轉移位時相對穩定；除此之外，容易清潔及保養，只需簡單擦拭就可以維持乾淨，是另一個優點。但是一般來說，凝膠類的減壓輔具重量較重，尤其凝膠座墊對於獨立性佳、運動量大的輪椅使用者而言，過重的重量反而會造成體力及手臂肌力的耗損。使用凝膠類減壓輔具，必須留意避免容易形成壓迫點的骨突處皮膚觸底。太薄的凝膠墊，尤其是薄型固態凝膠座墊，包覆性差，身體無法沉入其中，除了無法增加與皮膚的接觸面積，分散正向壓力外，更容易形成壓力點。因此，針對高褥瘡危險群的使用者，在選購凝膠墊時，必須確保凝膠墊整體厚度足以包覆患者，增加體表與平面接觸面積，由專業的治療師檢查沒有骨突觸底的危險，才能有效減壓；一般而言，薄型固態凝膠座墊通常可以搭配臀型海綿底座，薄型固態凝膠床墊也可以搭配一般 10 公分泡棉床墊，使身體沉入的比例增加，有效分散壓力。

三、氣囊式床墊／座墊

氣囊式床墊／座墊有許多形式及規格，適用的對象也不同。常見的有通氣式及獨立式兩種。

通氣式氣囊床墊／座墊，主要是藉由數十個橫向縱向排列的且互通的氣囊，在身體與氣囊接觸後達到靜力平衡時，每個氣囊與身體接觸的點，都有相同的壓力，利用這樣的特性，達到最佳的均壓效果。通氣式氣囊床墊／座墊有許多形式及規格，適用的對象也不同。除了尺寸、氣囊形狀、高度及材質以外，充氣與調氣方式也可分為單邊充氣式及四邊可調式。有些座墊搭配臀形泡棉底座而有不規則的氣囊形狀。不論床墊或座墊，氣囊的高度愈高，則包覆性愈佳，減壓效果愈好，但相對的穩定性及支撐性就會愈差。氣囊式床墊／座墊最主要的缺點，就是穩定度差，活動力較高的使用者，常常覺得無法穩定姿勢，必須還要常常使用雙手來固定身體，而限制了日常活動的參與程度。因此氣囊式座墊針對活動量較大的使用者，設計了四邊可調式座墊：四邊可調式座墊將座墊分成四個區域，可以控制空氣在四個區域的含量，進一步可以固定及改變骨盆的擺位，但是即使如此，氣囊式座墊的穩定度與硬式泡棉或凝膠式座墊比起來，還是低了一些。

獨立式氣囊則應用在減壓座墊上，是靠多個邊長約 1 吋的粽形小氣囊，依照使用者的臀形，增加或減少氣囊的顆數，達到增加接觸面積，而降低平均壓力的目的。獨立式氣囊座墊和通氣式氣囊座墊有一樣好的減壓效果，唯調整的時候需要治療師耐心的觀察使用者臀部與座墊貼合的程度，重複的讓使用者試坐。

四、動力式床墊／座墊

動力式氣墊床的原理，就是使用十數條氣管橫向排列組合成床墊，這些氣管透過充氣管相連至充氣幫浦，在固定時間內，每兩管或每三管中的一管，會呈現洩氣狀態，洩氣中的床管不會與皮膚接觸，使皮膚趨近於零受壓的狀況。在洩氣一段時間後，會重新充氣，並輪到每兩管或每三管中的下一管洩氣，如此循環交替，使皮膚可以分區輪流達到零壓的狀態。

動力式氣墊床的組合，主要分為兩個部分，分別為床墊及幫浦。基本上床墊由床管、床管固定帶、底座、充氣管、床罩所組成。床墊的功能依照實際規格還有不同的區分：

1. **床管高度**：常見的有 4 吋及 5 吋高床管，床管愈高，身體可以沉入的面積就愈大，除了洩氣管處的皮膚可以達到零壓狀態外，充氣管支撐的身體皮膚部位，也能達到均壓的效果；通常 4 吋管及 5 吋管氣墊床墊會建議放置在至少 5 公分厚的泡棉床墊上，作為床管充洩氣時的緩衝，以增加床管的使用壽命。有些進口的氣墊床，床管高度高達 8 吋以上，8 吋以上的氣墊床就不需要泡棉墊緩衝，因為 8 吋床管通常會做成兩層，底層的部分長時間處於充氣狀態，而上層部分則維持交替充洩氣的功能。
2. **雷射出氣孔**：有些品牌的床管，會在距離左右端各 1/3 總長的位置，打上雷射孔，讓床管內氣體噴出，帶走身體散發出的溫度及濕氣，但是一般來說，除非雷射孔徑夠大，並搭配出氣量大的充氣幫浦，否則效果並不明顯。
3. **床管形狀**：床管形狀一般都是圓柱形，但市面上偶爾可以見到四方柱形狀的方管氣墊床。方管氣墊床相較於圓管氣墊床，與身體更為貼合，床管較不容易與身體形成壓力點，對於身體較容易疼痛且敏感的患者來講，是較為適當的選擇。
4. **頭枕功能**：有些品牌的床墊，有前三管不交替的頭枕功能，是針對意識清楚的患者，為了維持其睡眠品質，避免頭部因為氣管交替充洩氣時產生晃動所設計的。
5. **CPR 快速洩氣功能**：有些床墊配備有快速洩氣功能，主要是針對有些生理功能尚不穩定，隨時需要心肺復甦術（CPR）急救的病患，能在不移動病患的前提下，快速將氣體洩掉，以方便心肺復甦術的施行。一般接受居家照護的病患，生理狀況相對穩定，選購氣墊床時，不一定要將 CPR 快速洩氣的配備列入選購時的考量。
6. **床墊固定方式**：氣墊床墊必須要固定在病床床墊或是一般家具床墊

上，以避免床墊滑動。一般來說固定的方式有兩種，一種是底座四角加上束帶，束帶的固定比較適合病床或是一般單人床的床墊使用；另一種則是底座頭尾兩端有延長的固定片，將固定片塞入病床或是家具床床墊裡，達到固定的效果，延長固定片比較適合固定在各種寬度的病床或是家具床墊。

幫浦則是控制床管的充洩氣狀態，一般而言，目前市面上幫浦的規格及功能都大同小異，依照使用者需求，有不同的交替方式、出氣量、面板控制方式，以及警示裝置：

1. **交替方式**：目前國內氣墊床主要以三管交替及兩管交替為主，三管交替與兩管交替氣墊床，臨床研究上，對於褥瘡的預防效果，並沒有顯著的差異（Nixon et al., 2006）；然而以總管數十八管的氣墊床來說，三管交替與兩管交替在每單位時間，支撐身體的管數分別為十二管與九管。支撐身體的管數愈多，與身體接觸的表面積愈大，平均壓力就會愈低而愈舒適。
2. **出氣量**：目前市面上常見的幫浦出氣量大約是每分鐘 4 至 8 公升，出氣量愈高，可乘載的病患體重愈大；但目前每分鐘 4 公升出氣量，已經可以承載體重約 100 公斤的患者。
3. **面板控制方式**：幫浦上的控制面板，依照氣墊床組配有的功能可以控制幫浦電源開關、調節出氣量等。一般來說，經濟型的氣墊床組控制面板是以按鍵開關及旋鈕來控制，價位較高的氣墊床組則通常是以數位按鍵來控制。
4. **警示裝置**：氣墊床墊會因為停電、破損或是管路脫落而產生漏氣現象，造成病患身體觸底形成壓力點而導致褥瘡產生。為了提醒使用者注意氣墊床墊是否有漏氣現象，通常配有低壓警示燈或是低壓警報器，在氣墊床墊出現異常時可以及時排除故障，確保使用者安全。

肆 預防壓瘡輔具的選購與使用原則及注意事項

一、選購原則及注意事項

首先，要確認減壓床墊的使用目的，若是以預防褥瘡為主，那麼針對高褥瘡危險群，就會特別推薦動力式減壓床墊；有些活動力較佳的病患，像是低位脊髓損傷患者，若是需要頻繁的從床上轉位或移位，那麼高規格的泡棉類或是凝膠式床墊，就可以讓使用者在轉移位的過程中不需額外費力維持身體平衡。通常價位愈高的床組，有愈多附加功能，但是不一定適合每個人。因此在購買前，若能先諮詢專業治療師的建議，就能夠選購到最適合患者使用的減壓床墊。

座墊的功能則比較多元，除了減壓，還有穩定骨盆的擺位效果。若是使用座墊的目的是以維持骨盆穩定為主，那麼硬式泡棉座墊會是最佳的選擇，從量身訂做符合個別使用者的臀形，到一般標準化的臀形預切都能符合使用者及治療師的需求；若是在擺位之餘，仍然需要減壓，增加使用者乘坐的時間，那麼複合式的凝膠泡棉臀形座墊會是較好的選擇；若是患者已經失去行動能力，要避免長時間久坐造成褥瘡問題，治療師可優先考慮使用氣囊式座墊或是動力式交替減壓座墊。

外罩的材質，則要注意是否能夠吸收剪力及摩擦力等水平外力，一般而言，光滑或是彈性的布面，有較佳的水平外力吸收效果。

二、使用原則及注意事項

使用減壓輔具時，要詳細閱讀廠商所檢附的使用說明書，除了留意使用時的注意事項，依照說明書指示進行平日的清潔保養之外，還要留意下列注意事項。

(一) 避免自行變更使用方式

最常見被錯誤變更使用方式的就是交替減壓氣墊床。例如有些使用者家中因為電源線配置在床頭，為了方便接線，就將氣墊床頭床尾對調。有些氣墊床有前三管不交替的頭枕功能，在使用者沒注意的情況下，會造成足跟與無交替減壓的氣墊床頭部長期接觸，形成足跟褥瘡。所以，若要變更輔具的使用方式，建議應先與製造商、零售商，或是輔具中心的治療師諮詢，以免造成傷害。

(二) 避免自行改造、改裝，或是附加其他的輔具設備

最常見的改造就是氣囊式座墊；有些褥瘡患者在使用氣囊式座墊後，傷口並沒有顯著的改善，因此會將傷口部分的氣囊用橡皮筋綁起來，但是這樣的做法，會阻礙正常皮膚及傷口附近的血液循環，反而造成傷口腫脹，延緩傷口癒合時間。

另外像是交替減壓氣墊床組，也有許多使用者會將不同型號廠牌的床墊與幫浦互相結合，但是幫浦的出氣量是不是足以支撐床管，接口是不是能夠緊密相連，都是必須要加以慎重考量的。除此之外，常常看到照顧者會在患者臀部墊上一層不透氣的防水中單，甚至有的使用者直接使用塑膠浴簾，防止病患的排泄物流進氣墊床管中，但卻影響氣墊床減壓效果。因此，若輔具不合適而需要進一步改造、改裝，或是附加其他輔具或配件時，應尋求專業治療師的建議。

(三) 避免交替使用

輔具的選購建議，是針對個人化量身訂做的專業意見。雖然政府在輔具補助時，針對一些特殊項目有設立「需要先由治療師評估」的門檻。但是針對租借、親友捐贈或回收再利用的二手輔具，民眾在取得該資源前，也建議先找專業的治療師評估過，瞭解該輔具的適用性，是否可以透過改裝或是改變使用方式來使輔具發揮最大的功效。

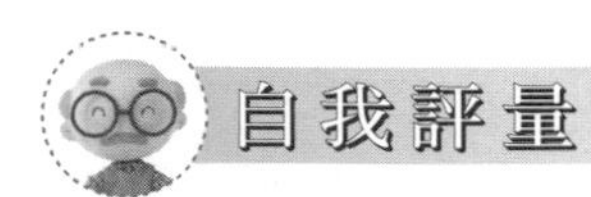

1. 使用抽痰機時，如何避免造口及交互感染？

2. 液態氧、氣態氧及氧氣製造機的供氧量有何分別？適合哪些需要氧氣治療的病患使用？
3. 呼吸器有哪些通氣模式？使用時常見的故障有哪些？如何排除？
4. 造成褥瘡的外力有哪些？如何使用輔具來降低外力對皮膚的傷害？
5. 各式減壓座墊及床墊有什麼特色？主要功能為何？分別適合什麼樣的患者使用？

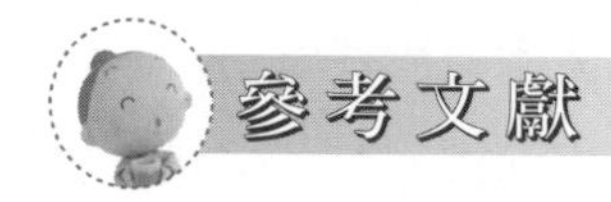

參考文獻

• 中文部分

中央健康保險局（2007）。**須長期使用呼吸器病人手冊**。台北：行政院衛生署中央健康保險局。

朱家成、劉金蓉、施純明、彭逸豪（譯）（2007）。Hess, D. R., Timothy, R., Myers, T. R., Joseph, L., & Rau, J. L.（著）。呼吸治療師在霧氣治療傳送系統的使用指引。**台灣呼吸治療簡訊，19**(1)，22-39。

行政院衛生署（2006）。**醫療器材管理辦法（最新版）**。2010年8月31日，取自 http://www.doh.gov.tw/ufile/Doc/200602_醫療器材管理辦法（最新版）950606（本文）.doc

李淑貞、余雨軒（2009）。以ISO9999：2007（E）為基礎之國內輔具分類系統簡介。**輔具之友，24**，59-62。

徐正會、古文琦、郭許達、吳健樑（2004）。呼吸器之分類與分析。載於中國機械工程學會舉辦之**中國機械工程學會第二十一屆全國學術研討會論文集**。高雄：國立中山大學。

• 英文部分

Cullum N., McInnes E., Bell-Syer S. E., & Legood, R.(2004). Support surfaces for pressure ulcer prevention. *Cochrane Database of Systemetic Reviews, 2004* (3):CD001735. Retrieved August 31, 2010, from http://www.ncbi.nlm.nih.

gov/pubmed/15266452

European Pressure Ulcer Advisory Panel and National Pressure Ulcer Advisory Panel (2009). *Pressure ulcer prevention—Quick reference guide*. Retrieved August 31, 2010, from http://www.epuap.org/guidelines/Final_Quick_Treatment.pdf

McLeod, A. G.(1997). Principles of alternating pressure surfaces. *Advances in Skin and Wound Care, 10*(7), 30-36.

Nixon, J., Nelson, E. A., Cranny, G., Iglesias, C. P., Hawkins, K., Cullum, N. A., Phillips, A., Spilsbury, K., Torgerson, D. J. ,& Mason, S. (2006). Pressure relieving support surfaces: A randomized evaluation. *Health Technology Assessment, 10* (22). ISSN 1366-5278. Retrieved September 8, 2010, from http://www.hta.ac.uk/pdfexecs/summ1022.pdf

Pieper, B. (1996). Mechanical forces: Pressure, shear and friction (Chapter 11). In Bryant, R. (Ed.), *Acute and chronic wounds nursing management* (2nd ed.). St. Louis: Mosby.

本章圖片來源

- 雃博公司：圖 8.1、8.3、8.4、8.7。
- 第一輔具資源中心：圖 8.2、8.5。
- 蕭雍靜小姐繪製：圖 8.6。

Chapter 9

個人照顧與保護輔具（一）：如廁、沐浴類

✲楊忠一、徐麒晏

1. 能確認老人在如廁、沐浴時所遭遇到的問題為何。
2. 瞭解問題後，能確認可能適用的相關輔具。
3. 能學會如廁、沐浴輔具的相關操作技巧。

如廁、沐浴是每個人一天的生活中，除了吃飯、睡覺外最重要的生理需求。對於一般人而言，這似乎是再簡單不過的事，但對於身體機能逐漸退化的老人、身心障礙者或是因疾病、意外受傷而導致行動困難者，可能就是件麻煩甚至是危機重重的困難事。

因此要安全地完成這些活動之前，個案本身必須要有基本的認知與判斷，還要有良好的平衡、移動能力，以及手部的操作功能等。若沒有足夠的認知或判斷，個案可能會有失禁甚至是隨地如廁的情形；而身體的動作功能，例如：行走或是平衡能力不足，在活動的過程中就可能會有阻礙或是發生危險的情形。

除了本身的能力之外，環境的配合也是能否安全完成沐浴、如廁時的一大考量。一般在家中最容易發生危險的地方通常就是浴廁，不管是距離偏遠或是通道狹窄，導致行進動線不良；浴廁內外有高低段差或是門檻過高，導

致跨越有困難或是容易絆倒；地面濕滑或是空間狹小卻常堆積雜物等，都有可能導致碰撞或是發生跌倒的危險。

提升個案本身的能力或是改變物理的環境，都能夠讓沐浴、如廁變得更安全，但提升能力可能要花較長的時間來訓練，而家中的空間也不見得一定能夠靠施工來改善，此時就可以利用簡易的輔具來協助減少環境的障礙，或是降低完成活動的能力需求。例如運用便器椅來增加坐姿的穩定或是放置於個案身旁解決移動到廁所的難題等。針對個案本身的能力或是環境的需求來做考量，適切選擇能夠幫助個案的輔具，就能更省時、省力也更經濟地來完成安全沐浴、如廁的需求。

第一節　如廁、沐浴時常見的問題

浴廁是每個人每天必經的地方，無論是上廁所、洗澡還是洗手、洗滌物品都必須進出好幾次，但如此頻繁使用的地方卻也是整個家中最容易發生危險的區域，不論是狹小的空間、濕滑的地面或是個案本身平衡能力不佳、行動不便等，都可能是造成危險的因子之一。以下將介紹在沐浴、如廁時，常見的物理環境問題，以及完成活動時個案所需具備的基本動作能力。

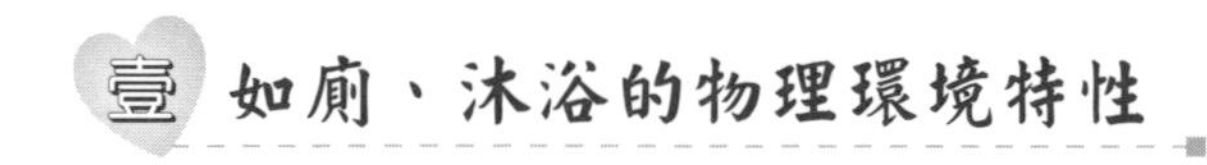

壹　如廁、沐浴的物理環境特性

一、浴廁位在家中偏遠的角落或需經過狹窄的通道

在一般住宅中，常因為裝潢的美觀、怕有氣味或是整體管線配置的問題，而將浴廁設置在較偏遠的角落。這些浴廁有些可能是在昏暗的屋角、位在半層樓高的夾層，也可能需要穿越廚房、曲折狹窄的通道，甚至有些鄉下的房子必須走到屋後的庭院才能到達。而這些情形都會增加到達浴廁的困難度。例如步行較緩慢的老人，對於遠距離的廁所就必須花更多的時間來行走，增加了途中失禁的可能；而行動不便的身心障礙者或是必須乘坐輪椅的個案，

在穿越曲折狹窄的通道時容易發生碰撞，或是在轉角處受限卡住，至於階梯更是他們無法跨越的障礙。

因此浴廁的位置及到達的動線，對於個案本人及照顧者來說都必須事先好好規劃。目前有些房子的主臥室就已經有浴廁了，相對地省去很多麻煩；若房間沒有浴廁的配置時，則可以考量個案平時的生活作息，將他的主要活動區域或是房間改在離浴廁較近的位置。若是完全無法改變浴廁與個案之間的距離時，則可以考量使用相關輔具來解決問題。

二、浴廁內的空間狹小擁擠

一般房子在規劃時，多著重於客廳、房間要夠大，相對的壓縮了浴廁的使用空間，再加上馬桶、洗手台、浴缸等相關設施後，浴廁能剩下的空間通常都很小。而在這剩餘的空間內可能又擺放了水桶、置衣籃、盥洗用具、清潔打掃用品、脫水機等物品。因此除了活動的空間狹小之外，還必須留意活動的過程中是否會碰撞到這些物品，導致受傷或是跌倒的危險。

除了以正常的方式沐浴、如廁外，若個案必須使用輪椅或洗澡椅等輔具，就必須預留個案轉位或是照顧者協助時所需要的空間。

因此在規劃浴廁時，應盡量留有適度的活動空間，平時也應避免在浴廁的地面上放置過多的物品，而且輔具使用後應擺放妥當，以避免影響其他的家庭成員。

三、浴廁內外有高低段差及過高的門檻

一般浴廁為了防止水溢出到外面，通常都會有門檻的設置，而門檻過高時就容易發生絆倒的情形，例如一些中風、帕金森氏症等下肢抬起有困難的個案，甚至一般人不注意時也都可能會有跌倒的危險。

除了門檻外，某些老舊的房子由於管線配置的關係，整個浴廁比外面的地板還要再高，因此高起的地面落差再加上門檻的高度，更增加個案在跨越時的難度和危險性，同樣也造成輪椅或附輪便器椅等輔具進出時的困難。

通常門檻高度落差的處理方式可以配合浴廁地面的洩水坡度，若洩水坡度處理好，便不需要做太高的門檻。另一種去除門檻的方式是在門口處做截

水溝槽來防止水溢出的問題，至於整個地面加高的狀況，由於地下管線的部分較難處理，非單純敲除整平可以改善，此時可以考慮架設斜坡來解決高低落差的問題；但使用斜坡時有空間的考量，若是浴廁在狹窄的通道旁時，架設斜坡反而限縮了通道的寬度，甚至可能造成經過的人有絆倒的危險。

除了上述方法外，也可以配合使用相關的輔具來協助個案安全的跨越，或配合操作技巧讓輪椅或輪式便器椅等輔具順利進出。

四、浴廁的地面及浴缸底部容易濕滑

浴廁內的地板多為磁磚材質，在潮濕狀態下就容易變得濕滑。沐浴時使用的肥皂、洗髮精、沐浴乳等洗劑，更是容易造成地面濕滑，浴缸的底部也是相同的情形。浴室若是通風不佳或地面較不平整時，也容易積水造成濕滑。此時行動不便的老人或是平衡能力較差的個案在行走、轉身移動或是跨越門檻、浴缸時，都容易造成跌倒的危險。

因此平時浴廁需維持通風，地板也應保持乾燥，使用過後最好能將地面拖乾，以避免下一個使用者因濕滑而跌倒。此外，地面的磁磚也可改用防滑材質，或是使用相關的防滑產品來增加摩擦係數，以減少跌倒的發生。

貳 如廁、沐浴的活動特性

一、 需有基本認知功能

對於完成如廁而言，必須要先能感受便意、表達需求後，再選擇到適當的場所進行如廁。因此感覺喪失的個案如脊髓損傷患者，或是認知障礙個案無法表達、預知如廁的時間，例如失智症、智能障礙等，如廁時就可能需要使用尿布或是其他方式的協助才能完成。

而在洗澡時，由於包含了穿脫衣物、擦拭肥皂、清洗及擦乾全身等多個步驟，因此同樣需要有良好的認知及規劃執行的能力。

二、需有良好的關節活動度

對於如廁、沐浴來說，需要有良好的上肢關節角度來進行身體各部位的清潔。而坐在馬桶、矮椅凳上，則需要有不錯的下肢關節活動度。低頭洗髮、彎腰洗腳則需要有軀幹的關節活動度方能進行。而老年人因為退化疾病常造成關節僵硬活動困難，以下介紹相關的活動特性及常見的問題。

(一) 上肢活動度受限導致如廁後清潔、洗頭、刷背及穿脫衣物的困難

一般在如廁、沐浴時，手部操作的動作占了大部分的比例，包含了穿脫衣物、如廁後的清潔、洗頭、洗澡等。而若是上肢的活動度受限時，大部分的動作將無法完成，例如五十肩的個案，由於肩膀抬高以及內外轉的角度受限，就會造成洗頭、清潔背部或是擦屁股的動作受到影響。此外，在穿脫衣物特別是套頭式的衣服及女性的內衣時，也常有很大的困難。

(二) 軀幹活動度受限導致彎腰洗頭及清潔下肢的困難

如廁、沐浴時軀幹常做的動作多為向前彎曲及左右旋轉，因此若是軀幹的活動度受限時，例如僵直性脊椎炎或是椎間盤突出的個案，在洗澡時會因為低頭、彎腰困難而造成洗頭較吃力，清潔下肢或是穿脫褲子、襪子也較困難的情形。

(三) 下肢活動度受限導致由站到坐及清潔下肢的困難

由於一般馬桶高度都較矮，因此髖關節、膝關節通常必須彎曲 90 度以上才能完成坐姿。因此若是角度受限時，例如剛做完髖關節置換手術的患者，髖關節不能彎曲超過 90 度，或是因其他關節的問題導致活動度受限的個案，如廁要坐下時就會因關節無法彎曲而有很大的困難，強迫進行時甚至有關節脫位的危險。而角度受限後也會連帶影響身體前彎的程度，同樣造成清潔下肢與穿脫褲子、襪子的困難。

三、需有基本的平衡能力

由於如廁、沐浴時有許多的姿勢轉換及手部較大的活動，甚至是跨越門檻、浴缸等重心轉移的動作，因此要維持身體的穩定就必須要有基本的平衡能力，以避免在過程中發生碰撞、跌倒的危險。

在站姿沐浴的狀況，由於地面常布滿了水及洗劑泡沫等，容易造成濕滑，且手部要配合清潔的動作，身體也可能做出彎腰洗頭、向前或轉身取物等動作，甚至在跨越浴缸時會有短暫的單腳站立等，都容易有跌倒的危險。因此站立平衡的能力就顯得非常重要；若個案站立平衡能力不足時，不應採站立方式沐浴。

在坐姿如廁或沐浴時，同樣有較大的手部清潔、擦拭動作，身體也會有彎腰清潔下肢、向前拿取物品等重心轉移的動作，因此也需要有較好的坐姿平衡能力。若個案的坐姿平衡技巧或耐力不足時，例如植物人或高位的脊髓損傷患者等，可能就需要有更多的協助，例如軀幹固定帶、可躺翹的便器椅，或是必須改用平躺的姿勢才能完成沐浴、如廁的活動。

四、需有坐到站的基本能力

除了男生的小解外，大部分的如廁行為均在坐姿下完成，而在浴缸內泡澡時也是以坐姿方式進行。在前面已經提過從站到坐時需要考慮到個案的關節活動度，而從坐到站時則尚需考慮個案是否有足夠的下肢肌力。下肢肌力不足或是因疼痛而無法用力的個案，則必須藉由上肢協助用力才能站起。

除此之外，有些個案還會因姿勢性低血壓的影響造成暈眩跌倒的情形，必須教導個案站起後至少停留 10 至 20 秒，適應後才進行下一個動作。而且站起處也應提供必要的扶手作為支撐。

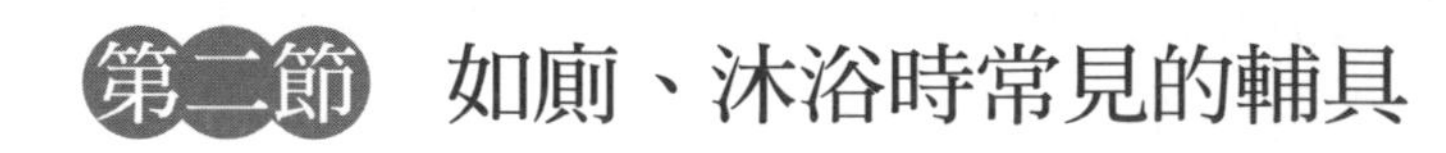

第二節 如廁、沐浴時常見的輔具

歸納前一節所提如廁、沐浴常見的各個狀況有：浴廁的位置常偏遠且需經過狹窄通道、空間狹小擁擠、有過高的門檻與高低段差、地面及浴缸濕滑，以及個案關節活動度不足、缺乏基本的平衡能力、坐到站的能力不足、姿勢性低血壓等。而各個問題的處理方法可能是改變物理環境，像是剔除門檻、更換主要活動區域以縮短到浴廁的距離等，或是增進個案本身的能力，例如體力的訓練，或是加強平衡的控制技巧等。

當物理環境無法改變，或是個案本身的能力無法於短時間內提升時，輔具的應用就能適時地減少環境所帶來的障礙，也降低活動的難度，各類型的如廁、沐浴輔具及其相關配件，亦是針對上述的各種狀況所設計研發（如本章附錄之分析表）。以下介紹常見的如廁、沐浴輔具。

壹 便器椅

便器椅本身就像個可移動的馬桶，主要是藉由便桶或是特殊的污物收集袋，來達到它方便移動的特性，並解決浴廁偏遠及難以到達的問題。且便器椅大多具有背靠及扶手的支撐，因此能夠提供基本的平衡協助。此外，便器椅還有相當多不同功能的設計。

一、可跨置於馬桶上

大部分便器椅的便桶都是設計成可拆卸式的，因此當便桶拆卸後且便器椅的下方、後側沒有額外的橫桿、骨架時，就可以直接將便器椅跨置於馬桶上（如圖 9.1 所示）。因此提供現有馬桶所欠缺的穩定背靠及扶手的支撐，對於坐姿平衡不好的個案能夠提供良好的協助。且便器椅直接跨置於馬桶上也能節省浴室內的空間，讓個案或照顧者能有較大的活動操作空間。此外，因跨置而提高的座高也讓坐到站的動作變得輕

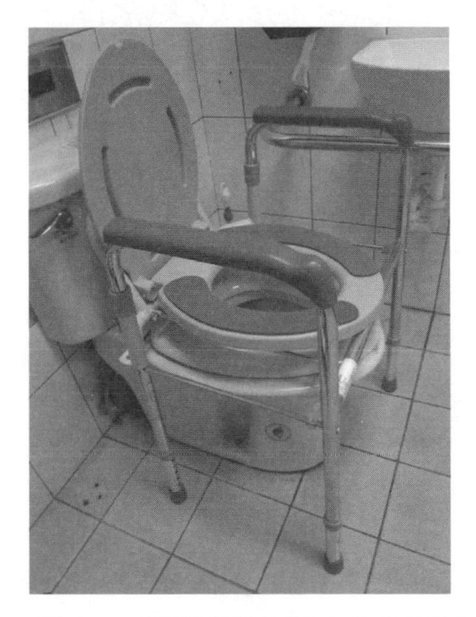

▲圖 9.1　可跨置於馬桶上的便器椅

鬆，髖、膝關節無法彎曲到 90 度的個案也能較順利的坐下。

二、具收折性

此類便器椅的特色在於骨架較輕適合搬運、收合方式簡單也較不占空間（如圖 9.2 所示），若搭配可跨置於馬桶上的功能時，更能方便的在狹小的浴廁環境中使用，使用後也可以輕鬆收納不影響他人。但此類的便器椅也因為骨架較輕且多可拆折，因此材質剛性上略嫌不足，若個案的體型較壯碩時須多加注意。

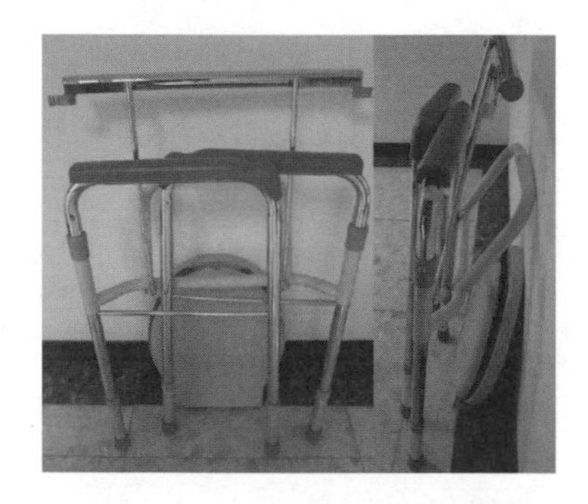

▲圖 9.2　具收折功能的便器椅

三、附輪方便移動

附輪的便器椅有著良好的移動性（如圖 9.3 所示），因此對於行走有困難的個案，便能利用此功能來解決浴廁偏遠而難以到達的問題。

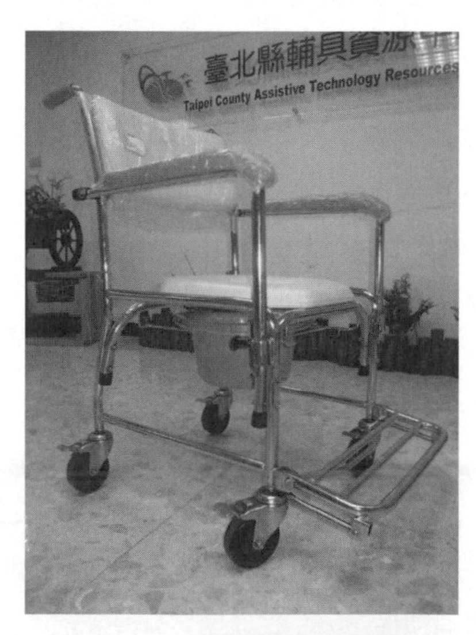

▲圖 9.3　附輪可推行的便器椅

而輪子的形式也影響了迴轉半徑及操作空間的需求。不同於輪椅後兩輪為定向輪需要較大的迴轉空間，大部分輪式便器椅的四個輪子皆為轉向輪，因此有較小的迴轉半徑（如圖 9.4 所示），相對的空間需求也較小，對於穿越較曲折的通道或是在狹小的浴廁空間內使用時，較不受影響。

附輪便器椅若可跨置於馬桶上，就能在狹小的浴廁空間內順利使用，但因為骨架剛性的考量，這類型的便器椅多半無法收折。附輪的便器椅若要可以收折，市面上的產品多在下方加橫桿支撐來提升骨架剛性，如此便無法跨置於馬桶上了。

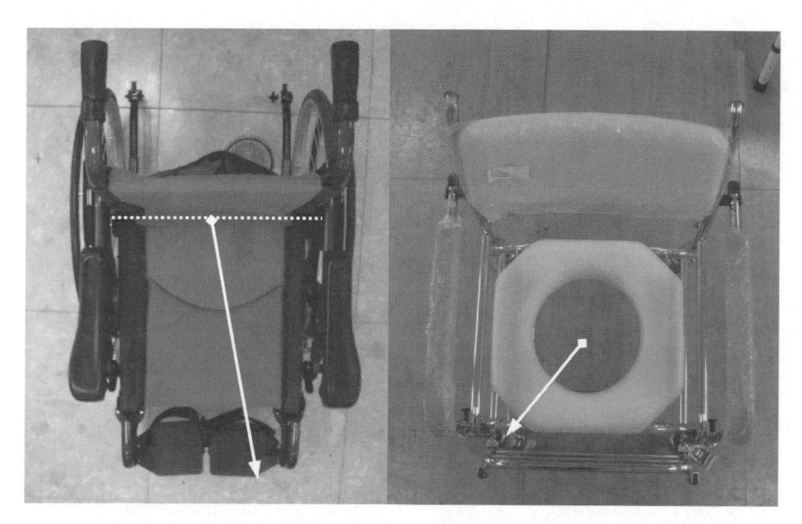

▲圖 9.4 當四輪皆為轉向輪時，有較小的迴轉半徑

四、高度可調整

此功能主要可配合個案的身材與需求來調整椅面的高度（如圖 9.5 所示）。正常的高度約為使用者足底到膝窩的距離。而對於髖、膝關節角度受限無法彎曲坐下的個案，可以適時的調高座面高度，以減少髖、膝關節的彎曲，讓個案能順利的坐在便器椅上。此外，調高的座面也能幫助個案較輕鬆的站起。

五、擺位功能

一般的便器椅大都有背靠及扶手等基本協助平衡的功能，而特別強調擺位功能的便器椅通常還包括了較高的背靠、頭靠，及骨盆、胸部的固定帶等（如圖 9.6 所示），能針對坐姿平衡較差的個案，給予更穩定的協助以維持良好的坐姿。

六、具躺、翹功能

此功能主要是讓上半身後仰，將重心轉移到背部，並藉由背靠、頭靠的協助讓軀幹能有穩定的支撐（如圖 9.7 所示）；對於坐姿平衡較差，只提供背靠支持仍不足的個案，就能採用這種功能的便器椅來協助。

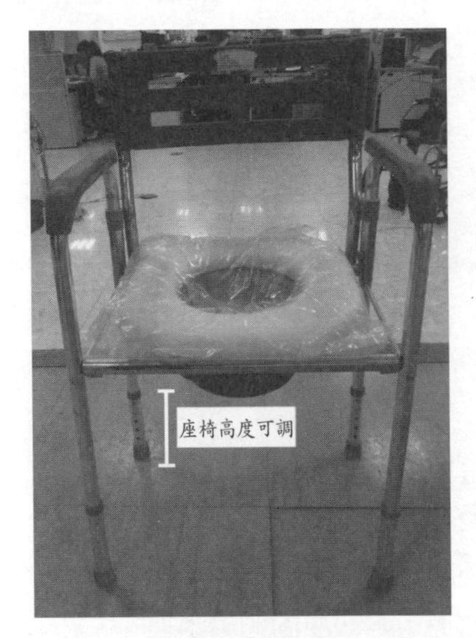

▲圖 9.5　具高度可調功能的便器椅

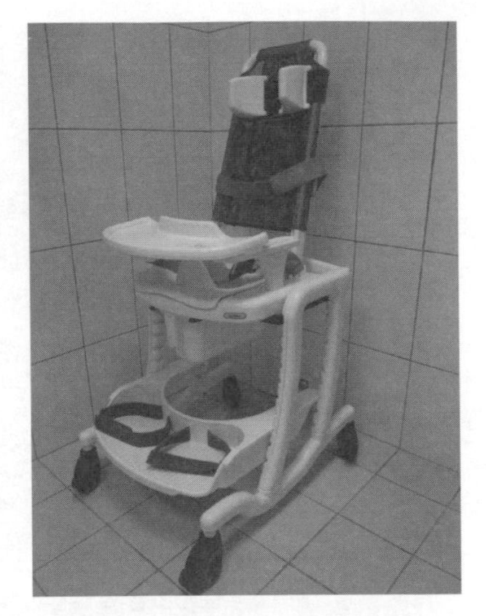

▲圖 9.6　具擺位功能的便器椅

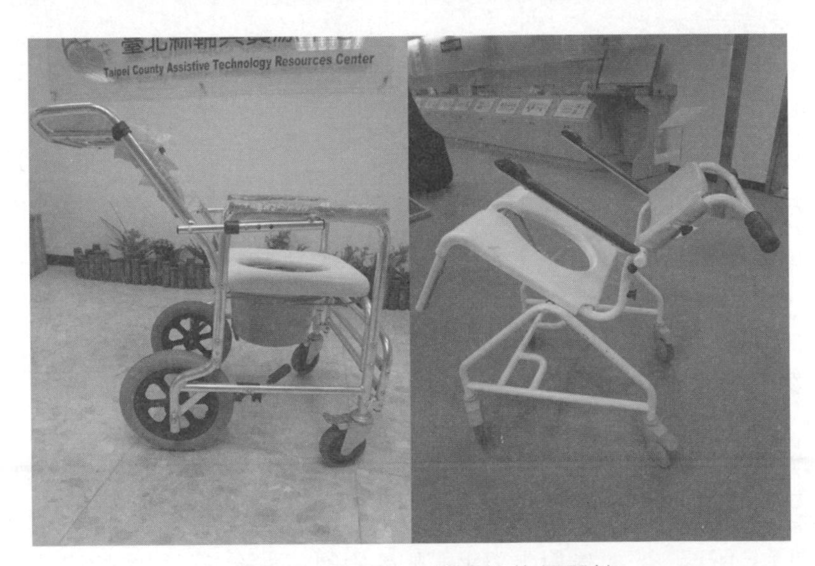

▲圖 9.7　具可躺、翹功能的便器椅

七、特殊美化

此類的便器椅多採用類似家具的材質與外觀來設計（如圖 9.8 所示），因此較能顧及個案的自尊心也較能融入居家的情境。但這類的便器椅大多較重且不可收折，因此多置於離個案較近的定點使用。

貳 馬桶增高器

馬桶增高器主要是讓馬桶的座椅高度增加，讓下肢肌力較弱的個案能順利站起並減少髖、膝關節的彎曲，十分適用於髖、膝關節角度受限，或是剛動完髖、膝關節置換手術的病人。

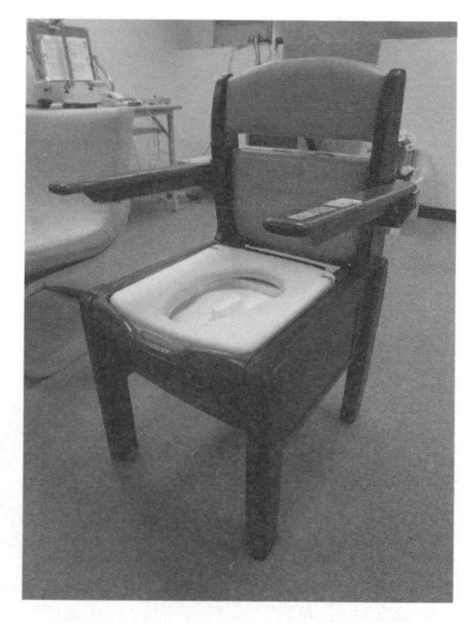

▲圖 9.8 特殊美化處理的便器椅

一、一般型馬桶增高器

此類增高器多為硬式的塑膠座墊且僅需直接放置在一般馬桶上固定就可以使用（如圖 9.9 所示），因此大部分都只能增加固定的高度，僅少數另外加裝支撐架的產品可以調整高度。

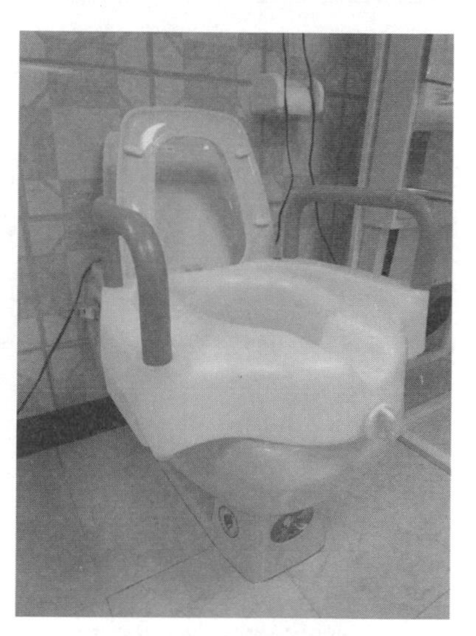

▲圖 9.9 馬桶增高器

二、電動助起馬桶椅

此類馬桶椅具有椅面電動升降的功能（如圖 9.10 所示），因此能自由調整所需的高度，或是藉此協助來完成站起的動作。

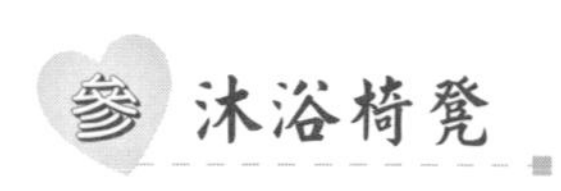

參 沐浴椅凳

沐浴椅凳與一般椅子的差異在於止滑的效果，除了每根腳柱底部都有止滑墊外，椅面及背靠也都使用止滑的材質（如圖 9.11 所示）；因此對於積水濕滑甚至有肥皂泡沫的地面、椅面，沐浴椅凳能比一般的椅子有更好的穩定效果；此外，部分產品會加裝扶手，高度亦可調整，對於坐姿平衡能力不足、下肢關節角度受限、坐姿站起能力不足的個案，可提供進一步的協助。

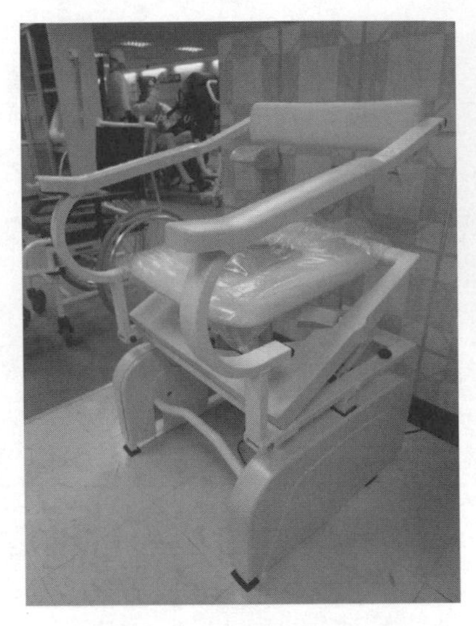

▲圖 9.10　電動助起馬桶椅

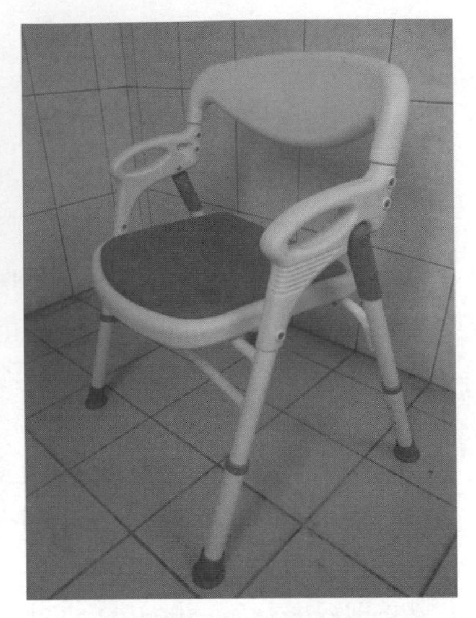

▲圖 9.11　沐浴椅凳

若浴室內有浴缸且個案跨越有障礙時，也可以使用椅面較長的沐浴椅凳（如圖 9.12 所示），讓個案能先在浴缸邊緣的椅面坐下，再慢慢移動到中央方便沐浴的位置，避免因跨越浴缸而發生跌倒的風險。

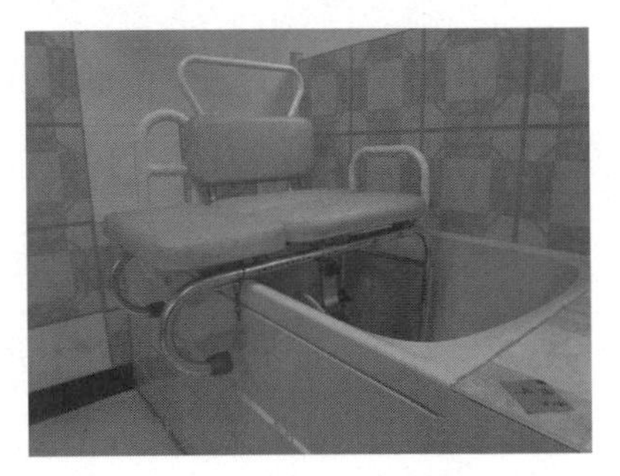

▲圖 9.12　跨越浴缸型沐浴椅

肆 防滑措施

主要是針對浴廁使用後，地面容易有積水濕滑的問題而做改善，以避免因濕滑的地面而發生跌倒的危險。以下將介紹各種防滑的措施。

一、防滑墊

早期是利用塑膠的方格板拼湊於地板上來達到止滑的效果，但必須全面性的鋪設以固定格板，否則反而容易因本身塑膠板的滑動而造成跌倒的危險。

目前大多數的防滑墊都是由防滑係數較高的材質所製作（如圖 9.13 所

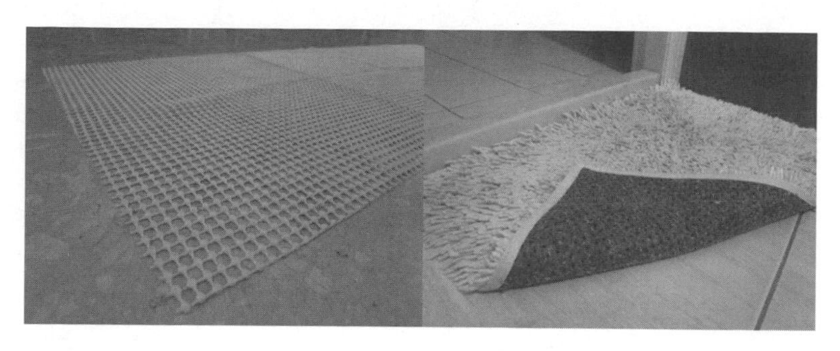

▲圖 9.13 防滑墊

示），而放置的位置則可選擇容易發生滑倒的位置，如進出浴廁的門口、進入浴缸前的位置，或是馬桶前的站立區域等。

而除了地面外，浴缸平滑的材質及內外的高低落差也常造成滑倒，因此也有專門放在浴缸內的止滑墊（如圖 9.14 所示），除了防止進出浴缸滑倒外，也可以固定於浴缸的斜面，讓使用者靠在浴缸上時不會往下滑動。

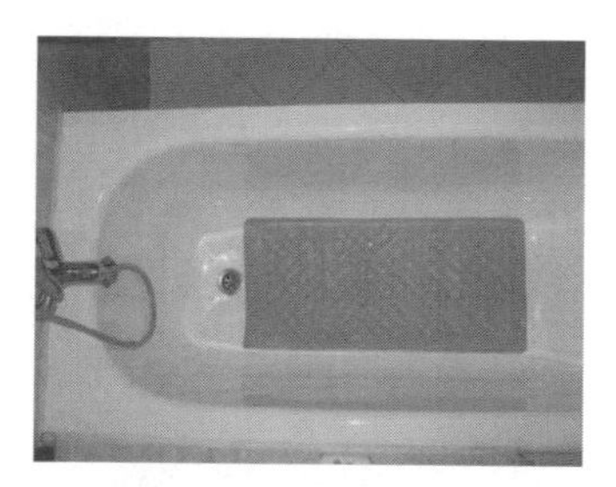

▲圖 9.14 浴缸內的止滑墊

二、防滑貼條

防滑貼條外觀像是一般的膠帶，但表面為粗糙的顆粒（如圖 9.15 所示），可以直接撕下黏貼於需要止滑的地面，通常不需用填滿的方式黏貼，僅需在行進的路線上，以每條約 5 公分的間隔黏貼，確保踩下的每一步都能接觸到貼條。而這類的產品也有摩擦力的分別，較粗糙的材質可以用於地面，

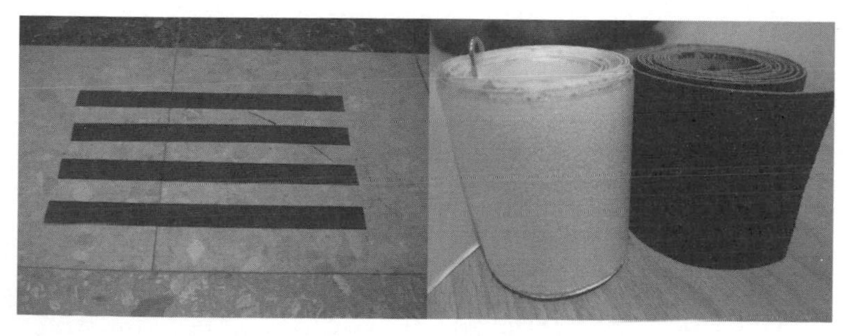

▲圖 9.15 防滑貼條

較平滑的則可以黏貼於浴缸，以避免過於粗糙而刮傷皮膚。

三、止滑劑

止滑劑為特殊的化學藥劑（如圖 9.16 所示），主要是將磁磚的表面製造出肉眼難見的微小凹洞，藉以增加表面的摩擦力，達到止滑的效果，因施工容易，故可於居家自行施工。

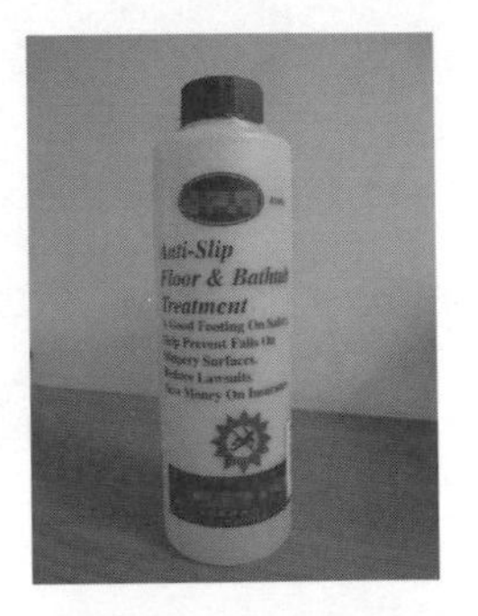

▲圖 9.16　止滑劑

伍　扶手

扶手的主要功能在於提供平衡及坐到站的動作協助，建議安裝於浴缸、馬桶旁等需要維持平衡、跨越、站起等處。而扶手的形狀通常為圓形或橢圓形，直徑建議 2.8 至 4 公分以方便抓握。

一、一字型扶手

一字型扶手（如圖 9.17 所示）可視個案的需求以垂直或水平的方式安裝，舉例來說：坐姿站起時，身體需要向上力量才能站起，因此若個案的下肢肌力較差時，就建議水平安裝的方式，讓個案能以手部下壓扶手的方式來提供身體向上的力量；若此時改以垂直方式安裝，個案就必須花更多抓握的力氣來克服摩擦力不足而滑動的情形。

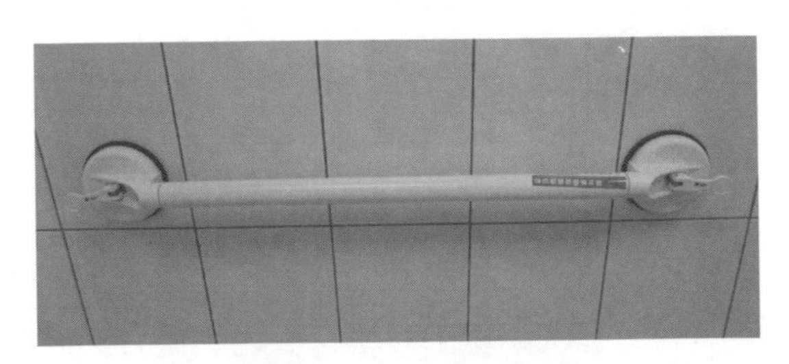

▲圖 9.17　一字型扶手

二、L 型扶手

由於形狀類似英文字母的L而得名（如圖 9.18 所示），主要都設置在馬桶靠牆的一側，或是浴缸旁的牆壁，除了協助穩定平衡外，還能提供坐到站的協助。由於兼具了垂直與水平兩個方向，因此更能夠依個案需求提供協助。

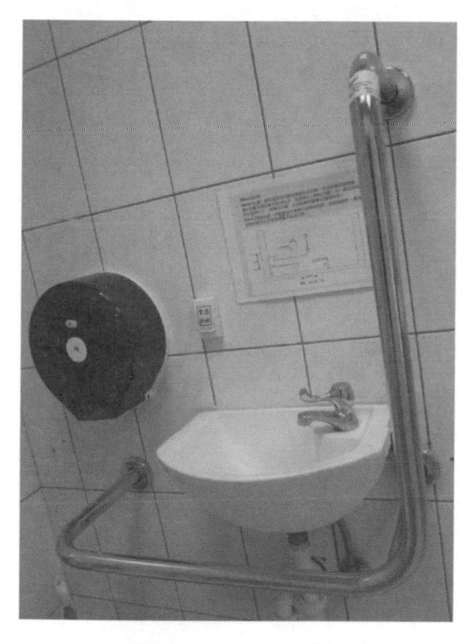

▲圖 9.18 L 型扶手

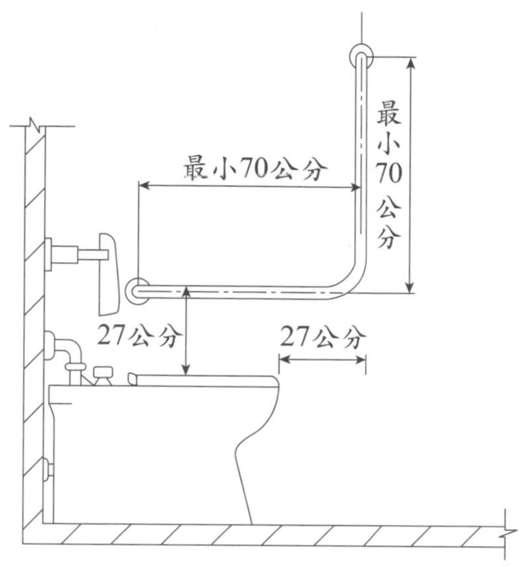

▲圖 9.19 L 型扶手安裝位置圖
（本圖取自建築物無障礙設施設計規範）

L 型扶手安裝於馬桶旁時須注意有左右的區別，目前安裝的位置已有相關設計規範（如圖 9.19 所示）。

三、可掀式扶手

可掀式扶手（如圖 9.20 所示）一般設計上掀或側掀的形式，大多安裝在馬桶不靠牆的一側，可掀功能主要提供個案在輪椅與馬桶間側向轉移位的轉位空間。

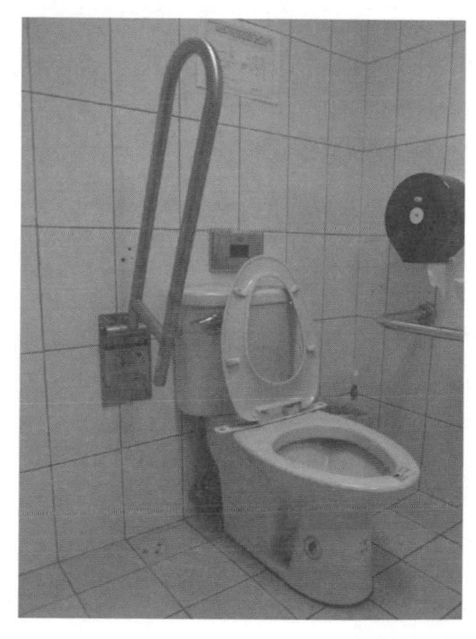

▲圖 9.20 可上掀式扶手

四、洗手台扶手

洗手台扶手主要是提供個案在清潔時的支撐協助（如圖 9.21 所示），避免因直接重壓造成洗手台破裂割傷人的情形發生。裝設時應注意扶手的高度需高於洗手台邊緣 1 至 3 公分（如圖 9.22 所示）。

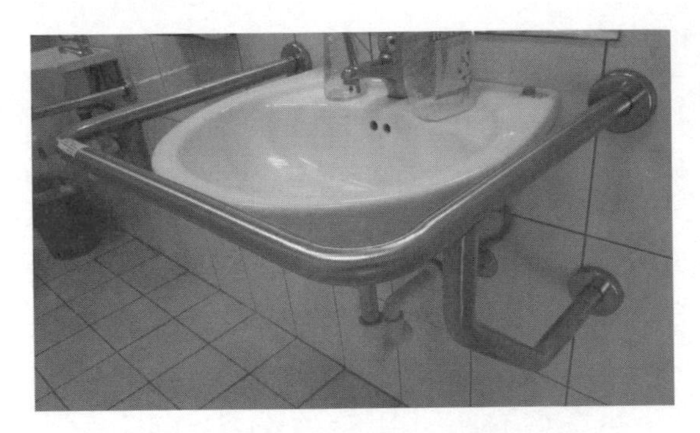

▲圖 9.21　洗手台扶手

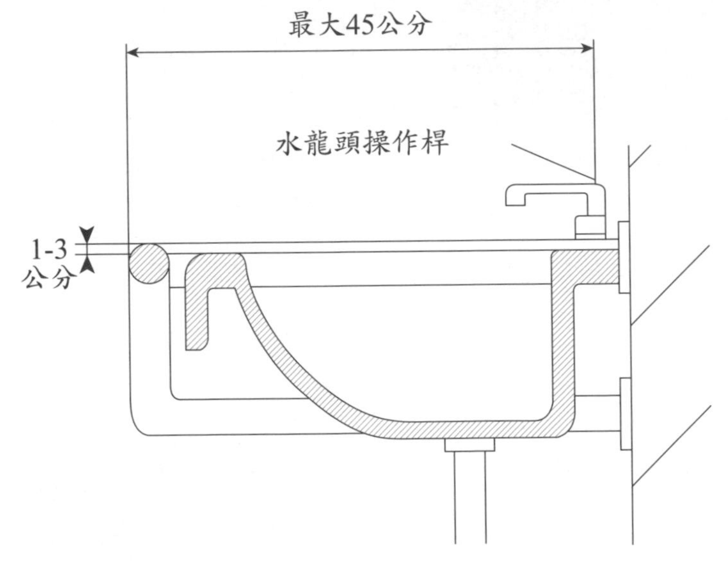

▲圖 9.22　洗手台扶手安裝位置
（本圖取自建築物無障礙設施設計規範）

陸 其他相關輔具

一、尿布與尿壺

對於認知能力較差或無法表達自我需求的個案，照顧者很難確認個案何時要如廁，因此可利用尿布來協助解決失禁的問題。有時則是因為物理環境的限制，或是轉移位上的困難，例如在戶外較難找到無障礙廁所，此時除了考慮尿布外，也可以使用尿壺來快速解決小便的問題。尿壺也有男女的分別，攜帶上也十分輕便。

二、免治馬桶

目前市面上的免治馬桶愈來愈普及且功能也愈來愈先進了，整合式的面板包含了如廁後的洗淨和烘乾的功能，也有如廁後自動沖水的功能，對於上肢活動度受限，無法自己清潔、擦拭或是轉身按壓沖水閥的個案來說，無疑是最好的協助輔具。

三、長柄刷

長柄刷的功能主要在延伸個案可活動接觸的範圍（如圖 9.23 所示），因此像是上肢關節活動度受限的個案，當沒辦法洗到自己的背部，或是坐著時無法向前彎腰洗腳時，就可以藉由長柄刷的協助來清潔自己較難洗到的部位。

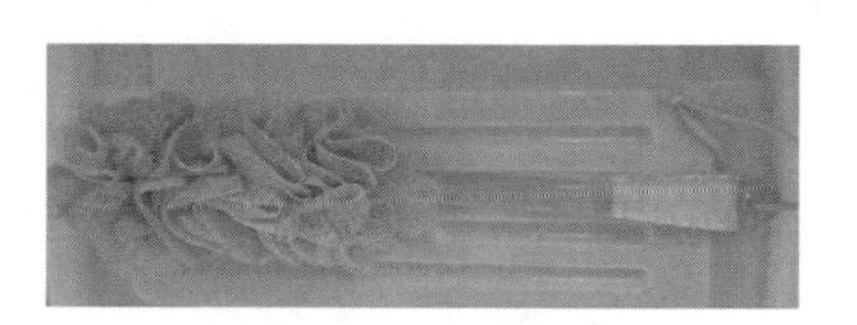

▲圖 9.23　長柄刷

四、洗頭盆

對於某些長期臥床的個案，善用洗頭盆（如圖 9.24 所示）可以讓個案躺在床上洗頭也不會弄濕床鋪。

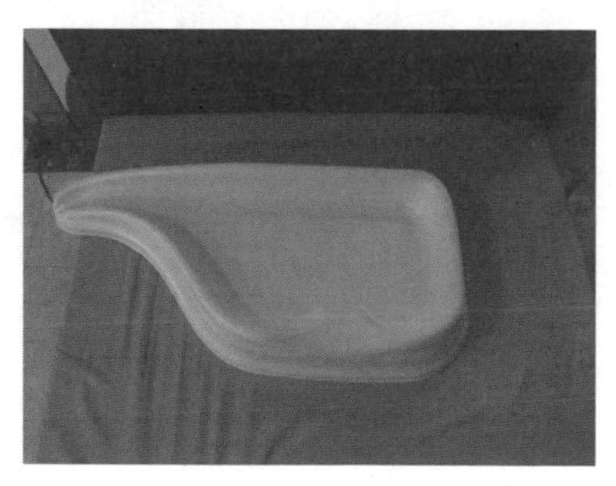

▲圖 9.24　洗頭盆

第三節　協助沐浴、如廁的相關技巧

因應沐浴、如廁常見的問題，筆者於實際的臨床經驗中，歸納出使用輪式的便器椅跨越浴廁門檻的操作技巧，以及在有限的空間內善用洗手台安全完成沐浴的方式。

壹 利用輪式便器椅跨越浴廁門檻的技巧

在居家環境操作輪式便器椅時，最容易碰到無法跨越門檻而卡在門口的問題。此時就可以用便器椅翹起的方式來跨越門檻，以下分成兩個情形來討論。

一、門檻高度低於便器椅輪子的半徑

當門檻高度較低時，建議以後退方式進入，技巧是將輪式便器椅向後拉，後輪頂住門檻時順勢向斜後方拉提，後輪便可以順利通過，前輪通過方式亦同（如圖9.25所示）。但是若個案的軀幹控制能力較差時，就必須加上胸部固定帶以防止個案往前傾倒。

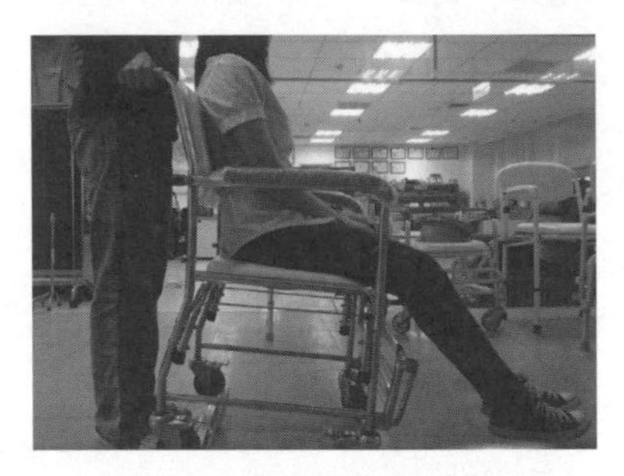

▲圖 9.25　後輪頂住門檻時順勢向斜後方拉提以跨越門檻，前輪亦同

二、門檻高度高於便器椅輪子的半徑

浴廁門檻建議應3公分以下，並配合改善洩水坡度及排水功能。若門檻高度過高就必須削除，否則一般輪式便器椅後輪抬起跨越時，會造成乘坐個案身體前傾，十分危險。

若浴廁內的地板高於外側，再加上一般門檻的高度，要進入就十分困難。進入的方法是將前輪翹起由正面來跨越。技巧：先將後兩輪當作支點並將轉向輪向前撇，目的是要將支點向前，加大施力臂。照顧者的兩腳固定於後輪支點上並將便器椅往後方拉動翹起。前輪翹起後順勢向前推動以跨越門檻，最後再將後輪抬起進入浴室（如圖9.26-1至9.26-4所示）。當要出浴廁時，則反過來由後輪先下再換前輪。

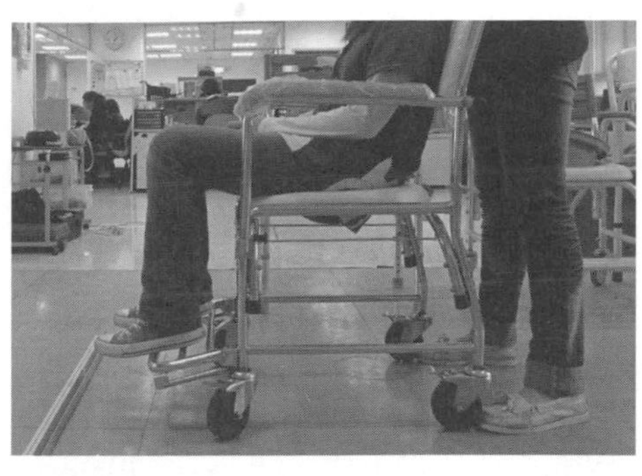

▲圖 9.26-1　後輪轉向前，以雙腳頂住當支點

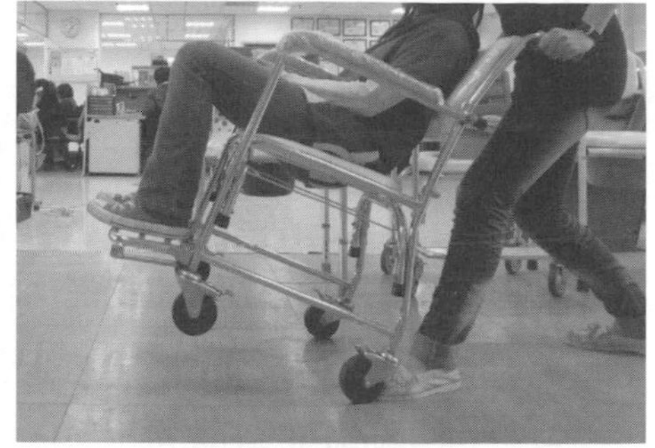

▲圖 9.26-2　將便器椅往後方拉動翹起

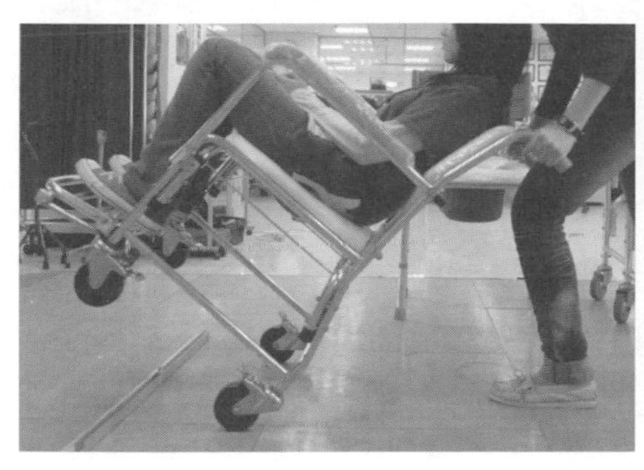

▲圖 9.26-3　順勢向前推動以跨越門檻

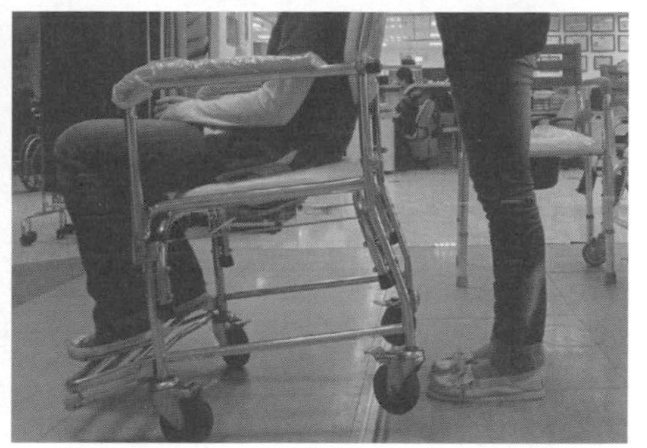

▲圖 9.26-4　將後輪抬起跨越門檻

貳 善用洗手台來完成沐浴

個案若是功能上不適合進浴缸洗澡，可善用洗手台與沐浴椅凳的功能。建議沐浴椅凳置於洗手台前，配合將牙刷、牙膏及沐浴清潔用品等放在洗手台上，此時個案的四周都能有安全的支撐，也能方便的操作洗手台水龍頭、相關用品等，也可將洗手台的水龍頭改裝為具有蓮蓬頭功能，再配合長柄刷的協助，便能輕鬆且安全的沐浴。

此外，若是想要直接使用浴缸的蓮蓬頭，亦可視情況延長水管，並配合使用具有壓按開關的蓮蓬頭，如此只要先將浴缸水龍頭調整好水溫，便可以直接在蓮蓬頭處控制出水。

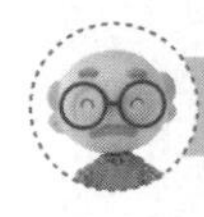

自我評量

1. 安全的如廁、沐浴需具備哪些基本的身體功能？
2. 影響居家浴廁安全的環境因子有哪些？
3. 常見的便器椅包含了哪些功能？適合應用在哪些失能的老人？
4. 針對浴廁濕滑的地面可用何種方式來加強安全措施？
5. 常見的扶手種類及其功能為何？
6. 對於行動不便的老人，可用哪些方式安全的進出有高低段差或門檻過高的浴廁？

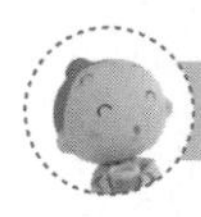

參考文獻

施啟明（2007）。無障礙浴廁輔具簡介。**輔具之友，20**，37-43。

葉采青（2007）。一般銀髮族居家無障礙生活設施與家具擺設探討。**輔具之友，20**，31-36。

葉采青、李淑貞（2007）。居家物理環境評估與輔具應用評估。載於吳英黛（主編），**輔具評估專業技術手冊**（頁 264-279）。台北：中華民國物理治療學會。

本章圖片來源

- 內政部多功能輔具資源整合推廣中心：圖 9.7、9.8、9.9、9.10、9.12。

附錄｜沐浴、如廁輔具分析表

		浴廁偏遠	空間狹小	過高門檻與高低段差	地面積水濕滑	關節活動度不足	平衡能力不足	坐到站的能力不足
便器椅	可跨置於馬桶上		◎			◎	◎	◎
	可收折功能		◎					
	附輪具可推行功能	◎	○（四輪轉向型）					
	座椅高低可調功能					◎		◎
	具擺位功能						◎	
	可躺、翹功能						◎	
馬桶增高器	一般型					◎		◎
	電動助起型					◎		◎
沐浴椅凳				○（跨越浴缸型）	◎	◎	◎	◎
防滑措施					◎			
扶手							◎	◎
免治馬桶						◎		
長柄刷						◎		
輪式便器椅跨越門檻技巧				◎				

◎表該項輔具可協助克服之問題。　○表特定形式之輔具方能協助克服之問題。

Chapter 10

個人照顧與保護輔具（二）：衣物類

✲張瑞昆

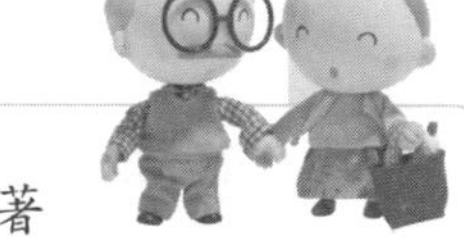

1. 瞭解穿脫衣物鞋襪輔具及方便照顧的特殊衣著設計產品。
2. 能正確協助老人選用合適的衣物鞋襪類輔具。
3. 能正確指導老人使用穿脫衣物鞋襪輔具的方法。
4. 能正確指導老人及其照顧者使用特殊衣物鞋襪，方便平日的照顧。

第一節　衣物的重要

我們常說生活就是食衣住行育樂，可見人除了首要以「食」維生外，「衣」也占了相當重要的地位。因為衣物不僅可以禦寒、保護、吸汗，還具美觀功用，甚至是社經地位的表徵。

過去衣服主要是發揮著實用的功效，以遮體保暖為主，是人類自身不可或缺的一部分。隨著人類文明的發展，衣服更往往不再是以遮體保暖為主要功能，如今的衣服重視在美觀——能讓人賞心悅目的滿足上升級了。

現今衣物的種類甚多，舉凡貼身的內衣褲、上衣、褲子、裙子、套裝、外套、襪子、帽子、圍巾、披風等都是能穿戴在身上的衣物。依據不同的需求或目的，衣物的材料選擇、設計與縫製方法各有不同，就會有很多款式的衣物成品出來。此外對每個國家而言，衣物類的產品還是重要的經濟產物。

不論是華麗或實用的衣服，還是複雜或簡易的設計，衣物總需面臨到如何「穿戴」在身體上的問題。對一般正常人而言，穿脫衣服應該是件容易的事，但對於生病、虛弱、年幼、年長或身心障礙者而言，自己來穿脫衣服，則可能是件困難甚至於是不可能達到的事情了。

第二節　老人穿脫衣物面臨的問題

老人或身心障礙者因生理或心理（心智）功能障礙，在操作這些衣物的過程中會遭遇困難。因為在穿脫衣褲鞋襪的過程中，需要運用到四肢屈伸、彎腰、轉身及雙手操作等動作。所以當關節活動度或肌肉力量不足時，就會影響到穿脫衣褲鞋襪的活動。

穿戴或固定衣物的方式，衍生了鈕扣、拉鍊、魔術帶（黏扣帶）、扣環、鬆緊帶、綁帶等操作技巧的需求。此外摺疊、收藏分類、取用也都是需要技巧的。心智功能障礙（如失智症）的老人，常會在操作的步驟中出現不知所措的窘境，而無法完成穿脫衣物的活動。

此外，多數的操作還需要視力或感覺（如女性胸衣背後扣環或上衣後拉鍊）的協助才能順利完成。

第三節　衣物類輔具的重要性

對於生理功能退化或障礙的老人，則可依其剩餘肢體功能狀況，提供一些輔具或特殊操作方式，來完成衣物類的獨立穿脫活動。對於心理功能退化或障礙的老人，除可利用相關輔具外，還要思考如何簡化穿脫衣物的步驟，或加強他們的學習操作能力，這些都是提供老人或身心障礙者衣物類輔助器具的主要課題。

第四節 常見衣物類輔具的介紹

就一般的日常生活來說，隨著生理機能的退化，每個人面臨的困難各有不同，以下就依執行穿脫衣褲、鞋襪及被照顧者的需求與護具等方面常見的輔具做相關的說明。

壹 穿脫衣褲的輔助器具

被照顧的老人常因動作、肌力、協調或視覺的限制，而造成穿脫衣褲的困難。一般衣服穿著應盡量寬鬆、簡單化，並以鬆緊帶、黏貼式、少鈕扣、方便穿脫為主。此外協助穿脫衣服褲子之輔具，也可改善穿脫衣服功能，增加生活獨立性，減輕旁人的負擔。

一、穿衣輔助桿

- **使用說明**：利用木桿延伸手的長度，並藉由前端鉤子來勾夾衣服，以便順利穿脫衣服（圖 10.1）。
- **適用對象**：上肢功能或活動度受限，但手仍能抓握者。
- **產品規格**：木桿長度約 60 公分，前端裝置鐵鉤。

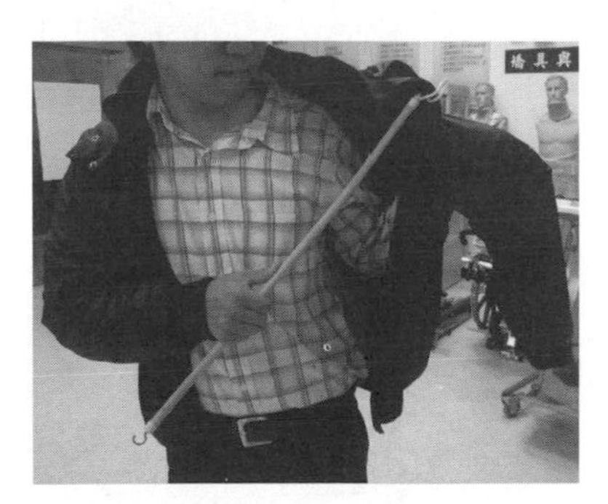

▲圖 10.1 穿衣輔助桿

二、穿褲輔助帶

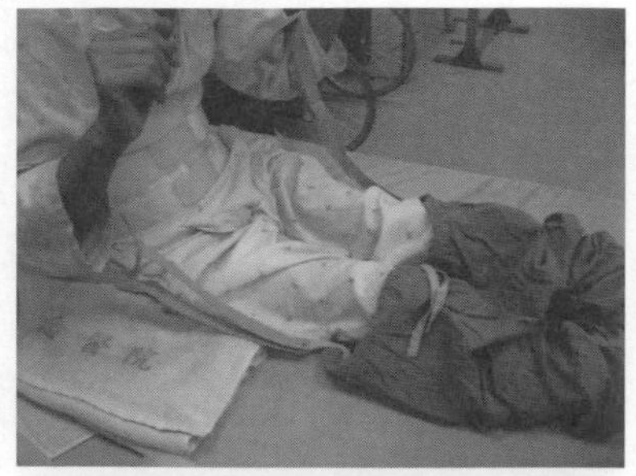

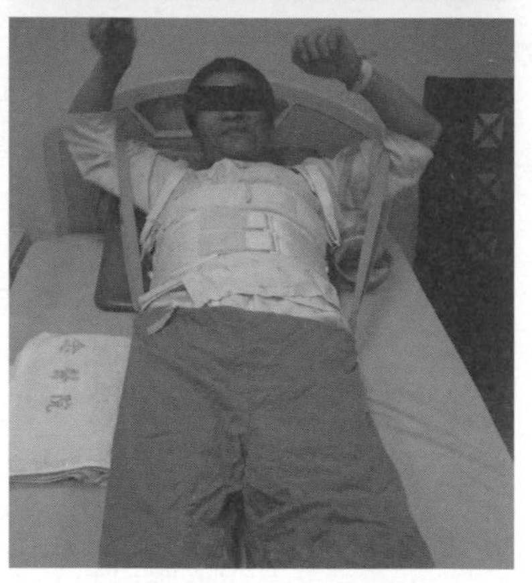

▲圖 10.2　穿褲輔助帶

- 使用說明：在坐姿或躺姿下，利用兩條帶子前端鉤子來勾住褲子腰帶環後往上拉，可以在不需要抬腳或站立的情況下，將褲子拉上來（圖 10.2）。
- 適用對象：下肢功能或活動度受限，無法站立者。
- 產品規格：帶子長度約 150 公分，每30公分有車縫橫帶，可以用前臂勾住，前端裝置塑膠鉤環。

三、防掉褲輔助帶

- 使用說明：在坐姿下褲子穿到臀部時，利用防掉褲輔助帶一端的夾子來夾住褲子前方褲頭，另一端的夾子則夾住上衣口袋上，當站立起來時帶子拉住褲子，可以從容地扣緊褲頭及拉上褲襠拉鍊，而不至於讓褲子滑脫下去（圖 10.3）。
- 適用對象：半側癱瘓或僅剩單手可以抓握者。
- 產品規格：帶子長度約 40 公分，兩端附有夾子。

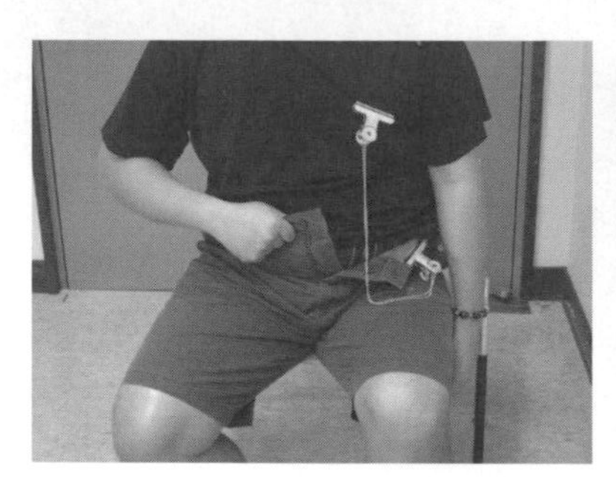

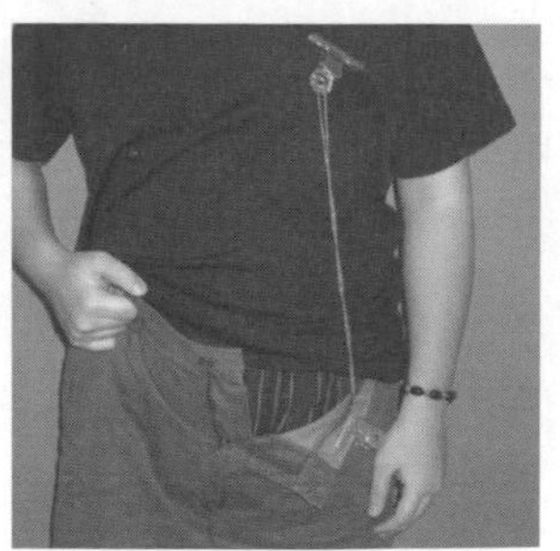

▲圖 10.3　防掉褲輔助帶

四、穿鈕扣輔助器

- **使用說明**：將握柄前的鐵絲扣環穿過衣服的扣眼，再勾住鈕扣後拉回扣眼的孔洞，這時鈕扣可以穿出扣眼，即可扣上鈕扣（圖 10.4）。
- **適用對象**：針對手指精細動作困難、僵硬或單手操作穿鈕扣有困擾者。
- **產品規格**：有各式握柄形狀，一般圓柱握柄長度約 20 公分，前端為長凸形鋼絲環扣。

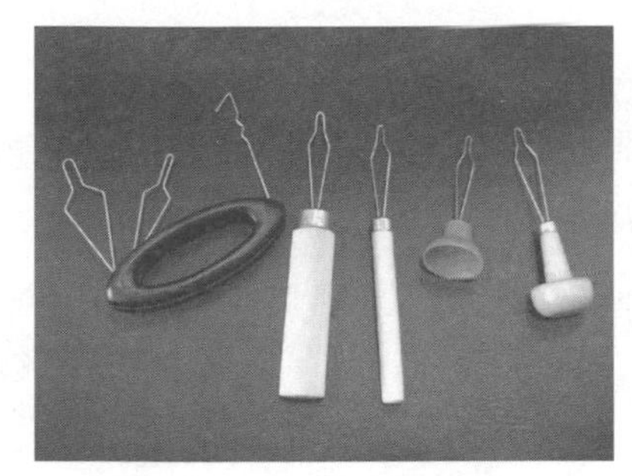
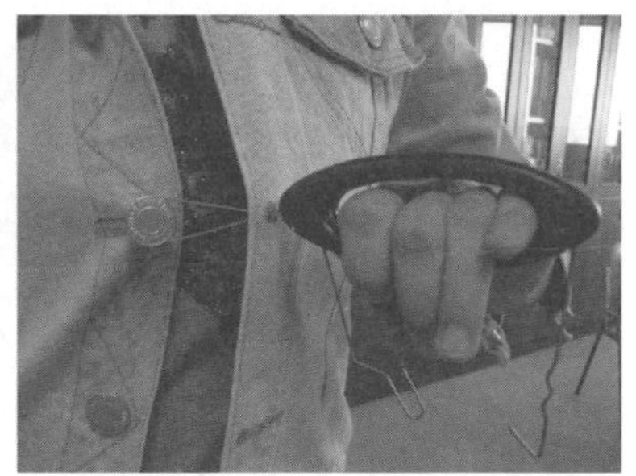

▲圖 10.4　穿鈕扣輔助器

五、拉鍊輔助器

- **使用說明**：將輔助器上一端可按壓式的鉤掛，勾在一般的拉鍊洞眼上，再將手指穿進輔助器另一端的套環，即可輕易拉動拉鍊往上（閉合）或往下（拉開）（圖 10.5）。
- **適用對象**：針對於手指精細動作困難，無法抓住一般拉鍊把柄的人，

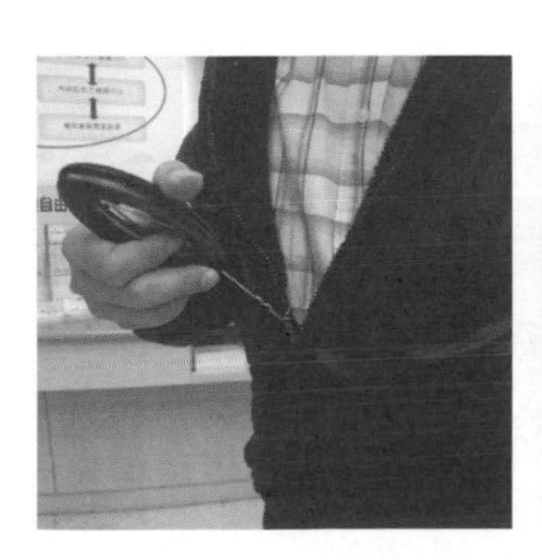
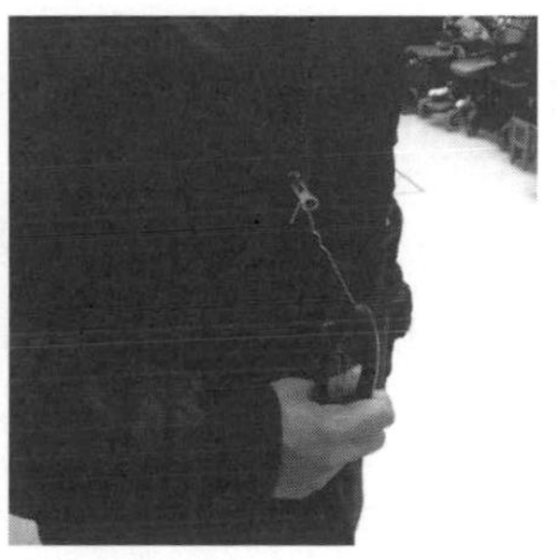

▲圖 10.5　拉鍊輔助器

可以解決其穿衣時需操作拉鍊的困擾。

● 產品規格：金屬圓環直徑為 2.2 公分，鍊帶長度為 4.8 公分。

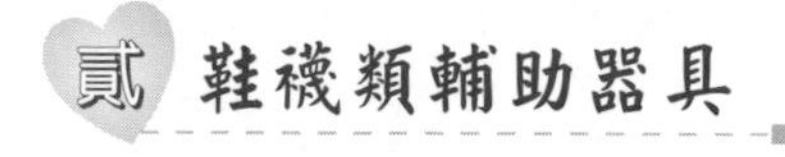

貳 鞋襪類輔助器具

選擇給年長者穿的鞋子、襪子應是輕量、穿著舒服、防滑，而且容易穿脫。同時受限於他們的關節活動度、肌力、協調或視覺的退化，協助老人穿脫鞋襪的輔助器具也是很重要的。

一、易穿式鞋子

● 使用說明：由柔軟棉布材料製成的軟鞋設計，可以順應老人脆弱或感覺遲鈍的皮膚，避免摩擦受傷。鞋口設計為全開式，方便腳穿入，然後將鞋背的固定帶由內往外拉，利用固定帶內側的魔術帶黏扣在鞋子外側上，免除繫鞋帶的動作（圖 10.6）。

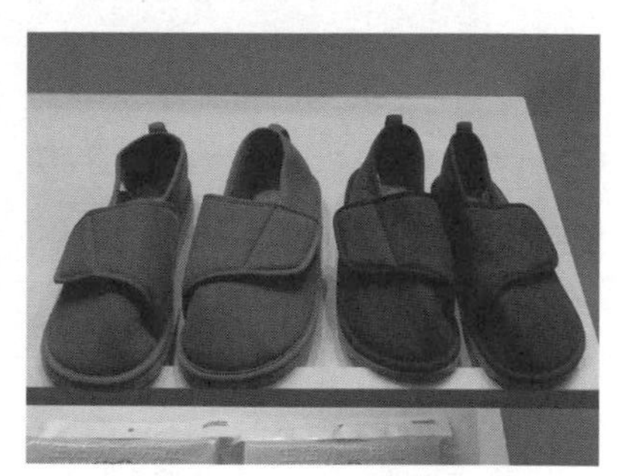

▲圖 10.6　易穿式鞋子

● 適用對象：足部皮膚脆弱或感覺遲鈍、手精細動作困難、認知學習有困難者。

● 產品規格：柔軟棉布製品，有不同尺寸及顏色的選擇。

二、軟式鞋墊

● 使用說明：由柔軟發泡材料或凝膠製成的鞋內墊（圖 10.7），置入一般鞋子內，可以順應老人足底形狀完全接觸支撐，提供足部良好減壓及分散效果，避免因受力過度集中於單點而產生起繭或壓瘡，此外可搭配穿著特殊鞋（如糖尿病鞋），更能提升足部保護舒適功能，防止摩擦脆弱或感覺遲鈍的

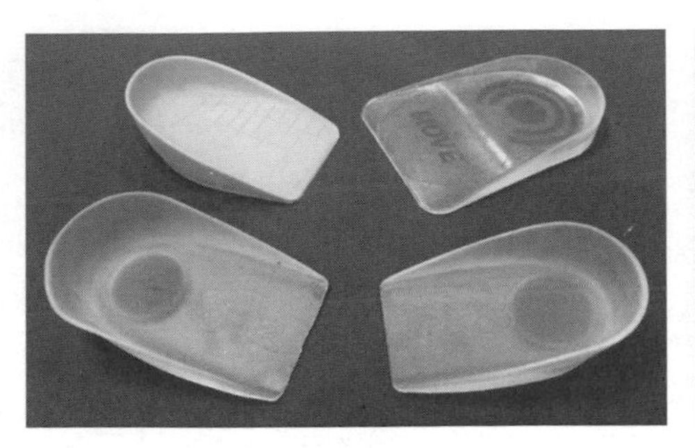
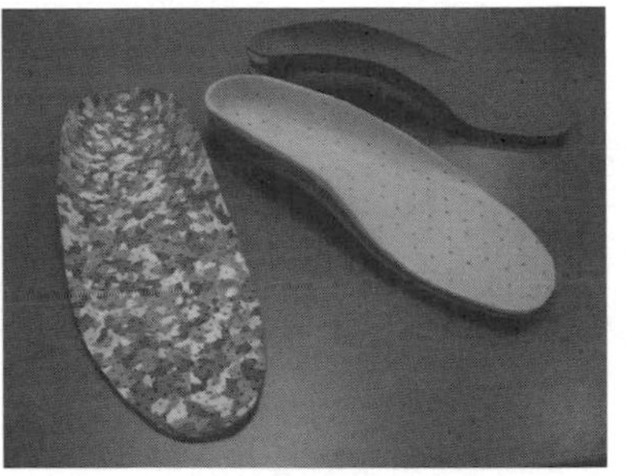

▲圖 10.7　軟式鞋墊

皮膚，避免受傷。

- 適用對象：足部皮膚脆弱或感覺遲鈍、糖尿病足者。
- 產品規格：由柔軟發泡材料或凝膠材料製成，有不同尺寸的量產品，也可選擇量足訂製。

三、防滑襪

- 使用說明：一般老人比較畏冷，平日常穿棉襪。但若在室內沒穿脫鞋走在地板，則容易出現滑倒情形。防滑襪的設計在於襪底黏附膠質顆粒（圖 10.8），可以增加襪底與地板接觸的摩擦力。

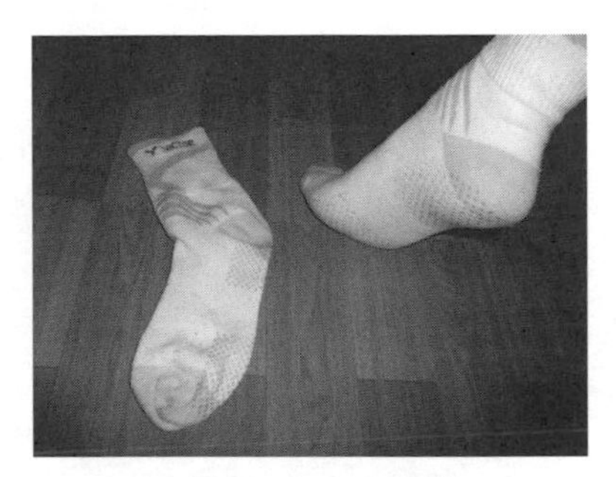

▲圖 10.8　防滑襪

- 適用對象：平衡功能不佳、步態不穩、行動及反應緩慢者。
- 產品規格：有不同顏色，可搭配鞋子使用。

四、固定式穿短襪輔助器

- 使用說明：將短襪由內往外翻套在金屬條框架上，並把輔助器擺放在地面適當位置，再將腳放入翻開的襪子裡，往下踩入，即完成穿襪（圖 10.9）。

- 適用對象：針對下肢動作困難，無法彎腰屈膝者，或手無法抓握及使力者。
- 產品規格：金屬底盤焊接金屬條框架。長度為30公分，寬度為 17 公分，高度為35公分。

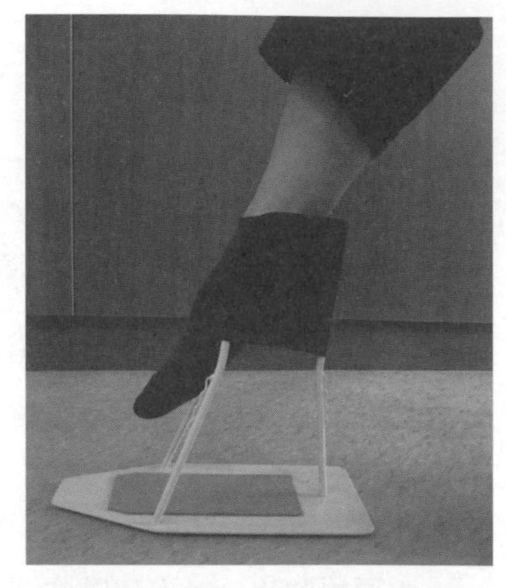

▲圖 10.9　固定式穿短襪輔助器

五、單管穿襪輔助器

- 使用說明：將襪子套在半圓筒狀的塑膠彎弧板上撐開襪子，並將其放置於腳邊適當位置，再把腳套入塑膠彎弧板上已撐開的襪子裡，抓住兩邊的繩子往上拉起，即完成穿襪（圖 10.10）。
- 適用對象：針對下肢動作困難，無法彎腰屈膝者，或手無法抓握及使力者。
- 產品規格：主體為半圓筒形，ABS塑膠材質，長度約為 10 英寸，拉繩長度為32英寸。

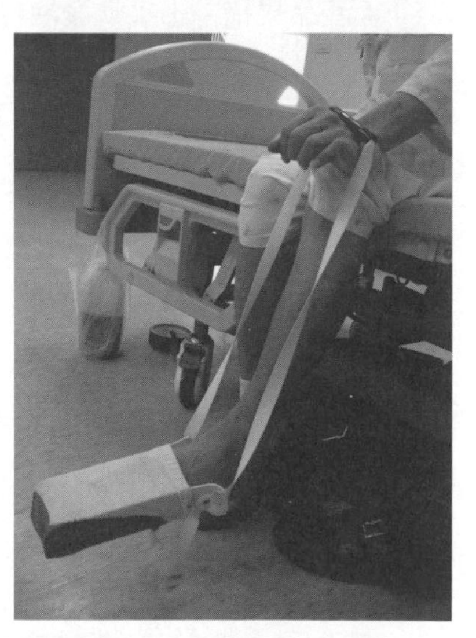

▲圖 10.10　單管穿襪輔助器

六、穿褲襪輔助器

- 使用說明：將褲襪套在雙併式的塑膠彎弧板上撐開褲襪的腰部及雙腿部分（圖 10.11），並將其放置於腳邊適當位置，再把雙腳套入塑膠彎弧板上已撐開的褲襪裡，抓住兩邊的繩子往上

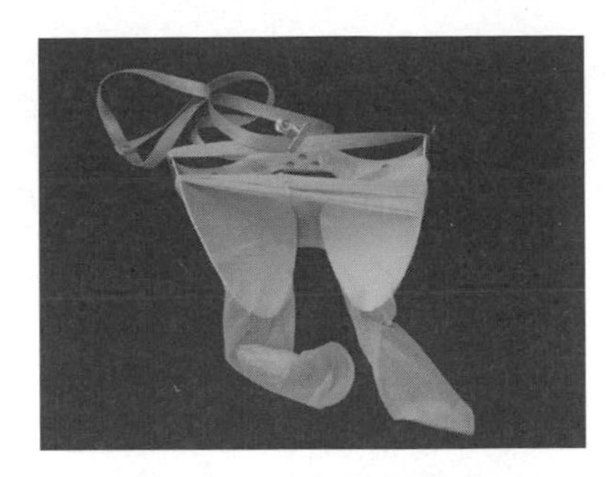
▲圖 10.11 穿褲襪輔助器

拉起，即完成穿襪。

- 適用對象：針對下肢動作困難，無法彎腰屈膝者，或手無法抓握及使力者。
- 產品規格：主體為雙半圓筒像 W 形，ABS 塑膠材質，寬度約為 20 英寸，長度約為 10 英寸，拉繩長度為 32 英寸。

七、脫鞋板

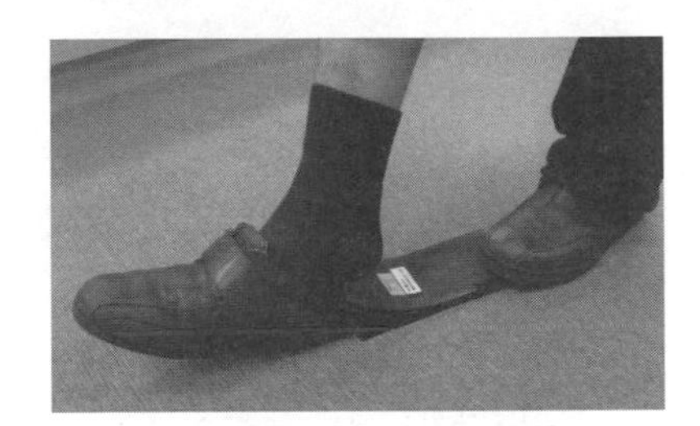
▲圖 10.12 脫鞋板

- 使用說明：脫鞋板形狀像個翹翹板，中間為支撐點，前端有一圓形凹口，可以將鞋子的後鞋底夾住，後端則為踏板位置，踩下後可以將脫鞋板前端翹起，方便將鞋底卡入圓形凹口，只要將腳拉起，不需彎腰及用手抓握，就可脫掉鞋子（圖 10.12）。
- 適用對象：無法彎腰屈膝者，或手無法抓握及使力者。
- 產品規格：塑膠製品。

八、加長鞋拔

- 使用說明：站著或坐著時，以手握持加長的鞋拔部分（圖 10.13），不需彎腰就可以輕鬆輔助穿鞋。
- 適用對象：彎腰困難者。
- 產品規格：金屬或塑膠製品，有防滑手把的設計，長度約在 40 至 90 公分之間。

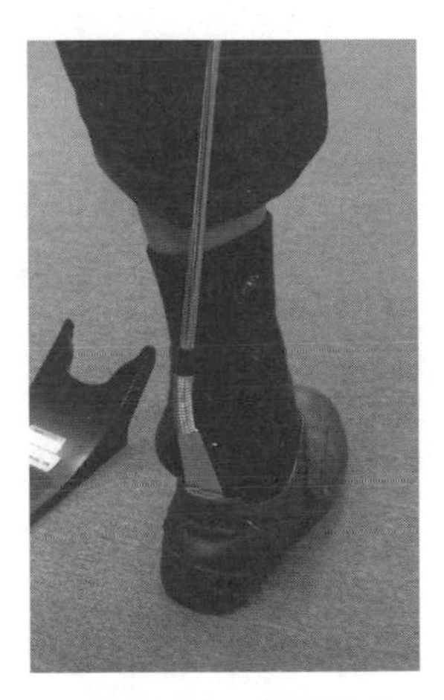
▲圖 10.13 加長鞋拔

九、彈性鞋帶

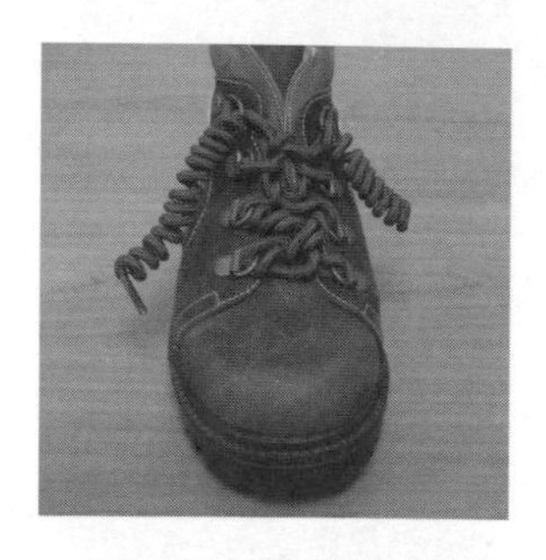

▲圖 10.14　彈性鞋帶

- **使用說明**：鞋帶為螺旋彈性設計（圖 10.14），不需打結，可依個人穿鞋鬆緊程度拉緊調整。鞋帶穿過鞋子洞眼後，因螺旋設計，鞋帶可卡住鞋子洞眼不會鬆落，可免除繫鞋帶的動作。
- **適用對象**：手部精細動作困難、單手操作、認知學習有困難者。
- **產品規格**：材質為聚脂纖維；長度為 14 公分；顏色有棕色、黑色、白色、藍色等。

十、鞋帶扣

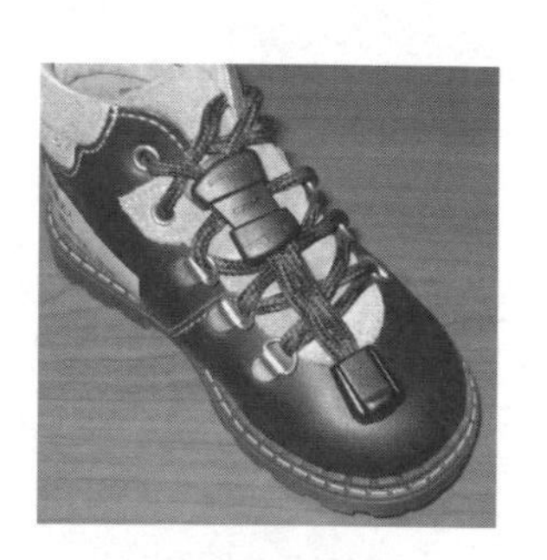

▲圖 10.15　鞋帶扣

- **使用說明**：鞋帶雙末端套入鞋帶扣（圖 10.15）兩側孔道，依個人穿鞋鬆緊程度，將鞋帶扣推至適當位置後，推緊壓扣榫，鞋帶即可卡住不會鬆落，可免除繫鞋帶的動作。
- **適用對象**：手部精細動作困難、認知學習有困難者。
- **產品規格**：塑膠製品，有黑色、白色、咖啡色，可搭配鞋子使用。

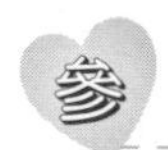 參　照護用的衣物輔助器具

癱瘓臥床的老人或身障者，則需要照顧者協助餵食或穿脫衣褲，有了協助照護的輔助器具，可減少不必要的移位或搬負，方便一般清潔及護理照護，提高照顧者的效率。

一、進食圍兜

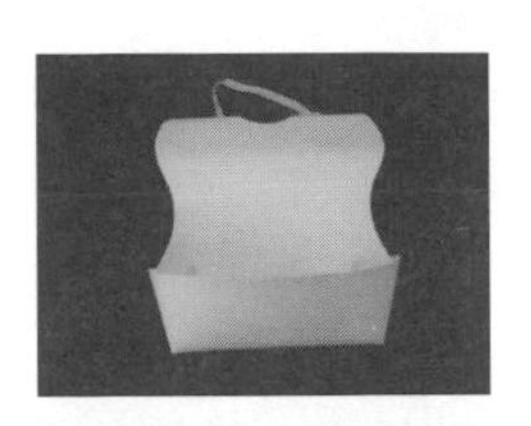

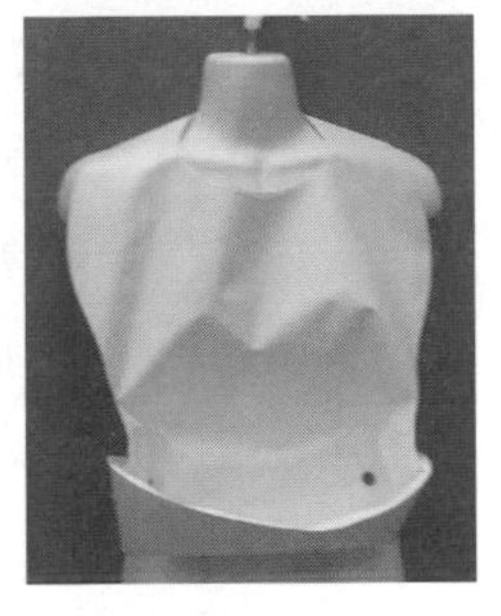

▲圖 10.16
進食圍兜

- **使用說明**：將圍兜雙側往後摺扣，下方即形成一個開口袋（圖 10.16），可盛接進食時嘴部漏出的食物或湯汁，防止使用者弄髒、弄濕身上衣服。進食後可將口袋內殘渣倒出，再把圍兜解扣後張開成一片，方便清洗及晾乾。
- **適用對象**：需被餵食者，或可自行進食但容易滑漏食物者。
- **產品規格**：發泡類塑膠，防水製品，尺寸為長 40 公分×寬 35 公分。

二、開放式睡衣

- **使用說明**：將傳統的睡衣（兩件式——上衣與褲子、單件式——連身衣）需套穿的部分（如袖子、褲管、領口）裁開改裝為開放式衣物，裁開處可車縫拉鍊或黏扣帶來接合（圖 10.17）。可減少不必要的移位或搬負，方便一般清潔及護理照護。
- **適用對象**：手腳活動受限，不方便伸屈舉高或肢體障礙嚴重、全癱臥床者。
- **產品規格**：棉布或混紡材質；有上衣、褲子或單件連身衣設計。

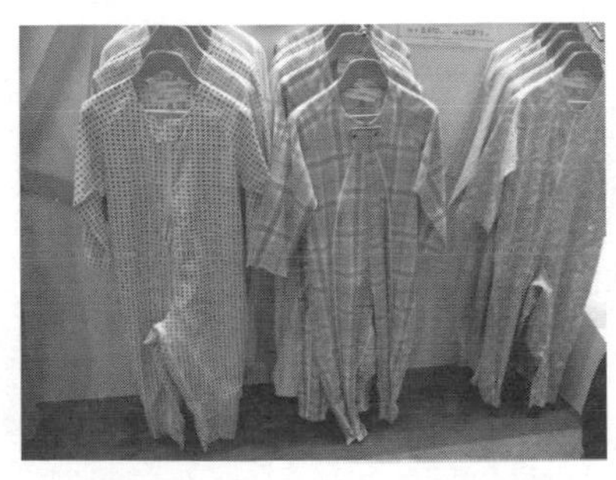

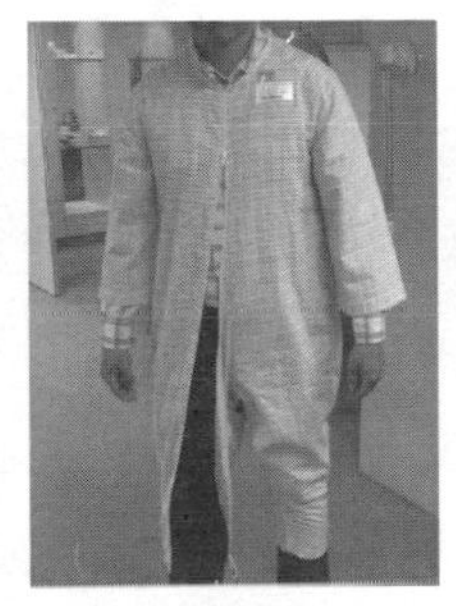

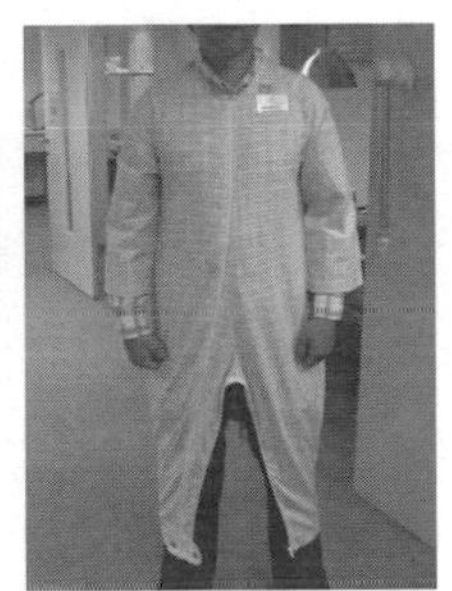

▲圖 10.17 開放式睡衣

三、輕失禁防漏泳褲

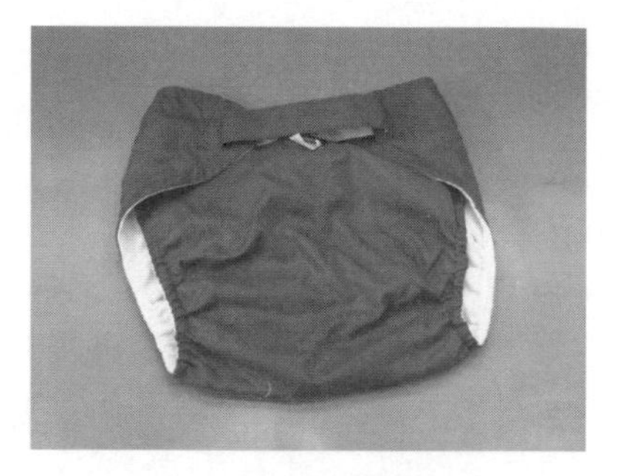
▲圖 10.18　輕失禁防漏泳褲

- **使用說明**：輕失禁的老人或身障者，若有游泳活動時，可以穿上這種防漏泳褲，設計像免洗尿布形狀，內層為棉布外層為防漏化學纖維材質，穿戴時由兩側片拉往前到腰際的黏扣帶來接合，再拉緊腰帶（圖 10.18），可達到「抗菌、消臭、吸水、擴散」等多重效果。
- **適用對象**：輕失禁的老人或身障者、肢體障礙嚴重或全癱者。
- **產品規格**：單片展開式設計，內層為棉布，外層為防漏化學纖維材質，在腰際以黏扣帶來接合。

肆　護具類輔助器具

退化性關節炎是 50 歲以上的人最常見的肌肉骨骼問題，其特徵是因關節內軟骨磨損衰竭後所產生周邊骨不正常增生及關節腔變窄。因此關節活動時感到疼痛。除了藥物治療外，平時適當休息及適當運動都很重要。此外關節的保護及減少承重也都能保護關節的耗損。

一、軟式護膝

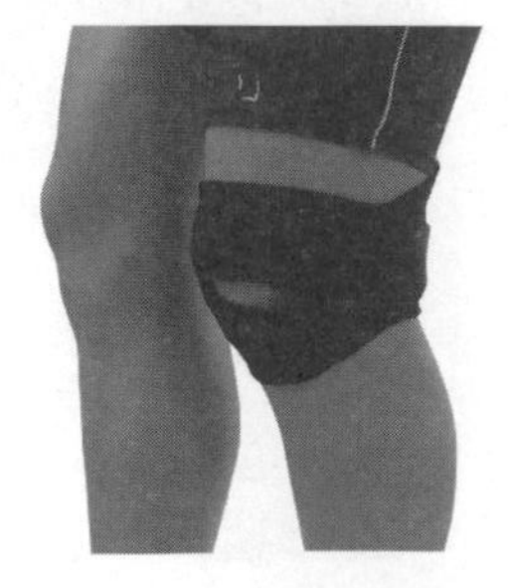
▲圖 10.19　軟式護膝

- **使用說明**：護膝（圖 10.19）彈性材質的設計，會將膝關節包覆並給予一定的壓力，從而產生些許的支撐，同時可以保持膝部溫度，所以對有膝關節炎的人，可以減少一些痠痛和不適。有些護膝的設計在膝蓋處有個圓形開口，剛好可以露出臏骨，目的是在支撐膝部之餘，又不會令膝蓋受太大的壓力，引起其他的膝蓋問題。

- **適用對象**：膝關節術後、膝關節腫脹、發炎疼痛者。
- **產品規格**：棉質混紡彈性纖維或含橡膠材質彈性布的設計，有各種尺寸供選擇。

二、活動關節式護膝

- **使用說明**：在軟式護膝兩側再加上的金屬支撐條鉚釘結構（圖 10.20），作為活動關節來彎曲膝部。主要的功能是針對關節的部分提供更多的支撐、穩固的定向活動，以防止錯誤或偏移的活動造成傷害。
- **適用對象**：膝關節術後、膝關節腫脹、發炎疼痛者。
- **產品規格**：棉質混紡彈性纖維或含橡膠材質彈性布的設計，金屬支撐條鉚釘結構有全活動式關節，也有角度可調限之關節。有多種尺寸供選擇。

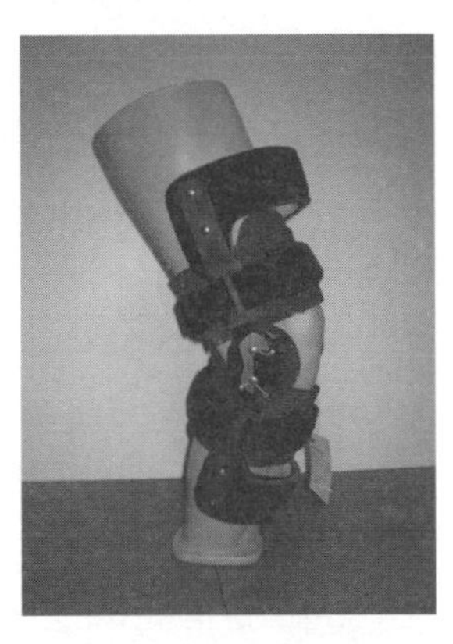

▲圖 10.20 活動關節式護膝

三、護踝、護肘

- **使用說明**：彈性材質的襪筒設計，並加上厚護墊（圖 10.21），可以保護踝部或肘部避免碰撞或摩擦，同時可以保持踝部或肘部溫度，所以對有關節退化、腫脹的老人，可以減少一些痠痛和不適。
- **適用對象**：踝、肘部感覺缺失、皮膚脆弱、

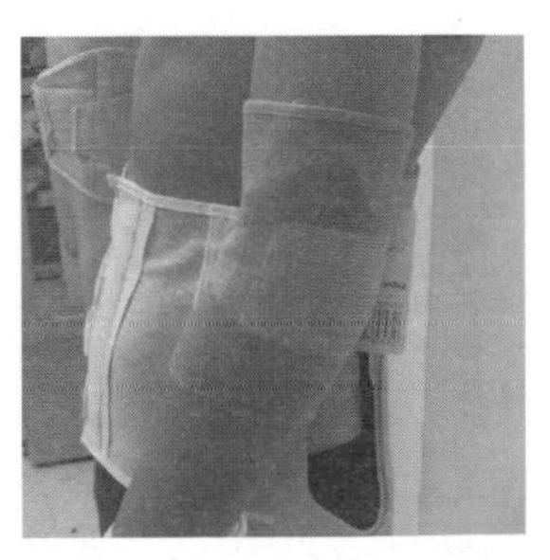

▲圖 10.21 護踝、護肘

關節腫脹、發炎疼痛者。

- **產品規格**：棉質混紡彈性纖維及厚軟墊包覆的設計，有多種尺寸供選擇。

第五節 結語

市面上有關協助穿脫衣褲鞋襪的輔具種類也還不少，家屬平日可以先觀察老人家在獨立執行日常生活活動時，需要協助的部分在哪裡？再去思考有哪些輔具是可能幫忙的？這些輔具除了直接購買外，其實在我們日常生活中也可以加入一些巧思或創意，依照個別的需求或情境，也能自己發明或製作出合用的輔具喔。

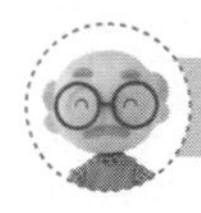

自我評量

1. 針對常見的老人疾病，例如：中風、帕金森氏症、關節炎、失智症等，這些病患在穿脫衣褲時會面臨哪些困難？
2. 評估選用衣褲類輔具時，你會注意哪些狀況？
3. 評估選用鞋襪類輔具時，你會注意哪些狀況？
4. 針對重癱在床的老人，哪些衣物類輔具是最迫切需求的？
5. 目前在市面上，有哪些衣物類輔具可以買得到？如果無法取得，能否自行製作或改裝？

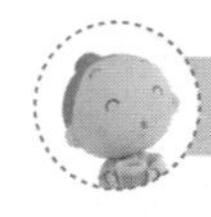

參考文獻

- 中文部分

毛慧芬（2010）。**高齡生活輔具應用**。台北：華杏。

余雨軒、李淑貞（2009）。利用居家輔具克服障礙生活。**輔具之友**，**25**，

47-53。
吳久美（2007）。銀髮族之穿著改良。**輔具之友，21**，35-39。

• 英文部分

Preston, S. (2009). *Professional rehab catalog 2009*. Bolingbrook, IL: A Patterson Medical Company.
Rolyan, H. (2008). *Total rehabilitation equipment solutions 2008*. Nottinghamshire, UK: A Patterson Medical Company.

本章圖片來源

• 內政部多功能輔具資源整合推廣中心：圖 10.1、10.5、10.12、10.13、10.14、10.15、10.19、10.20、10.21。

Chapter 11

個人行動輔具（一）：輪椅類

✲施啟明

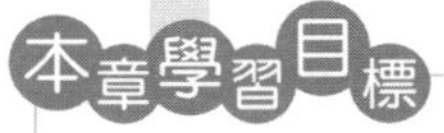

1. 認識輪椅的基本構造及多元的零配件，並且依照使用者的個別需求進行選擇。
2. 認識並分辨各種替代步行功能的輪椅類輔具。
3. 能依照老人的體型、身心狀況與個別化行動需求，推薦適當的輪椅類輔具。

每位老人的生活形態、居住環境、體能狀況、外出或遷徙的頻率，甚至對失能的看法差異極大，這樣的個別差異反應在對輪椅類輔具的選擇上，也呈現出多樣且複雜產品選擇性；即使同一位老人也有可能需要使用不同的輪椅類輔具，以滿足一天中參與不同活動時的行動需求。

想像一位獨自居住在公寓裡，行動不甚方便的老人，除了需要自己打理個人清潔、服裝儀容及預備飲食外，也有到公園運動、外出採購、就醫看病甚至社交生活等需求；在他熟悉、安全又空間侷限的居家環境中，自推手動輪椅、撐著助行器站起來走幾步路，以便拿取放在廚房吊櫃裡的調味粉，可能是最簡單有效的行動輔具需求；外出到附近公園活動、搭捷運到市場採購，或到醫院就診恐怕需要電動輪椅或電動代步車，以節省體力的耗費，並提高行動的速度與可及範圍。

再將場景轉換成另一位行動能力退化更嚴重、居住在養護機構裡的老人，平日除了臥床外，大部分的時間就是乘坐在一部身體支撐良好，又可以隨時調整姿勢的舒適型輪椅（comfort chair，如圖 11.1 所示）上，由照護人員推著，參與機構內的各種活動；週末家人開著轎車前來機構接他外出活動時，必須更換到另一部收合體積較小、搬運重量較輕，適合短時間外出乘坐的運送型輪椅或電動輪椅（如圖 11.2 所示）上，度過一個快樂的下午。

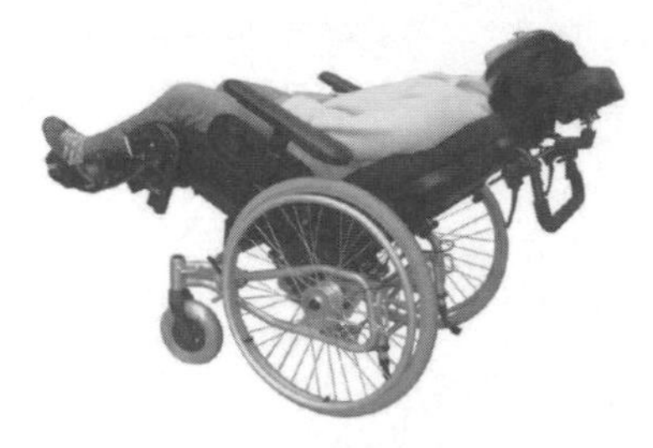

▲圖 11.1　舒適型輪椅

從上面兩個例子不難發現：為了滿足老人的個別能力差異，因應不同場合需求的行動輔具，可能是完全不同的搭配組合；正如一般人為了滿足個別體型差異，以及不同場合需要穿戴的服裝，也呈現多樣搭配組合一樣。

一位專業人員要為個別能力及生活形態差異甚大的老人，推薦合適的輪椅類行動輔具，務必先評估案主的肢體運動控制能力、心肺耐力、認知功能；接著應瞭解案主的生活環境、活動需求、可尋求協助的人力資源；並且需要經常參觀輔具展覽或瀏覽型錄，以便認識輔具供應市場上，經常推陳出新、呈現多元組合的輪椅類產品。

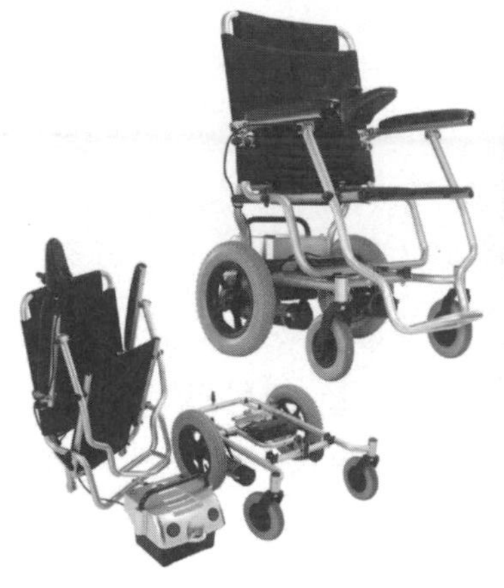

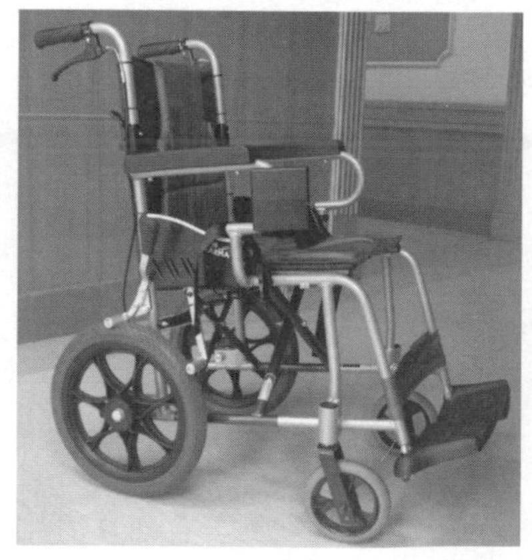

▲圖 11.2　易於運送的輕便型輪椅（右）與電動輪椅（左）

第一節 手動輪椅

壹 手動輪椅的構造與零組件的選擇

一、手動輪椅基本構造與常用零組件的選擇

依照不同使用者的個別需求與使用特性，每一部手動輪椅的構造與配置的零組件也存在明顯的差異。老人常用的手動輪椅其基本構造，可以從骨架系統、座椅系統，以及移動系統等三方面分別檢視。

(一) 骨架系統的選擇

骨架系統（frame）指的是輪椅的基本框架，手動輪椅的骨架通常由金屬管材焊接或鎖固而成，輪椅的「座椅系統」及「移動系統」則是附掛在此框架上（圖 11.3，灰色部分為輪椅骨架）。一般手動輪椅常分為左右兩片骨架，中間再以金屬桿件相連。不同的骨架連結方式會導致不同的輪椅特性，簡單敘述如下。

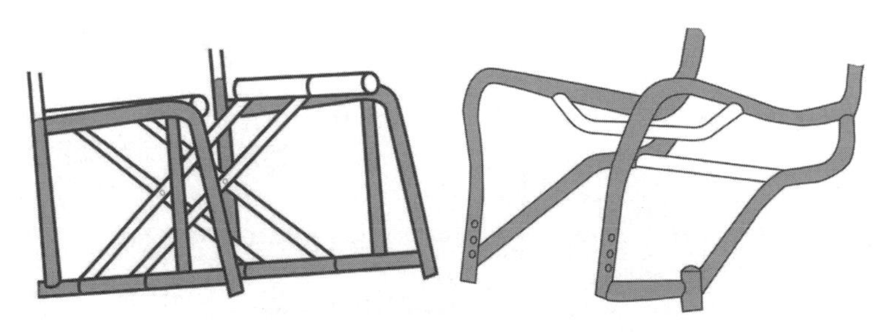

▲圖 11.3　不同形式的輪椅骨架

1. 折合式骨架（folding frame）

左右兩片骨架通常以岔桿（cross brace，如圖 11.4 灰色部分）相連結，由於岔桿結構中存在多個可動關節，以此方式連結的輪椅骨架可藉由改變岔桿的相對角度，使左右兩片骨架相互靠近，以減少輪椅收合時的體積，方便收納及運送。

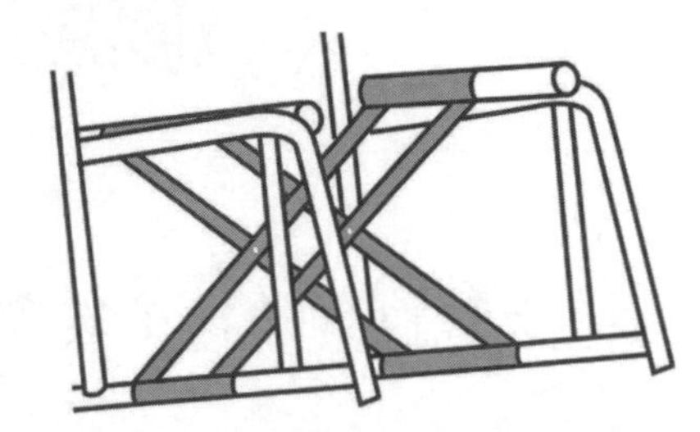

▲圖 11.4　折合式骨架的連結岔桿

雖然折合式骨架的輪椅有方便收納及運送的優點，但是由於使用岔桿結構所增加的許多關節，將導致輪椅結構強度及耐用性不及固定式骨架輪椅；另外，岔桿的重量也比直接連結的輪椅骨架重，較不利於長時間自推的輪椅使用者。

2. 固定式骨架（rigid frame）

直接以金屬連桿將左右兩片骨架焊接或鎖固，形成一個立體的框架結構（如圖 11.5 所示）。堅固耐用且重量較輕，是固定式骨架輪椅的最大優勢。

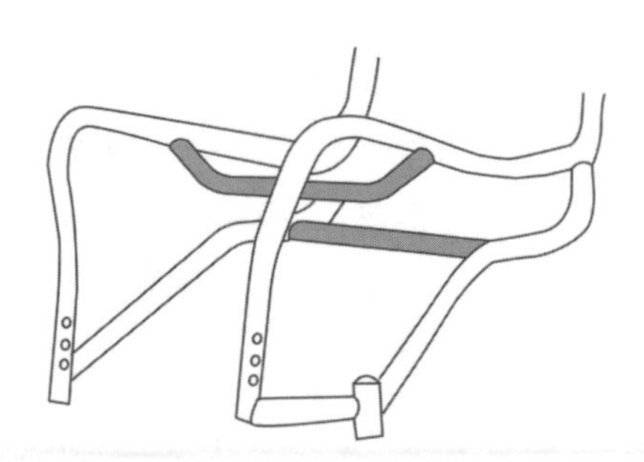

▲圖 11.5　固定式骨架採直接連結方式，無可動關節

在老人養護機構及一般的居家使用情況下，提供老人長時間乘坐的輪椅，通常強調乘坐的舒適、穩定的支撐與姿勢的可變化，這樣的輪椅建議優先選擇固定式的骨架系統。當外出有運送便利的需求時，則另以搭載折合式骨架、適合短時間乘坐、收納方便的運送型輪椅（transportation chair）來提供外出使用。

(二) 移動系統（moving system）的選擇

負責輪椅行進、轉向、減速，以及制動的相關組件稱為輪椅的移動系統。大多數的手動輪椅皆為後方兩大輪（主要負責驅動）、前方兩小輪（主要負責轉向）的四輪結構；近年來日本開始流行六輪結構的中輪驅動型手動輪椅（如圖 11.6 所示），這種輪椅係將原本配置在後的大輪（驅動輪）向前移至座椅的正下方，另加裝兩個轉向小輪在輪椅的最後方。中輪驅動型手動輪椅改變傳統輪子配置方式的原因，主要是為了使驅動輪的軸心位置，更靠近輪椅乘坐者，以便增加自推輪椅的推行效率，並預防因為推行輪椅而導致的累積性肩關節傷害。以下僅就傳統常見四輪配置的輪椅組件，進行介紹。

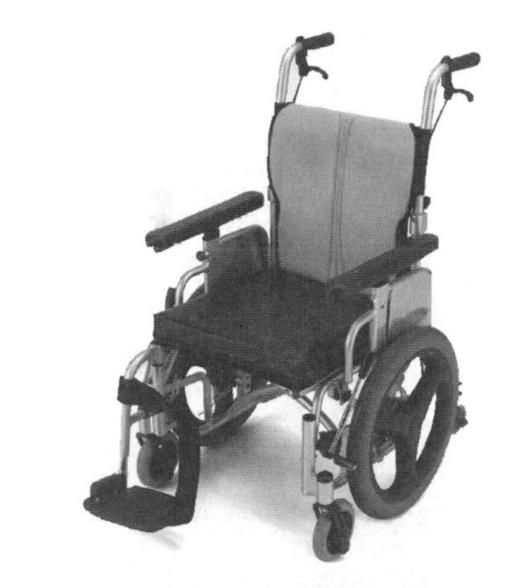

▲圖 11.6　六輪結構的手動輪椅

1. 後輪組（rear wheel）

(1) 尺寸與材質的選擇

依照不同的輪椅推行方式，應該選用不同尺寸的後輪。通常直徑較大的後輪，相對會配置尺寸較大的手推圈（hand rim）。由乘坐者自推的輪椅後輪，為了提高以手抓握手推圈、循切線方向施力的機械效益，通常會選用直徑大於 20 英寸的輪子，這是基於槓桿原理的考量，距離支點（輪軸）愈遠的施力點（手握手推圈處），所形成的施力臂愈大（如圖 11.7 所示），是比較省力的槓桿，所以直徑愈大的後輪，對自推的輪椅乘坐者，通常推行起來更省力。

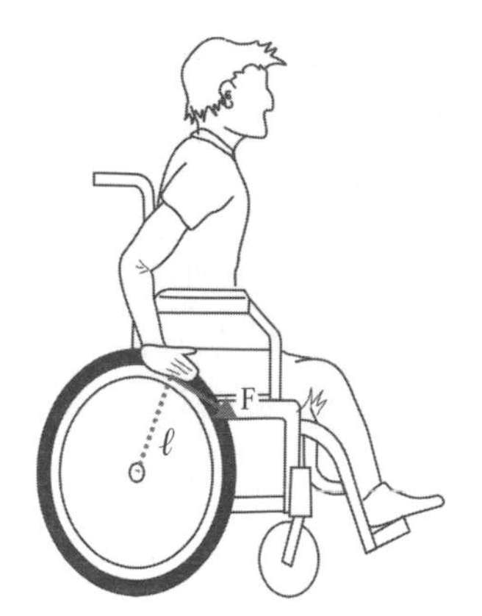

▲圖 11.7　直徑較大的後輪，自推時擁有較省力的槓桿效益

兩後輪間的寬度與輪椅的側向穩定度有關，後輪的輪距愈寬所形成的底面積愈大，輪椅的側向穩定度愈佳，但是轉向時將會愈笨重（迴轉半徑增加、轉動慣量增加）；兩側手推圈距離的增加，也愈不利於上肢施力。

後輪胎面的寬度（通常介於 1 至 2 英寸間）也會影響穩定性與地面的摩

擦力，較寬的胎面適合在戶外不平的鋪面上推行，較窄的胎面則推行較為省力。

輪胎常用的材質有三種選擇：充氣胎、實心硬 PU 胎，以及免充氣胎。充氣胎適合抵銷顛簸鋪面的震動，但請務必定時檢查胎壓，並依據標示的建議值充氣（如圖 11.8 所示）。實心的硬 PU 胎有免維護的優點，且最適合在平坦堅硬的地面上使用，然而到了顛簸的鋪面上，也會將地面的震動忠實的傳遞到乘坐者的身體。近年流行的「免充氣胎」係將原本充氣胎的內胎移除，在橡皮外胎中填充彈性良好、軟硬適中的PU發泡材料，使得輪胎具備免維護、避震效果尚佳的特性。

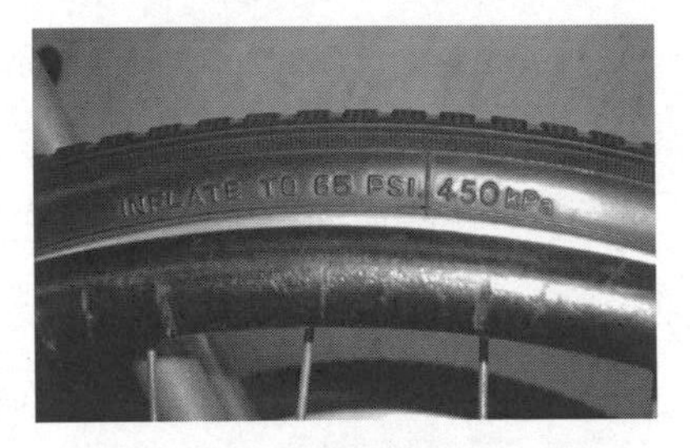

▲圖 11.8　充氣輪胎的外胎都會標示建議的胎壓

(2) 手推圈

手推圈附掛在驅動輪（後輪）外緣，通常直徑略小於驅動輪，是輪椅自推時抓握的施力點。乘坐者需以雙手緊握手推圈，以便在切線方向施力時產生足夠的摩擦力。對於握力不佳的老人，可以選擇摩擦係數較大的手推圈造型（加粗或增加摩擦面）與材質（塑膠手推圈或披覆橡膠的金屬手推圈，如圖 11.9 所示）。

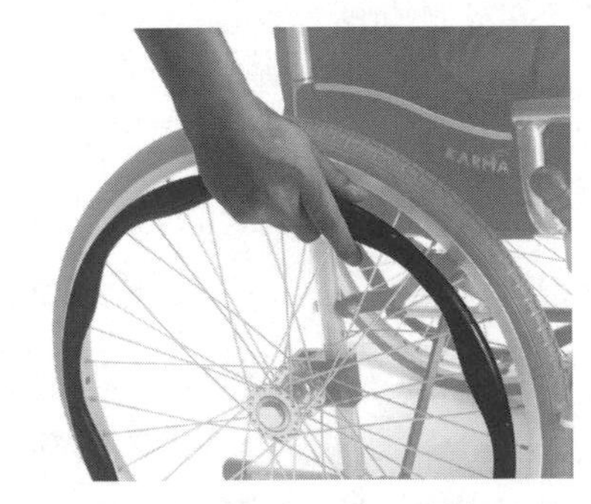
▲圖 11.9　易於抓握施力的特殊造型輪椅推圈

(3) 軸心位置（axel position）的選擇與調整

後輪軸心的前後位置，直接關係到輪椅的前後向穩定性，以及自推時上肢的施力狀況。後輪軸心後置的輪椅，由於前後輪距增加而使支撐的底面積（BOS）也隨之增大，雖然輪椅前後穩定性增加，卻也造成上肢推行時，肩關節須處於過度伸展（hyper-extension）的角度。後置的軸心位置不利於自推，卻適合仰躺型或空中傾倒型，重心位置會隨姿勢變換而向後改變的輪椅（如圖 11.10 所示）。

輪椅後輪軸心位置的高低，不僅影響輪椅的重心與座面的高度，也將影響上肢推行輪椅時，肘關節與腕關節的施力角度與效能。有些輪椅被設計成軸心位置可調整，處方者可以根據個別老人的使用需求（變換姿勢及自推與否），進行軸心位置的調整，但務必切記在後輪軸心調整後，前輪高度及接地角度必須配合調整，以保持座面在原本設定的角度。

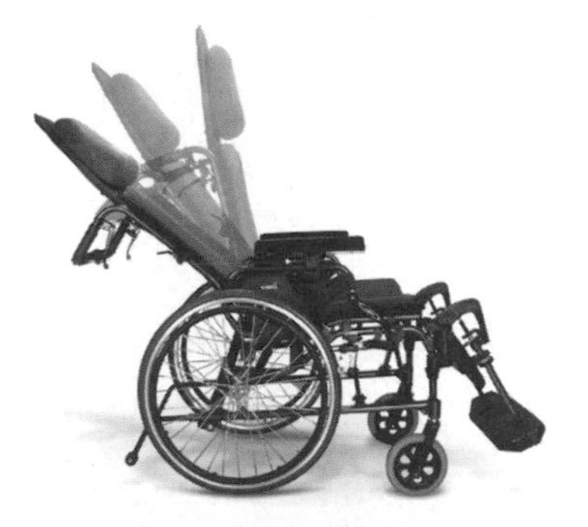

▲圖 11.10 後躺型輪椅通常需要將後輪軸心後置，以增加前後穩定性

2. 前輪組（caster）

前輪組（亦稱為「導輪」，如圖 11.11 所示）主要由轉向軸座、轉向軸、前輪叉，以及輪子、輪軸所組成，大部分手動輪椅的前輪組是被設計來執行輪椅的轉向功能。當輪椅兩後輪轉動的速度發生差異時，輪椅骨架將形成一個朝向轉動較慢那輪的力矩，前輪叉會因應這樣的力矩作用，而使前輪行進的方向發生轉向；這樣的轉向模式稱為「差速轉向」。大部分的輪椅與電動輪椅都是利用差速轉向來執行轉向的任務。

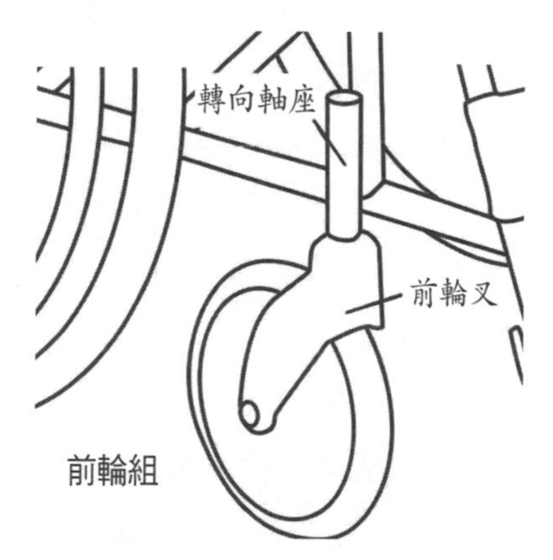

▲圖 11.11 前輪組主要負責輪椅的轉向

直徑較大的前輪可提高跨越障礙物高度的能力，但也會降低輪椅轉向的靈敏度。在戶外使用較多的老人輪椅，大多選用直徑 7 至 8 英寸的前輪；室內使用為主的老人輪椅，則建議採用直徑 6 英寸左右的前輪即可。至於前輪的材質大多建議以實心硬 PU 胎為室內使用；經常在戶外顛簸路面使用的輪椅則建議選用充氣胎。

3. 制動器（wheel lock）與煞車組（brake）

制動器是每一部輪椅都必須配置的組件，其名稱經常會與煞車組相混淆，常被誤稱為煞車，其實許多手動輪椅並未配置煞車。

(1) 制動器

功能類似自動排檔汽車的P檔，負責將驅動輪鎖死，以防止非預期的轉動。輪椅乘坐者在進行移位時，務必啟動制動器，以免因為輪椅突然移動而發生摔倒的危險。大部分輪椅的制動器係以槓桿緊壓在後輪胎面上的方式，達成限制輪子轉動的目的（如圖 11.12 所示），其壓住輪子的緊度大多可以調整，但是在調整前需先確認後輪的胎壓與胎紋深度是否足夠。

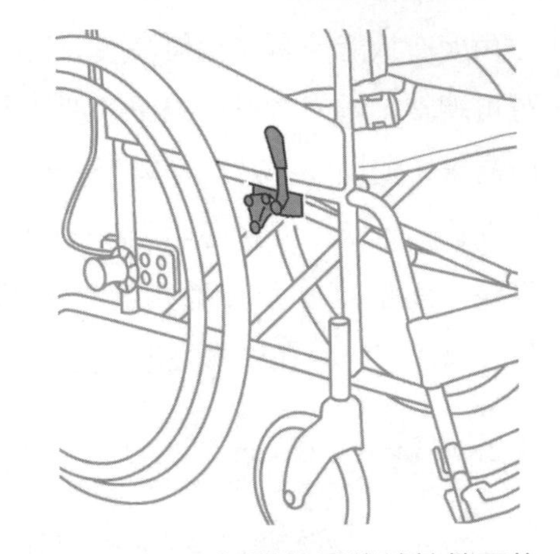

▲圖 11.12　制動器是將輪椅鎖死的裝置，不是減速裝置

制動器一經啟動即可瞬間鎖死輪子，切勿在行進間啟動制動器，以免輪椅因急停而翻覆或造成乘坐者摔出的危險。

(2) 煞車組

對轉動中的輪子進行減速功能的裝置，其運作方式分為鼓式煞車（drum brake）與碟式煞車（disk brake）（如圖 11.13 所示）兩種，原理都是利用位於輪軸附近的摩擦片相互摩擦，以摩擦力產生減速的效果，可依照操作者施力的程度，控制減速度的大小。大部分的煞車其控制握把是安裝在照護型輪椅的推把上，方便照顧者在下坡推行時控制輪椅的行進速度。

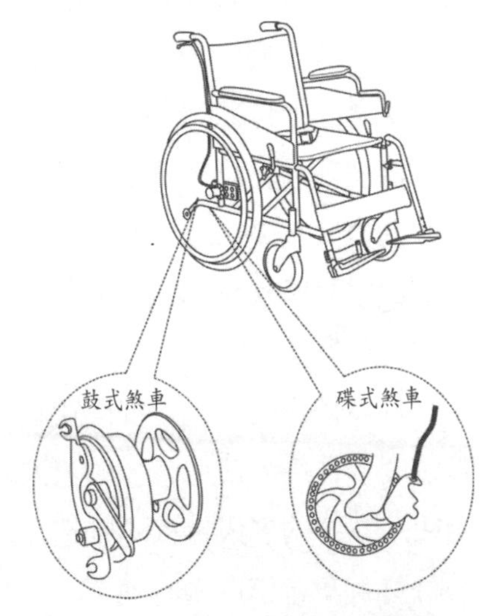

▲圖 11.13　常見的輪椅減速裝置為鼓式煞車（左）及碟式煞車（右）

4. 防傾輪（anti-tipper）

防傾輪位於後輪的後方，是由骨架底部向後延伸出來、末端裝置一個簡

易小輪的桿狀物（如圖 11.14 所示）。平時輪椅於行進時，防傾輪雖然靠近卻不接觸地面，而是當整部輪椅即將發生向後翻覆的危險時，向後延伸的防傾輪會先撞擊地面，接著利用由地面所產生的反作用力使輪椅重心回到原位。後輪軸心配置較前、姿勢可改變型的輪椅，以及經常需要行走坡道的輪椅，建議應選用防傾輪以增加安全。

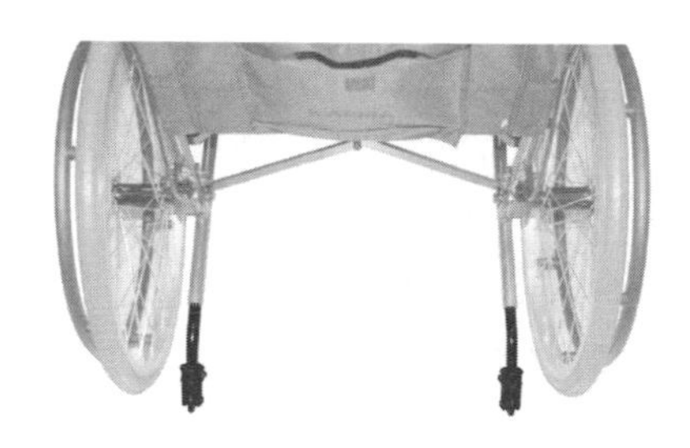

▲圖 11.14 防傾輪平時不接觸地面

使用防傾輪會妨礙輪椅過階時，需將前輪舉起（wheelie）的功能，因此大多數的防傾輪都具有可快速解除功能的設計。

5. 推把（push handle）的選擇

由輪椅椅背向後上方延伸出來，方便照顧者推行輪椅的握把稱為推把。大部分的自推型輪椅也會配置推把，然而愈方便使用的推把不僅愈增加輪椅的重量，也可能不同程度的限制到乘坐者上肢的活動。

市面上有許多不同造型的推把，有些強調可調整高度與角度，方便不同身高的照顧者，以及在不同座椅角度時推行使用；有些則強調照顧者抓握的穩定性，避免在坡道使用時，因為脫手而發生輪椅失控的危險（如圖 11.15 所示）。

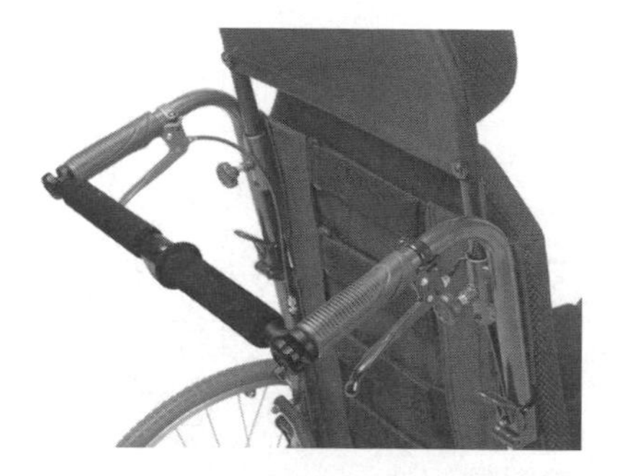

▲圖 11.15 方便推行、不易滑脫失控的推把設計

(三) 座椅系統的選擇

維持輪椅乘坐者姿勢的支撐系統稱為座椅（seat），大部分的輪椅被設計的乘坐姿式為端坐姿式（short sitting），正如同大多數老年人的生活作息以坐姿時間最長一般；然而，變換姿勢以便進行臀部減壓，或以接近平躺的姿勢以便小睡片刻，則是某些輪椅可提供的貼心選項。

不論是固定坐姿的座椅，或可以變換姿勢的座椅，基本上都包括以下必

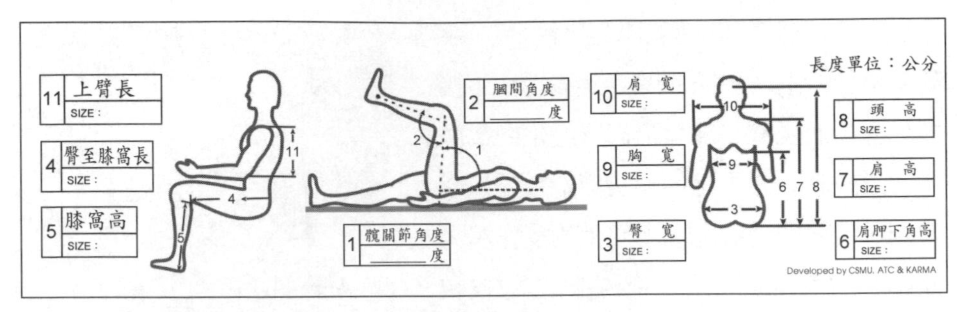

▲圖 11.16 與輪椅處方相關身體參數

資料來源：吳英黛主編（2007）。

要的支撐組件，輪椅處方的專業人員應該衡量使用者的身體尺寸（如圖 11.16 所示）、關節的活動度、姿勢維持能力，以及可參與的日常活動需求，推薦最適合使用者的個別化組合。

1. 座管與座墊

以接近水平的角度，連接在輪椅骨架上的座管（seat tube），以及安裝在座管上的座墊（seat cushion），負責承載輪椅使用者大部分的體重，堪稱為座椅系統中最重要的組件。

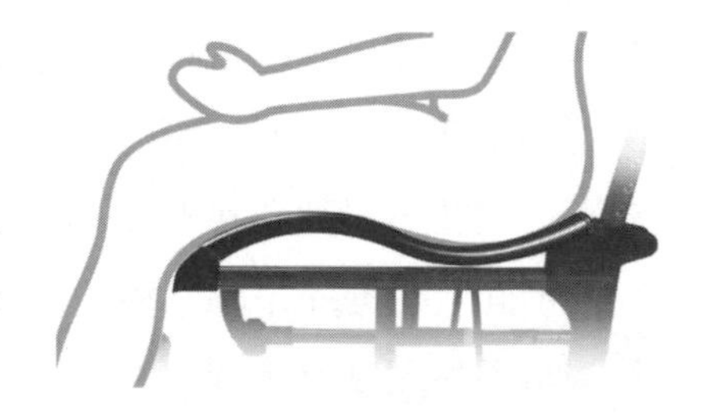

▲圖 11.17 適形座桿 S-Ergo 可增加乘坐的穩定度及舒適性

大部分輪椅的座管為左右兩根直管，再將座墊布繃緊在此兩管之間，形成一個平面的支撐面（座面），這樣的座墊所能提供的舒適性與支撐度有限，並不適合長時間乘坐，年長者通常會在座墊布上另外放置一塊座墊，以便長時間舒適乘坐。近年有輪椅廠商推出名為「S-Ergo」的曲線造型座管（如圖 11.17 所示），提供預先適形（pre-contour）的座面選擇；試圖在僅有座墊布的情況下，亦可提供更佳的坐姿穩定性與壓力分散效果，頗受消費者與專業人員青睞。

在座墊尺寸的選擇上，一般建議以略小於乘坐者的臀部後方至膕窩的水平距離（如圖 11.16 的參數 4）作為座椅的座深，以略大於乘坐者臀部及大腿寬度的尺寸（如圖 11.16 的參數 3）作為座椅的座寬。

選擇座深超過需求的座椅會因為膕窩被座墊前緣阻擋，而限制臀部無法完全到達座墊最深處；除了在膕窩形成壓力點外，骨盆易發生後傾（posterior tilt）因而導致薦部受壓（sacral sitting），增加壓瘡發生的危機。

選擇太寬的座椅容易造成乘坐時臀部側滑，除影響坐姿穩定外，長期易導致骨盆傾斜（pelvic obliquity）及脊椎側彎（scoliosis）；選擇太窄的座椅則易導致股骨大轉子（great tubercle）受輪椅側檔板壓迫而發生壓瘡（pressure ulcer）。

座墊的材質與造型選擇，將影響乘坐者皮膚健康與坐姿穩定性，建議處方者應參閱其他介紹座墊的專業文獻，以做出更專業的推薦。

2. 背靠管與背靠

由輪椅骨架向上延伸出來的背靠管（back tube），以及安裝在背靠管上，以提供軀幹支撐的背靠（back rest），是座椅系統中第二重要的組件。

合適的輪椅背靠高度需考量乘坐者的軀幹控制能力，以及上肢活動的需求。老人常用的輪椅通常會配置與肩等高的背靠，雖可提供軀幹完整的支撐，卻容易影響上肢的活動度。

在左右兩背靠管之間直接繃緊的背墊布，所形成的平面背墊，不足以提供長時間乘坐者其軀幹的穩定支撐。背靠的適形（contour）與否直接影響軀幹的穩定度。背墊在矢狀面（sagital plane）上的適形，強調的是腰部對應位置的前凸支撐（lumbar lordosis support），與上背部對應位置的後凸妥協（thoracic kyphosis accommodate，如圖 11.18 所示）；水平面（horizontal plane）上的適形深度，則影響背墊可提供軀幹側向支撐的程度；換言之，水平面深度適形（deep contour）的背靠可提供乘坐者軀幹更多的側向穩定度

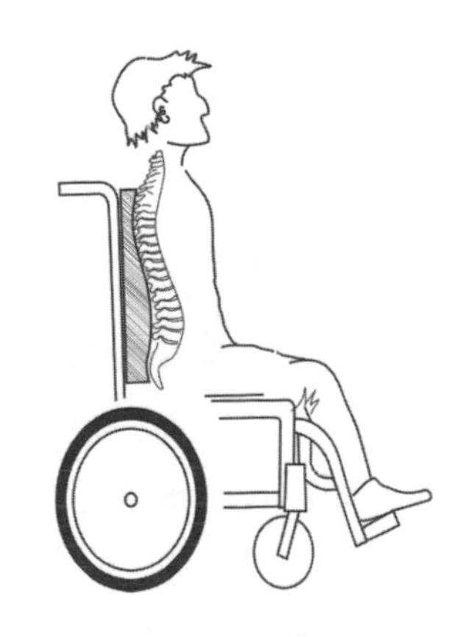

▲圖 11.18 順應背部曲線的適形背靠，提供軀幹前後方向的穩定支撐

（如圖 11.19 所示）；對於需要更多軀幹側向支撐的老人，可以考慮在背靠上，加裝軀幹側支撐架。關於身體變形的乘坐者，以及進一步的背墊調整建議，請參閱其他介紹背墊的專業文獻，以做出更專業的推薦。

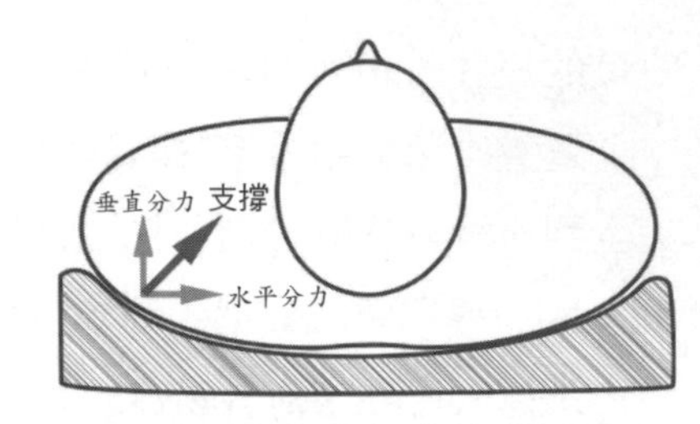

▲圖 11.19　順應背部曲線的適形背靠，提供軀幹左右方向的穩定支撐

3. 小腿靠桿與踏板（leg rest/foot plate）

小腿靠桿提供乘坐者小腿的支撐，其末端並作為踏板附著的位置。

小腿靠桿與座面的夾角大小，除影響踏板的前後位置外，也影響乘坐姿勢時的膝關節角度。較大的腿靠角度使坐姿時膝部較為伸展，雖然舒適但會增加輪椅的總長度，不利於迴轉且轉向時較為笨重；也容易造成膕旁肌較緊（hamstring tightness）的輪椅乘坐者（老人經常有此問題），臀部在座面上向前滑動的危機。有些腿靠具有可自由調整角度的設計（如圖 11.20 所示），滿足乘坐者在面對不同場合時，可隨時變換所需要的腿部姿勢。

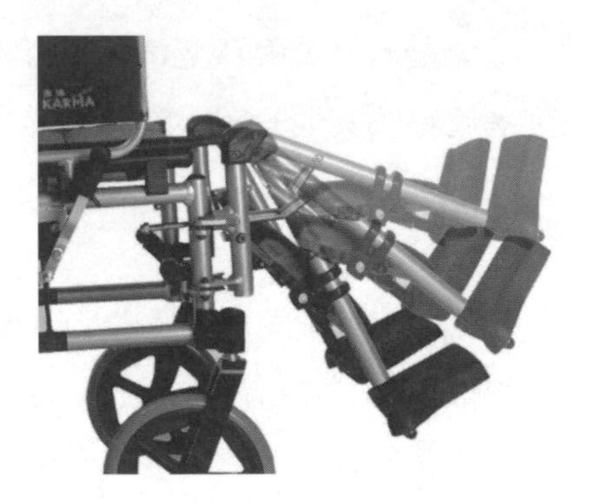

▲圖 11.20　可自由調整角度的腿靠

對應不同進出輪椅的移位方式，可選擇各種不同組合的腿靠與踏板。具有可向內或向外旋轉撥開功能的腿靠（如圖 11.21 所示），不僅可讓輪椅座面更靠近移位的目的地，對於有能力從輪椅站起來移位的老人，也可增加起身站立時腿部附近的站立空間，減少絆倒的危機。以外旋式踏板取代兩片式踏板（如圖 11.22 所示），也有類似的效果；單片式踏板雖可提供兩腳掌較寬廣的支撐，卻不利於站立移位的使用者。

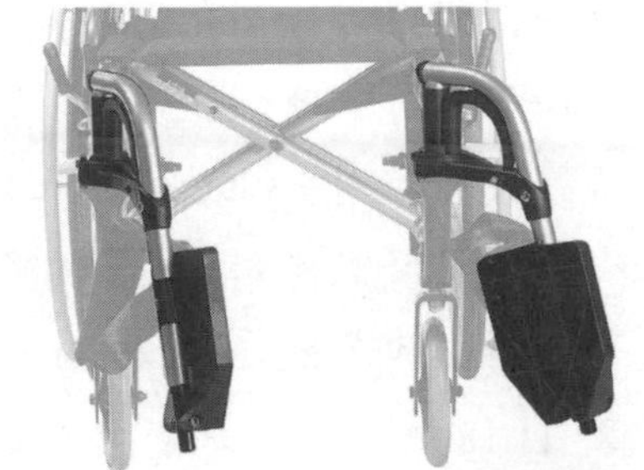

▲圖 11.21　可向內或向外旋轉撥開功能的腿靠

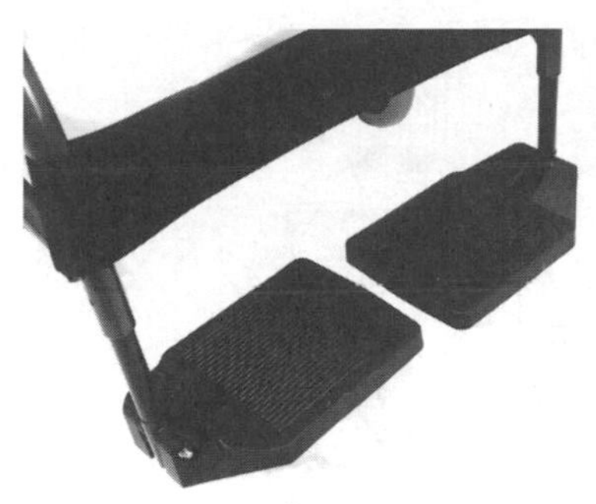

兩片式踏板

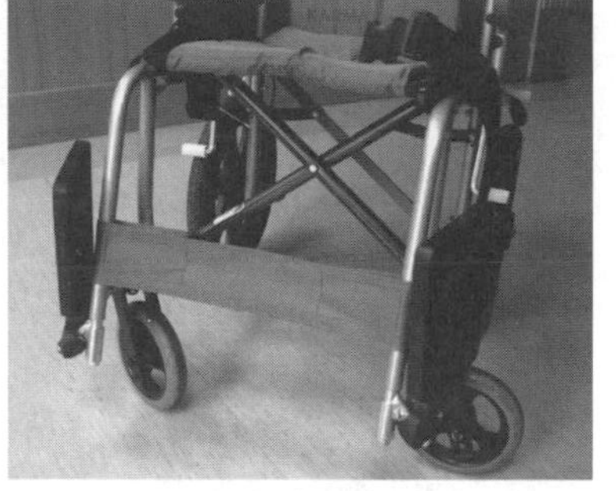

外旋式踏板

▲圖 11.22 外旋式踏板（右）比兩片式踏板（左）更能增加移位時的腿部淨空

為了避免在輪椅行進中，乘坐者的腳掉出踏板而發生危險，在左右兩小腿靠桿間，通常會加裝小腿靠墊、小腿靠帶或足跟環，以維持腳掌在踏板上的穩定性；處方者可依個別老人的移位習慣、腿靠上抬與否的需求，以及下肢張力反射的有無等因素加以選擇。

4. 扶手的種類與選擇

扶手（armrest）顧名思義是提供乘坐者上肢（前臂）休息時放置的地方，其合理的高度應為：在上身挺直、兩肩平放、手肘彎曲近 90 度時，前臂可平放在扶手墊上的高度。有些坐姿平衡不佳、軀幹容易向側面傾倒的老人，其家屬往往誤認為盡量加高扶手可以防止軀幹側傾的程度，甚或預防老人因軀幹側傾而摔出輪椅；這是誤將「扶手」與「軀幹側支撐」的功能相混淆的結果，處方者應善加解釋並適當使用軀幹側支撐，來提升坐姿時軀幹的穩定度。

依照老人個別的桌面使用習性，處方者應考量所選用的扶手長度。在輪椅乘坐者的身體需要更貼近餐桌或書桌，以利上肢在桌面上執行功能的場合，建議選用俗稱短扶手的「近桌型」扶手（desk length armrest）；若輪椅乘坐者需要在輪椅上安裝輪椅桌板，以便隨時可將上肢放置在桌板上時〔通常是為了預防上肢由扶手向外滑落受傷，或防止肩關節半脫位（subluxation）的狀況發生〕，則建議選用「全長型」扶手（full length armrest，如圖 11.23 所示）。

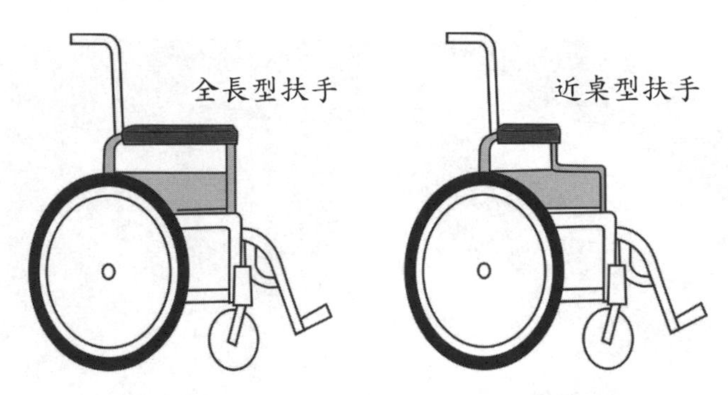

▲圖 11.23　近桌型扶手（右）方便輪椅乘坐者的身體靠近餐桌，全長型扶手（左）則方便放置輪椅桌板

扶手墊也有不同寬度與材質可供選擇：較寬且適形的扶手墊既舒適又可預防上肢滑落，但卻會妨礙使用輪椅手推圈推行的功能。上肢末端容易水腫的老人，則建議選用前高後低的寬面扶手（如圖 11.24 所示），以利於組織液向心臟回流。

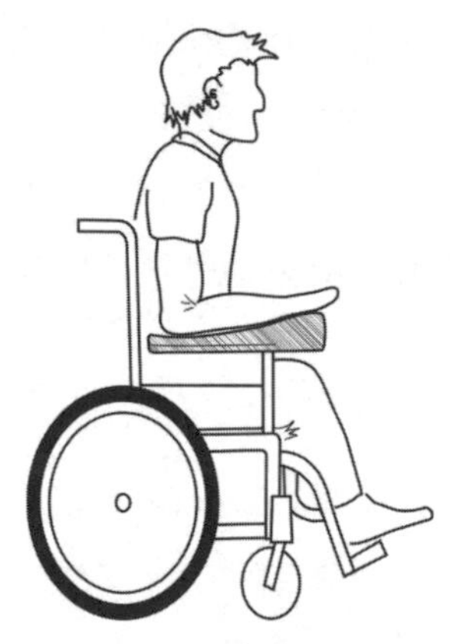

▲圖 11.24　前高後低的扶手墊可幫助組織液回流，減緩水腫症狀

5. 頭靠系統

對於頭部維持直立的能力不佳、耐力不足，以及選用可仰躺（recline）或空中傾倒（tilt-in-space）型輪椅的老人，務必為其選擇合適的頭靠系統。直接由背靠管向上延伸、僅以一片繃緊的布料作為平面支撐的簡易型頭靠，即使再加上一個適形的枕頭，也僅能提供頭頸後方的支撐。對於頭部容易垂向前或倒向兩側的老人，以及因為駝背或肩頸變形，導致頭頸前凸（forward head）的輪椅乘坐者，切勿以毛巾或繩索直接將頭部綁住，而是建議應依個別需求，選擇位置及角度調整性佳、可為頭頸提供不同方向支撐力的頭靠系統（如圖 11.25

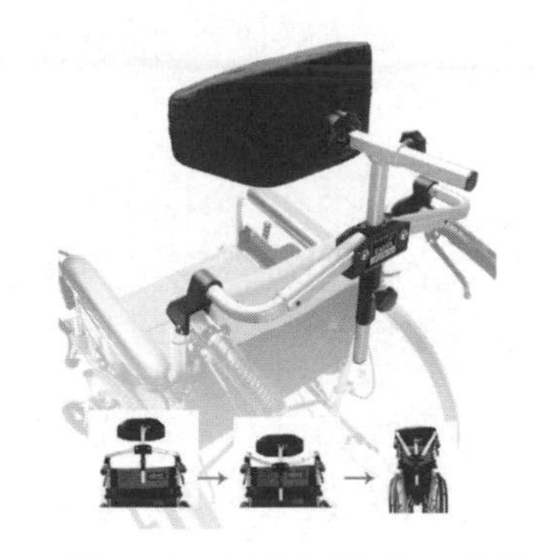

▲圖 11.25　具有深度、高度及角度調整功能的頭靠

所示）。

6. 選用協助坐姿擺位的輪椅配件

(1) 骨盆帶（pelvic belt）

橫跨於乘坐者兩側髂前上棘（ASIS）以下位置，與座面呈 45 至 60 度夾角，向後、向下束緊骨盆的固定帶（如圖 11.26 所示）。骨盆帶是乘坐輪椅時必須使用的配件，能有效的限制乘坐者臀部向前滑動。

(2) 軀幹固定帶

常見的有橫跨胸前的簡易「一字型」胸帶，以及四點固定，提供較多軀幹穩定支撐的「H 型」胸帶；使用的目的都在防止乘坐者的軀幹向前傾倒，應避免繫得過緊或太靠近氣管而影響呼吸功能。在為老人使用胸帶前，務必先確認骨盆帶已經確實繫妥，以免因為老人臀部前滑連帶軀幹下滑，而導致胸帶壓迫氣管引起窒息危機（如圖 11.27 所示）。

(3)各式支撐墊

一旦老人的失能程度嚴重到影響坐姿維持能力，坐在輪椅時常會發生臀部向兩側滑動、軀幹向側邊傾斜，或雙腳嚴重外展或內收等困擾；適當的選用臀側支撐墊、軀幹支撐墊，或在膝部使用內收、外展鞍板，都可有效協助坐姿的穩定度。

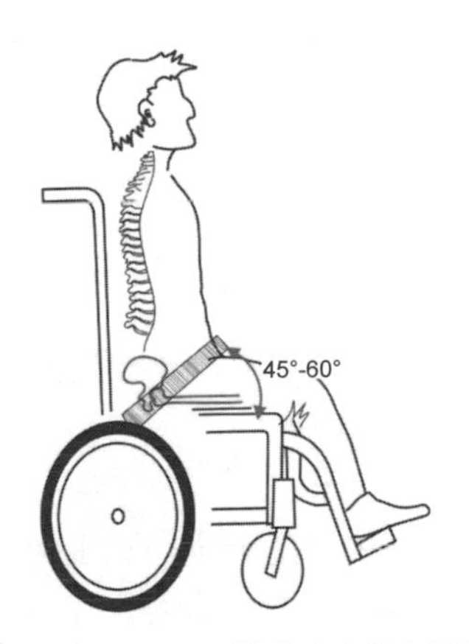

▲圖 11.26　骨盆帶必須以適當的角度緊壓在 ASIS 以下才能發揮效用

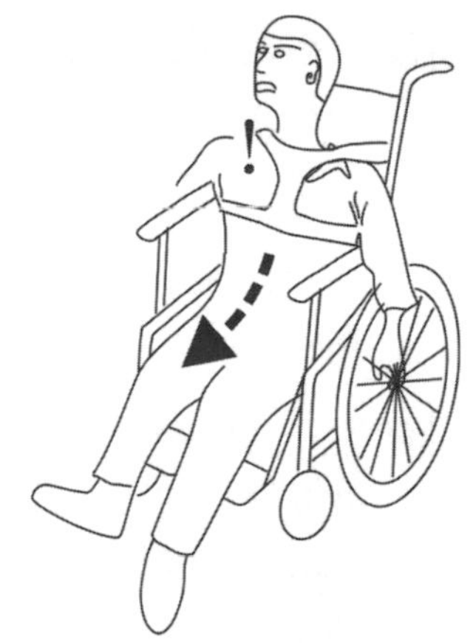

▲圖 11.27　未先正確使用骨盆帶前若貿然使用胸帶，即有可能在身體下滑時導致窒息事件發生

二、提升老人輪椅使用安全的特殊配件

(一) 全自動後輪制動系統

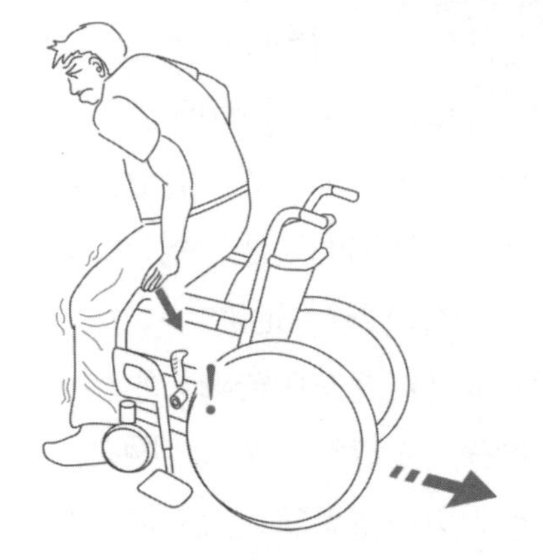

▲圖 11.28　老人自輪椅起身前未將後輪制動器啟動，易導致跌倒事件發生

如前文所敘述，在輪椅乘坐者進行移位時，必須先正確的使用制動器將後輪鎖死，以避免起身移位時輪椅發生非預期的移動。特別是失能老人由輪椅坐姿起身原本就不太容易，卻又經常忘記必須先使用制動器；或者照顧者在匆忙間進行移位，忘了啟用制動器，以致於經常在老人起身移位的過程中發生跌倒的事件（如圖 11.28 所示）。

近年日本許多輪椅公司，針對從輪椅起身的安全問題，陸續推出全自動的後輪制動系統。這類系統的作動方式，乃是在輪椅座面下設計機械式的荷重感應開關，當座面承載的重量降低到一定程度的時候（老人起身時臀部將離開座面時），兩支彈簧插銷將會由輪椅骨架，自動插入分別位於左右兩後輪內側、預先安裝金屬圓盤上的縫隙中，造成兩後輪卡死無法轉動（如圖 11.29 所示），以增加移位的安全。由於這類系統的作用，可由照顧者以另一組開關解除，因此即使空車無載重時，照顧者依然可以輕易將輪椅推往他處。

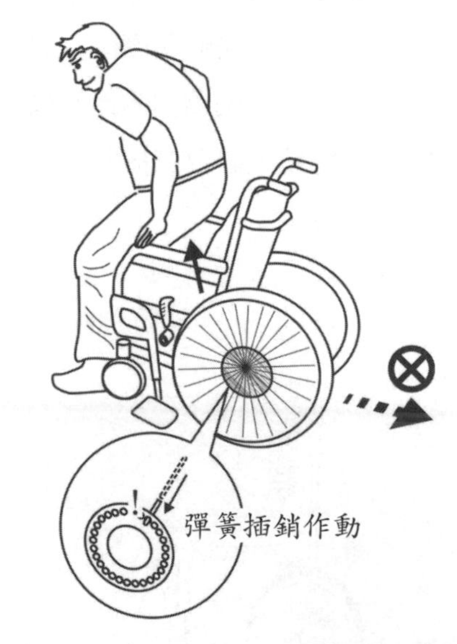

▲圖 11.29　配備全自動後輪制動系統的輪椅，能在起身時自動將後輪鎖死，避免跌倒事件發生

(二) 上坡防止倒退設備（hill climber）

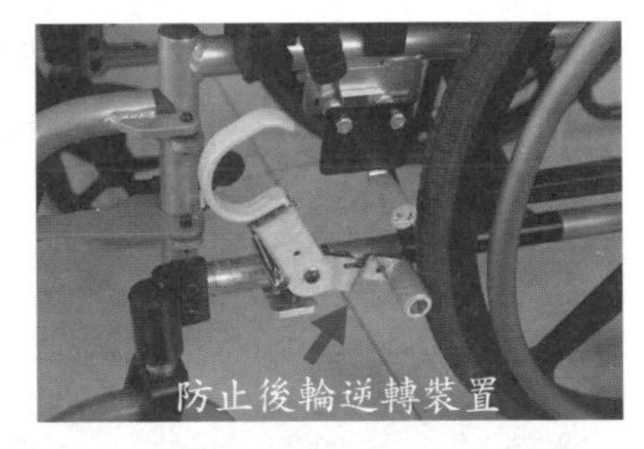

▲圖 11.30 **上坡防後退裝置啟動時，後輪將無法向後轉動**

對於體力、耐力不佳的老人而言，自推輪椅上坡道是極度辛苦的挑戰，特別是當坡道長度較長時，往往老人推到一半就必須暫停休息；萬一坡道較陡時，當雙手執行一次向前推行的動作（propel phase）之後，所產生能讓輪椅繼續前進的時間，低於姿勢回復（recovery phase，雙手重新向後伸去抓握手推圈的過程）所需的時間時，輪椅將會受重力影響，發生倒退下坡道的危機。

針對上坡衝力不足以致於倒退的危險，有些輪椅公司提供「上坡防後退裝置」的選購配件（如圖 11.30 所示）。這種裝置在啟動後，具有限制後輪只能單向向前轉動的功能，解除後則後輪恢復可雙向轉動。在老人推行輪椅上坡時啟動此裝置，即使推行時姿勢復原期的時間很長，甚至在坡道上放開雙手暫時休息，也無須擔心輪椅後退的危險。

(三) 反光片、夜間警示燈與長桿警示旗幟

在晨昏視線不良的戶外環境下活動的老人，經常發生遭到車輛撞擊的事故，因此老人福祉團體都會提醒年長者，外出時應盡量穿著顏色鮮豔的衣物。乘坐輪椅外出活動的老人，除了穿著鮮豔衣物外，在輪椅的各組件上（如輪圈罩、背墊布、骨架等），加裝各式反光板、反光貼紙、塗反光漆，或加裝自行車常用的各種警示燈（如紅色閃燈、氣嘴燈等），都可以增加輪椅的可見度。

由於乘坐輪椅的高度明顯低於行人，當穿越馬路或在車輛之間的間隙通行時，經常會被車輛擋住而使其他駕駛不易察覺。在輪椅上加裝自行車常用的三角形橘色長桿警示旗，將可大幅提升馬路使用時的能見度（如圖 11.31 所示）。

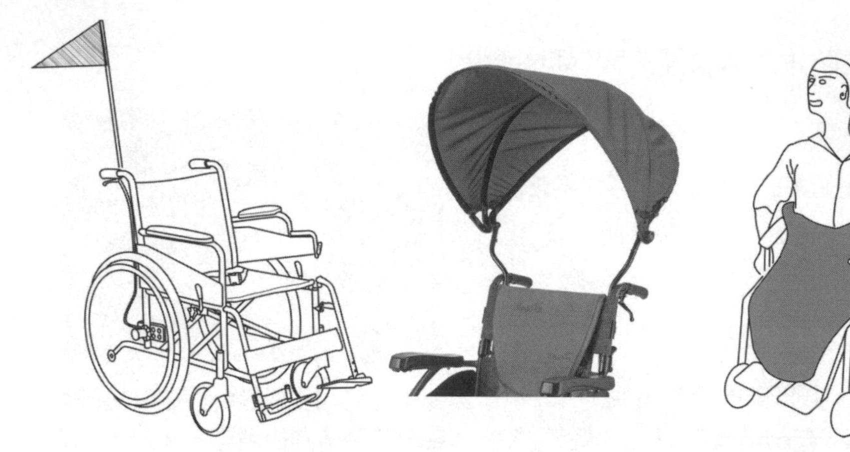

▲圖 11.31　在輪椅上加裝長桿警示旗有助於提高在馬路上行動時的能見度

▲圖 11.32　收合式輪椅遮陽篷

▲圖 11.33　輪椅乘坐者在寒冷天氣下使用的保暖套

(四) 遮陽傘、輪椅雨衣及保暖套

老人在不同的天氣狀態下乘坐輪椅外出，也需要注意溫度對身體健康的影響。有輪椅公司推出造型類似嬰兒推車的頂篷，可任意張開或收合，適合烈日時使用的「收合式遮陽篷」（如圖 11.32 所示）；市面上也有販售方便坐在輪椅上的使用者快速穿脫、又不至於影響輪椅推行，特殊布料及剪裁的輪椅雨衣；高緯度國家則常用一種類似睡袋造型，提供輪椅乘坐者下半身抵擋風雪及寒冷氣候的保暖套（如圖 11.33 所示）。使用這些配件都能協助乘坐輪椅的老人更放心的外出，參與戶外的活動。

貳　老人常用的手動輪椅類型與選擇

為了提供不同活動能力與生活形態的老人更多手動輪椅的選擇，每年都有新的輪椅產品或組件在各大輔具展覽會場發表。輔具專業人員會依據產品的特性、使用者的使用方式，以各種不同角度（如重量、承重能力、推行方式、姿勢變換功能、輪椅結構等），來檢視並加以分類；同一項產品的特色，在不同的檢視角度下可能被歸屬在不同的類別裡。以下僅就幾項老人輪椅處方者常關心的檢視分類，進行特色的描述，以提供處方者選擇的參考。

一、依照輪椅推行方式的選擇

(一) 照護型輪椅

乘坐此類輪椅的老人並不自己推動輪椅，而是由照顧者負責推動。此類輪椅的特色是輪椅具有方便照顧者推行的推把，以及小尺寸的後輪。由於此類未在後輪外側配置自推用的手推圈，因此輪椅的總寬度較小。至於座椅部分，則從提供簡易帆布支撐的運送型輪椅，到提供身體完整支撐，甚至可變換姿勢的舒適型輪椅皆有可能（如圖 11.34 所示）。

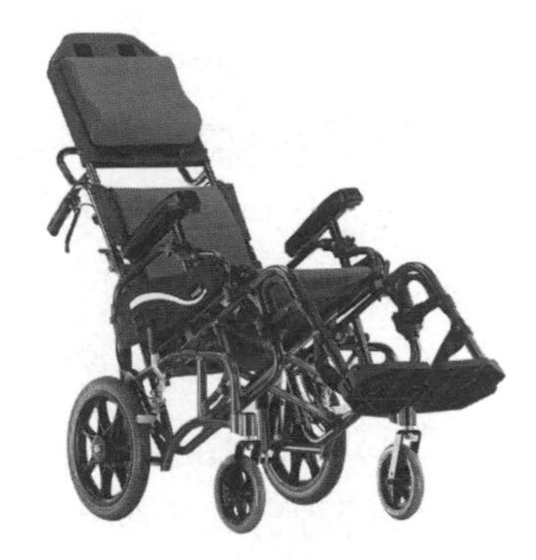

▲圖 11.34　未配備手推圈的小尺寸後輪，是照護型輪椅的主要特徵

過去在台灣的輪椅使用者很少會選擇照護型輪椅，即使乘坐的老人完全不具有自己推動輪椅的能力。因為採購輪椅的人經常會誤以為配置大尺寸後輪的自推輪椅，重心看似會比較穩（其實後輪的直徑大小與輪椅的靜態穩定度並無關聯）。這樣選擇的結果往往導致室內環境相容性（如浴室門寬不足），以及搬運進出轎車後行李廂時的困擾。

(二) 自推型輪椅

顧名思義，能提供輪椅乘坐者自力推行的輪椅類型稱之為自推型輪椅。老人常用的自力推行輪椅方式包括下列幾種。

1. 以手推圈推行

最傳統自推型輪椅的推行方式，適合雙手抓握能力及臂力尚佳的老人。如果老人抓握的能力不足以轉動後輪時，可考慮改裝手推圈的材質或造型，以利於抓握（如圖 11.9 所示）。由於老人的肌肉耐力通常不佳，所以這種推行方式比較適合平面、室內、短距離的使用，遇有外出到社區範圍活動，或需要克服較長斜坡時，建議仍以電動輪椅或代步車替代使用。

2. 以腳著地推行

偏癱患者若要自推手動輪椅，通常是以健側手驅動手推圈，並以健側腳著地修正輪椅行進的方向；上肢臂力及抓握力不足的老人，有時會以雙腳勾頂地面以驅動輪椅（如圖 11.35 所示）。不論以上述何種方式皆須以腳著地來推行輪椅，此時務必選擇坐面較低的輪椅，以利正常坐姿時腳掌可平放地面。倘若輪椅座面太高，且無法調降高度時，建議可裝配「沉入式座板」（drop seat，如圖 11.36 所示），以降低座面高度。

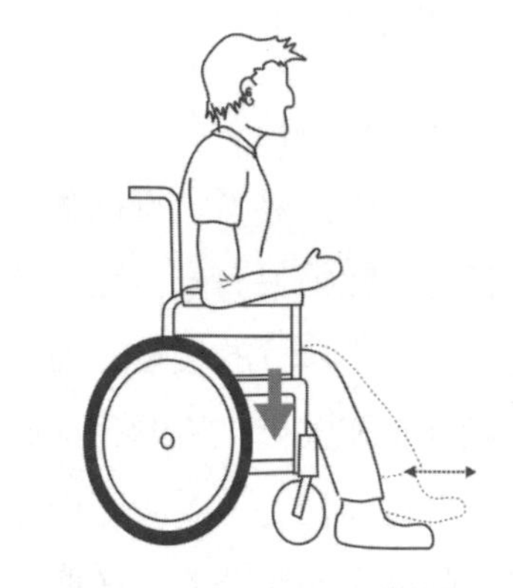

▲圖 11.35　若要以腳來驅動輪椅，通常需要選擇座面高度較低的輪椅

以腳著地推行輪椅僅適合平面非常短距離的活動，因為無論是以雙腳勾地面前進（膕旁肌施力，臀部易往前滑出坐面），或推地面後退（股四頭肌施力，坐姿穩定但輪椅向後退，視線不良），甚至偏癱者單手單腳驅動（左右肢體不對稱的施力，易引發偏癱側張力反射，並且影響坐姿），這些推行方式的效率及副作用都難以令人滿意。

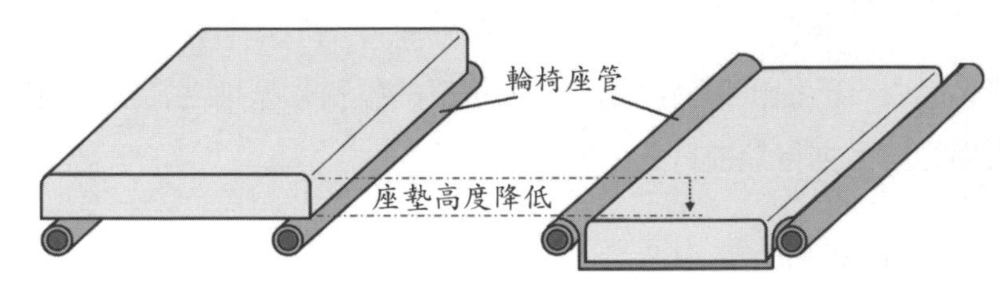

▲圖 11.36　拆掉原有輪椅座墊布，改裝沉入式座板，可有效降低座面高度

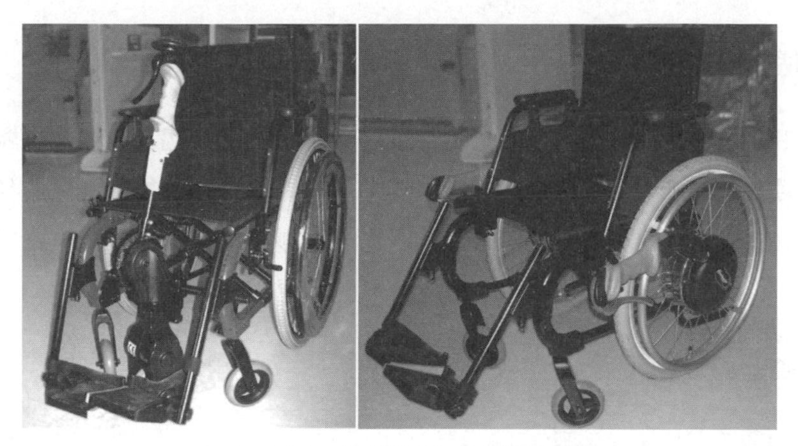

▲圖 11.37 以槓桿方式驅動的輪椅

3. 以棘輪槓桿推行

棘輪槓桿（ratchet lever）是另一種自推輪椅的驅動方式，不論是適合偏癱老人單手操作的單桿型（如圖 11.37 左所示），或分別裝在左右兩後輪上的雙桿型（如圖 11.37 右所示），都是近年來漸受注意的新驅動方式。

長柄槓桿加限制單向轉動的棘輪箱，是構成驅動系統的主要元件。老人以手握在槓桿的一端在身體的前方施力（shoulder slight flexion），可避免傳統推行方式（shoulder hyper-extension）易造成上肢關節傷害，並可進一步達到省力的效果（施力臂較長）。

二、依照座椅姿勢變換功能的選擇

從事日常生活的各項活動（ADL）時，經常需要以不同的姿勢與高度來執行。書寫、閱讀與進食時，身體通常保持在軀幹略微前傾的坐姿；休息、放鬆或看電視時，軀幹則大多維持在不同程度後躺的坐姿；園藝工作、操作大型機具或拿取架上的物品時，則需要以站立或爬上階梯的姿勢執行。

乘坐輪椅的老人也需要面對一天當中，執行不同活動所需要的姿勢變換，因此許多輪椅設計了可以變換姿勢的功能，簡介如下。

(一) 固定姿勢型

如果一天當中乘坐輪椅的時間不長，或乘坐的老人起身或移位功能良好時，選用不具姿勢變換功能的「固定姿勢型輪椅」，是一種經濟又便利的選擇。由於這種輪椅不需附加變換姿勢所需的機械結構與支撐系統，所以此類型輪椅通常具有重量輕、收納與搬運方便的特點。

(二) 姿勢可變換型

依照老人身體控制功能與活動需求，有下列姿勢變換型輪椅可供選擇（依常用的程度排列），不同的變換功能各有其對應的目的與使用限制，概述如下。

1. 仰躺型（recline）

最多老人選用的姿勢變換型輪椅，通常輪椅配置較高的背靠，而且背靠可以相對座面向後增加角度（如圖 11.10 所示）；當座背靠角度增加時，乘坐的老人會呈現髖關節角度增加（身體後躺）的姿勢變換。

仰躺功能的好處包括：姿勢的伸展、姿勢性低血壓的緩解、座面臀部壓力的重新分布，並可讓軀幹伸肌群（extensor muscle）休息。由於此類輪椅於進行背躺功能時，經常導致乘坐者身體相對椅背下滑，且在椅背回復直立角度時，易造成乘坐者臀部相對座面前滑的問題，因此不建議背躺的角度過大，通常建議向後背躺 30 度（座背靠夾角 120 度）以內的角度，可避免軀幹發生過度下滑的情形。

2. 空中傾倒型（tilt-in-space）

此款輪椅的姿勢變換方式是在維持椅背與座面相對角度不變的前提下，整張座椅向後傾倒（如圖 11.34 所示）。此種姿勢變換方式好處包括：姿勢性低血壓的緩解、座面臀部壓力的重新分布，並可讓軀幹伸肌群休息。由於乘坐者並不會因為此種姿勢變換而發生髖關節角度的改變，因此軀幹並不會發生相對椅背下滑的問題，座椅回正時也比較不會導致臀部前滑問題的發生。

若要利用空中傾倒的姿勢變換方式，達到臀部完全減壓的效果，建議傾倒角度應達到45度以上；如果老人會害怕處在這種程度的傾倒角度，則可以考慮同時以25度至30度的空中傾倒，搭配20度至25度的仰躺方式，一樣可以達到有效的臀部減壓功能。

3. 座面升降型（elevating）

對於需要乘坐輪椅、自立生活的老人而言，處理日常生活所需的各種活動（如廚房內的烹飪活動與花園內的園藝活動），往往需要變換座椅的高度來執行，座面升降型的輪椅就可以提供這樣的便利性（如圖11.38所示）。由於輪椅座面升降的機構會明顯增加輪椅的重量，造成推行輪椅時的體力負荷；同時，以人力操作座椅的升降不僅費時也費力，因此這類型的輪椅比較不適合外出使用，而且多半會加裝電動升降設備。

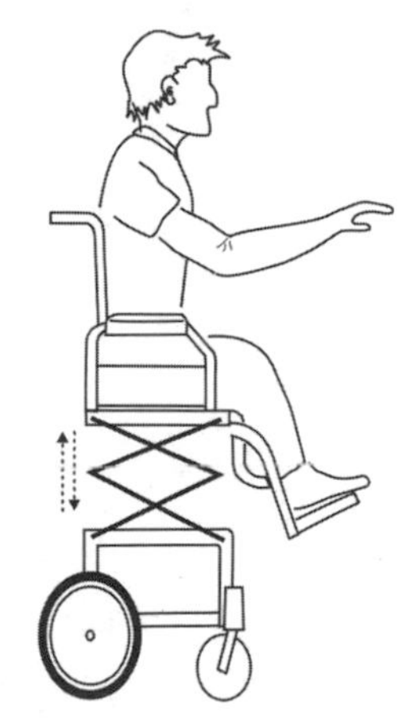

▲圖 11.38　座面升降型輪椅可提高乘坐輪椅者探取物品的高度

三、依照提供身體不同支撐程度的選擇

(一) 輕便型輪椅

對於經常有將輪椅攜帶外出需求的老人而言，易於收折的輕便型輪椅是最方便的選擇（如圖11.39所示）。輕量化、收納材積小是這種輪椅設計的首要原則，因此關於輪椅的承重能力、對乘坐者身體的支撐度，以及對顛簸路面的避震能力，相對的比其他輪椅不足。輕便型輪椅適合尚有短距離步行能力，或不需要長時間乘坐輪椅的老人使用；對於在輪椅坐姿時，姿勢保持能力不足的老人，則不建議選用這類型的輪椅。

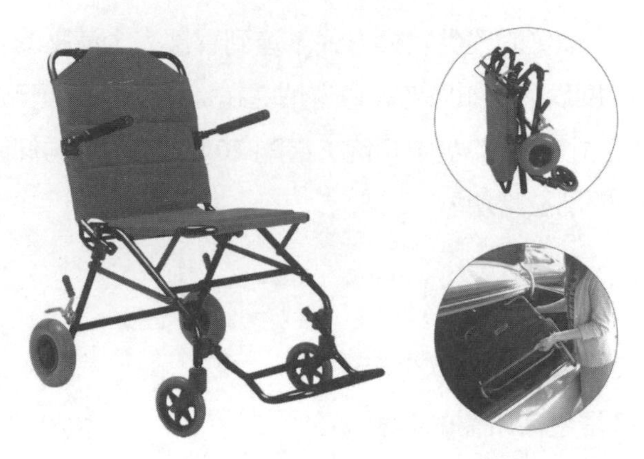

▲圖 11.39　易於收折的輕便型輪椅

(二) 平面型輪椅

相較於前款輪椅，平面型輪椅對乘坐者而言，擁有較多的身體支撐性，這類輪椅也是目前市面上的主流產品。不論是較高的椅背高度、較足夠的座椅深度、長度及寬度較適合的扶手墊，以及更多的腿部伸展空間；這些設計都可以讓老人比較放鬆的乘坐在其中。

雖然平面型輪椅的座椅支撐尺寸比輕便型輪椅足夠，但是提供背部與臀部支撐的座背墊，通常僅是一塊繃緊的布，或是在布面上加鋪一層平面造型的泡棉墊；這樣的平面支撐並無法完全對應實際乘坐時，不同部位身體曲線所需要的立體支撐。也就是說，平面型座椅提供的並不是一個真正「適形」的身體支撐；如果乘坐的老人需要長時間在輪椅上得到完全的放鬆，舒適型輪椅則是比較好的選擇。

(三) 舒適型輪椅（comfort chair）

歐美等強調老人照護品質的國家，近年來漸漸流行一種強調乘坐舒適、又可因應大部分居家活動的輪椅，稱之為舒適型輪椅（如圖 11.40 所示）。

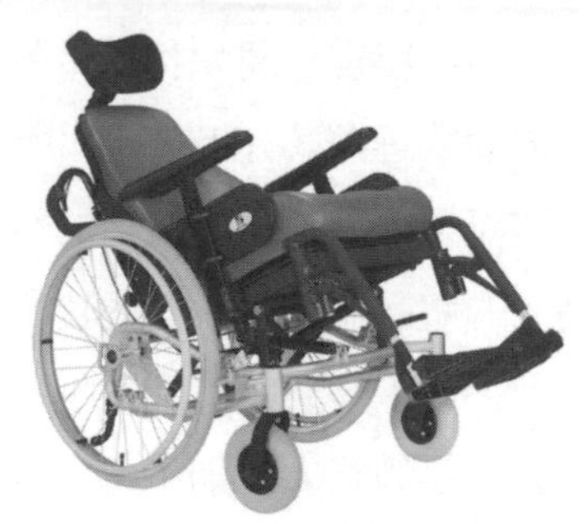

▲圖 11.40　舒適型輪椅提供乘坐者身體更適形的支撐

舒適型輪椅包括幾個重要的特色：

1. 椅背可執行有限度的仰躺（背墊相

對座面角度約 85 度至 135 度）的功能，前述 85 度前傾的背靠角度，是為了方便老人在桌面上工作或進食時，身體需要略微前傾的需求。

2. 座椅可執行有限度的空中傾倒（相對地面角度約－5 度至 35 度）的功能，前述負角度的空中傾倒功能，是為了方便老人自輪椅起身站立。
3. 座墊與背墊由堅固的硬式底板及身體適形的支撐泡棉所組成，提供老人乘坐時軀幹及骨盆穩定而舒適的支撐，減少維持姿勢所需要的體力耗費。
4. 具有可隨意改變膝關節角度的腿靠，並可輕易將腿靠移開方便起身。
5. 可依使用者需求加裝各種身體擺位配件，例如頭靠、軀幹側支撐、臀側支撐、小腿支撐墊等。

第二節 電動移行輔具：電動輪椅與電動代步車

當老人行走時的心肺耐力、肌力、平衡能力或步行速度及效率，不足以因應某個特定生活場合的要求時；或者當老人因為關節疼痛、部分肢體癱瘓而導致無法步行時，就是使用電動移行輔具的適當時機。使用手動輪椅固然可以替代步行的功能，然而不論以臂力或下肢推頂來驅動輪椅，所能獲得的行動效率畢竟不及走路的效能；終日依賴他人推行輪椅來移行，不僅人力成本過高，也缺乏行動的自主性。使用電動移行輔具，不僅能滿足無法行走的老人期望能自主移行的需求；對於尚有行走能力的老人，也能節省其體力的負擔，並可擴大他們活動的範圍。

壹 電動移行輔具的類型

常見的電動移行輔具包括「電動代步車」（power scooter），與「電動輪椅」（power wheelchair）。這兩種動力移行輔具都是由蓄電池所提供的電能，經由控制器轉動馬達，再經齒輪箱將馬達的動能驅動輪子。在台灣，不論電動代步車或是電動輪椅，都是屬於「替代步行的輔具」而不是「交通工具」，因此不論是行進的速度（通常小於 12 公里／小時）、該通行的道路（人行道與行人穿越道）、合理的活動範圍（一次充電可行進距離小於 40 公里），都被定位在「行人」的規範範圍。倘若使用電動移行輔具的老人有需要進行長距離、快速的移動，應考慮搭配福祉車輛、捷運系統等交通運輸工具，才是安全又有效率的行動方式。

一、電動代步車

電動代步車是最普遍受到老人歡迎的動力移行輔具，主要的原因除了前述的節省體能消耗、擴大行動範圍外，與機車相類似的外型讓老人不覺得被貼上「殘障標籤」，則是另一個普遍受歡迎的原因。

電動代步車很適合體適能衰退、尚有部分行走能力的老人使用，但若是老人的認知功能、視知覺能力、手眼協調能力及肢體控制能力，因疾病而受到影響時，則需經過專業人員審慎評估，確認能安全駕駛時再行選購。

(一) 電動代步車的基本構造與操作能力要求

1. 車體結構（type）

電動代步車的車體結構主要分為四輪結構及三輪結構兩種（如圖 11.41 所示），其關鍵元件包括驅動輪、驅動馬達、轉向輪、減速機、差速器與蓄電池。

相較於輪椅及電動輪椅，電動代步車的前後輪距離明顯較大，並且以轉向龍頭進行轉向的控制，因此迴轉半徑明顯比輪椅及電動輪椅大，並不利於在狹小的空間（如室內）中穿梭及轉向。

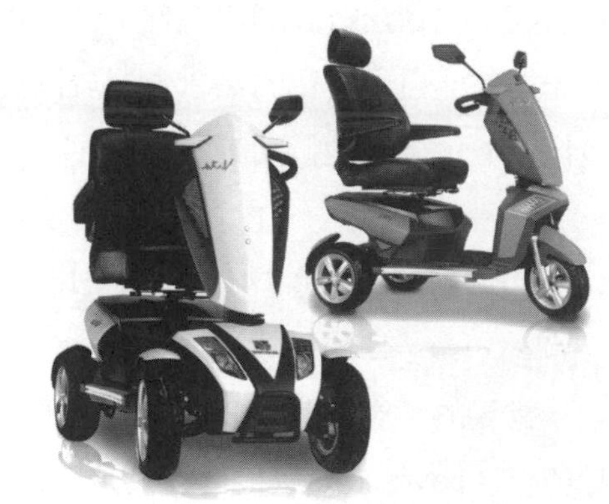

▲圖 11.41　電動代步車依其結構主要分為四輪結構與三輪結構兩種

在前後輪距離相同的條件下，四輪結構比三輪結構的電動代步車有較大的底部支撐面積（base of support），因而在行駛時重心比較穩定，不易發生翻覆的危險；然而轉向的靈活程度則不及三輪結構的代步車。

2. 轉向龍頭（tiller）

類似機車或自行車的轉向方式，電動代步車也是以雙手抓握龍頭，以逆時鐘或順時鐘的轉動方向，進行左轉、右轉方向的控制（如圖 11.42 所示），因此欲駕駛電動代步車的老人，需要至少一側上肢粗動作的運動控制能力及肌肉耐力正常，才能控制行進的方向。

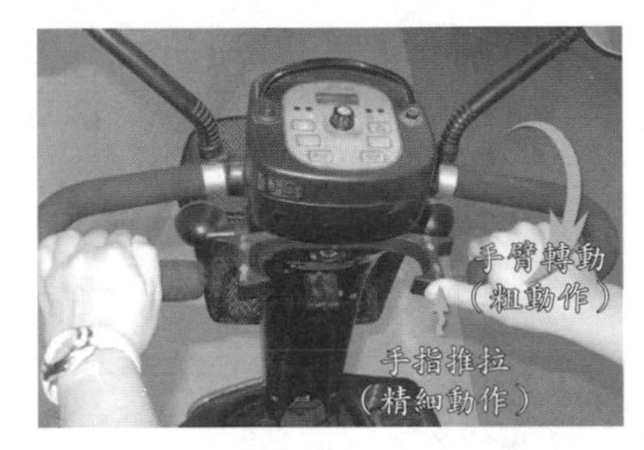

▲圖 11.42　欲駕駛電動代步車者，至少一側上肢的粗動作及精細動作控制能力正常

3. 加速桿（accelerator，俗稱油門）

電動代步車的啟動、停止與速度控制，由加速桿執行，屬於「比例式控制」（proportional control）的方式。當駕駛者的手指，對加速桿進行不同程度的前推或後拉時，電動代步車則以不同速度的前進或後退相對應（如圖 11.43 所示），一旦放掉加速桿使其回彈到起始位置（neutral position），則會啟動「電磁煞車」而使代步車減速直到停止。因此，欲駕駛電動代步車的老人，在控制轉向龍頭的上肢，也需要有精細動作的運動控制能力及足夠的肌肉耐力，才能控制行進的速度。

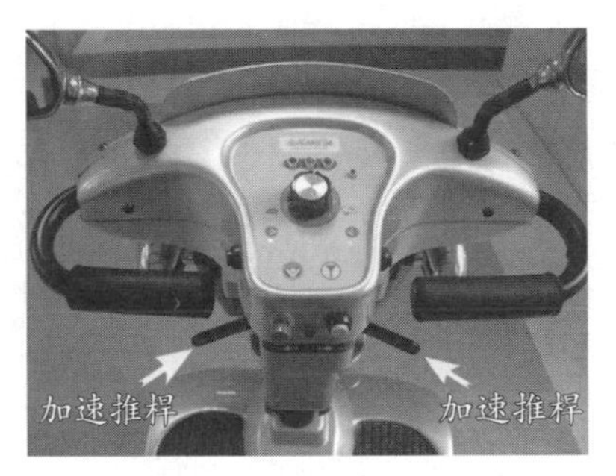

▲圖 11.43　加速推桿是電動代步車行進速度的控制開關

4. 座椅

電動代步車多以坐姿駕駛，其配置的座椅大多為俗稱「機長椅」（captain seat）的沙發型座椅。雖然不同價位的電動代步車所配置的機長椅，其能提供的身體支撐度有所差異，但畢竟都不足以讓軀幹控制能力不足，或動態平衡能力不佳的老人，在戶外環境安全的駕駛。

由於乘坐電動代步車的座椅時，必須先跨上由動力底座所形成的踏板，因此，欲駕駛電動代步車的老人，最好具備以站立姿勢移位，並跨上 10 公分高度階差的能力。

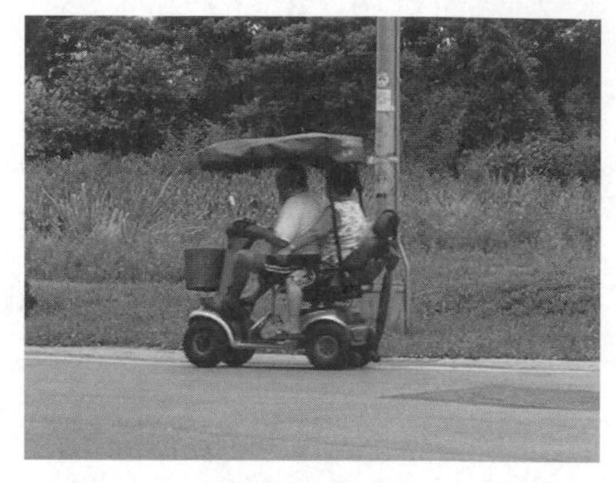

▲圖 11.44　電動代步車是個人移行輔具，不是交通工具，不該兩人共乘

由於電動代步車屬個人移行輔具，並非由照顧者駕駛用以接送老人的交通工具，因此原本是為了讓一個人乘坐而設計，有些販售商人擅自將座椅改裝為雙人座，將嚴重影響配重的安全性，恐有導致翻覆的危險（如圖 11.44 所示）。

(二) 經常使用的附加配件（如圖 11.45 所示）

1. 遮陽篷：戶外豔陽下遮蔭用，不具遮雨功能，應避免在強風時使用。
2. 枴杖筒或助行器吊架。
3. 氧氣鋼瓶承筒。

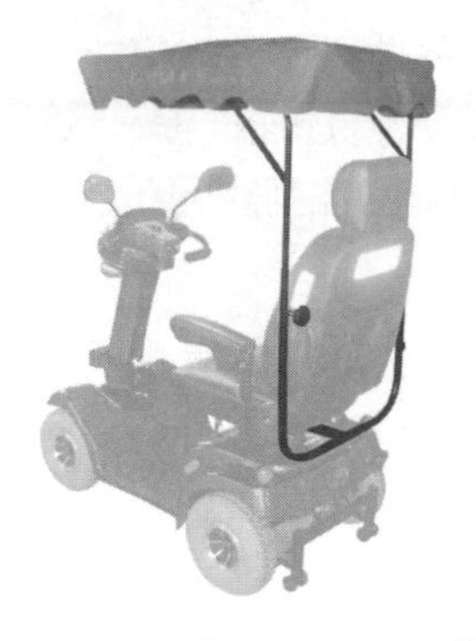

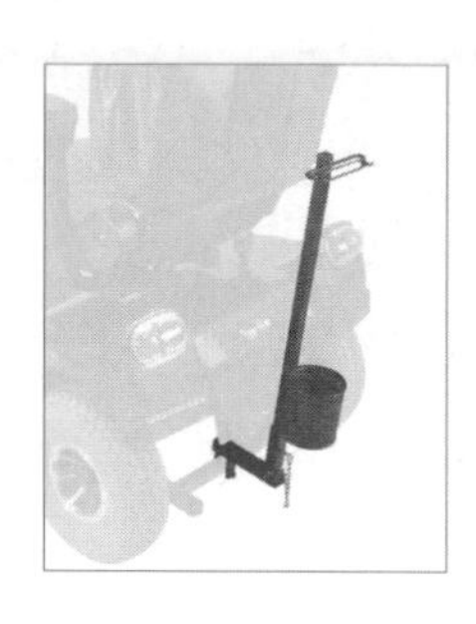

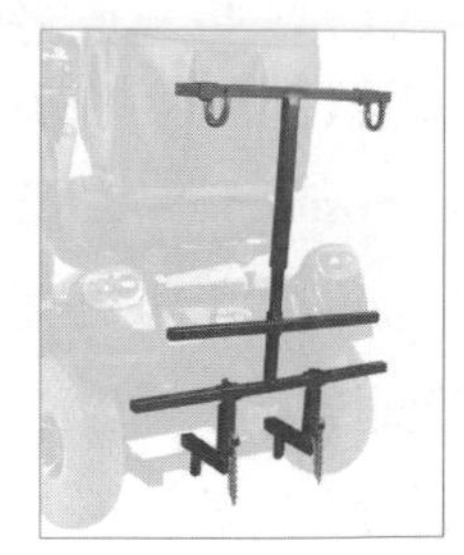

▲圖 11.45　電動代步車常用的配件：遮陽篷（左）、枴杖筒（中）、助行器吊架（右）

二、電動輪椅

由於構成電動輪椅的各個主要系統，各自具有多元的選擇性或調整性，因此，電動輪椅是最能依照各種不同失能程度老人的需求，並能在不同使用環境中皆適用的動力移行輔具。無論是尚有步行能力，或是肢體嚴重癱瘓的老人，不論需要在室內環境穿梭，或是必須在社區內活動；透過專業人員的評估適配，必定能推薦最適當的電動輪椅組合來滿足老人的需求。

(一) 構成電動輪椅的主要系統與選擇

1. 傳動系統的選擇

電動輪椅的動力通常由兩具直流馬達（電動機）驅動，藉由控制器供應的電流大小（24V 直流電）以調節馬達轉速，再經由減速機（齒輪組）放大轉動的扭力以驅動輪子。控制器電流的供應能力、馬達的功率大小，以及減速機的減速比，都會影響電動輪椅的性能。

近年來電動輪椅的設計趨向於將傳動系統與輪椅底座，整合為獨立的動力底座（power base，如圖 11.46 所示），在動力底座上可搭載各式不同的座椅系統，以及姿勢變化裝置。常見的動力底座依驅動輪的配置方式，可分為下列三種，可依據老人使用環境與操作需求進行選擇。

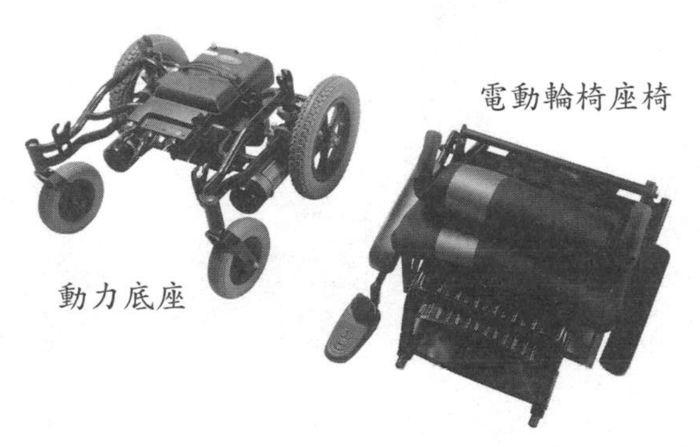

▲圖 11.46　動力底座型的電動輪椅可拆解成座椅及動力底座兩系統

(1) 後輪驅動型（rear wheel drive, RWD）

市售最常見的配置方式，類似手動輪椅的架構，於動力底座前端配置兩個尺寸較小、負責轉向的前輪組（caster），後端為兩個尺寸較大的驅動輪（如圖 11.47 所示）。相較於其他兩型輪椅，後輪驅動的電動輪椅，其直線前進時的穩定性最好，然而轉向的靈活度最差，且原地迴轉的半徑最大；後輪驅動型的電動輪椅適合老人戶外活動使用。

(2) 中輪驅動型（middle wheel drive, MWD）

位於動力底座的前、中、後共有三排輪子，驅動輪位於動力底座的中間，前端與後端皆為轉向輪（caster）。若是以相同尺寸的動力底座進行原地迴轉的比較，中輪驅動的電動輪椅具有最小的迴轉半徑（如圖 11.48 所示），然而直線行進時則不如後輪驅動型電動輪椅穩定，跨越障礙能力也較差；中輪驅動型電動輪椅適合老人在室內狹小空間穿梭，或進出電梯使用，也適合在戶外穩定的平地上使用。

(3) 前輪驅動型（front wheel drive, FWD）

動力底座前端配置兩個尺寸較大的驅動輪，後端為兩個尺寸較小的轉向輪（如圖 11.49 所示）。相較於其他兩型輪椅，前輪驅動型的轉向靈敏度與精確性最佳，跨越障礙的高度也較高，然而直線前進時的穩定性則是最差，快速行進時容易發生「甩尾」的現象，迴轉半徑則介於前輪與中輪驅動兩者

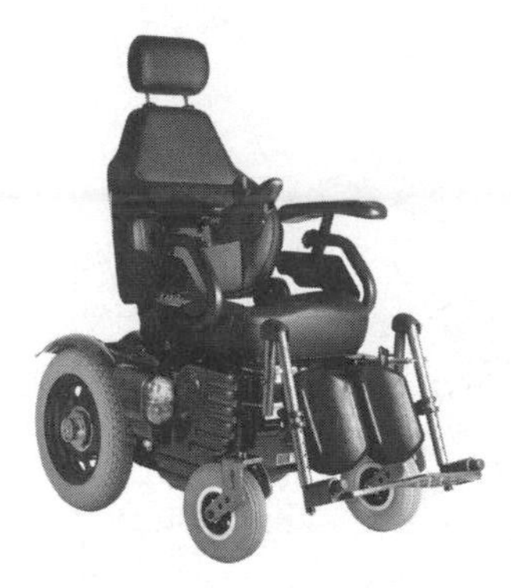

▲圖 11.47　後輪驅動型電動輪椅適合戶外活動使用

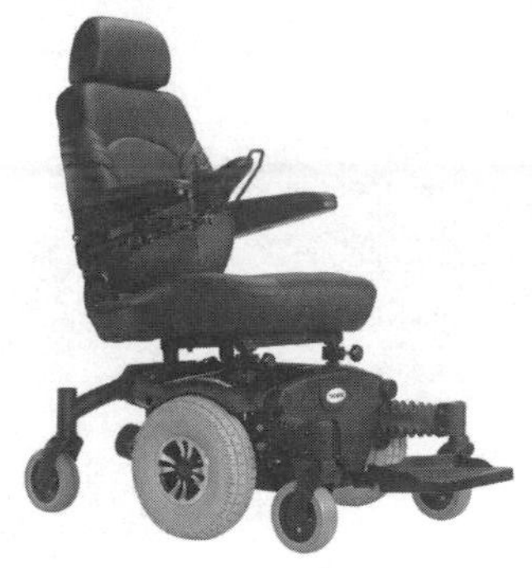

▲圖 11.48　中輪驅動型電動輪椅適合在室內狹小空間穿梭或進出電梯使用

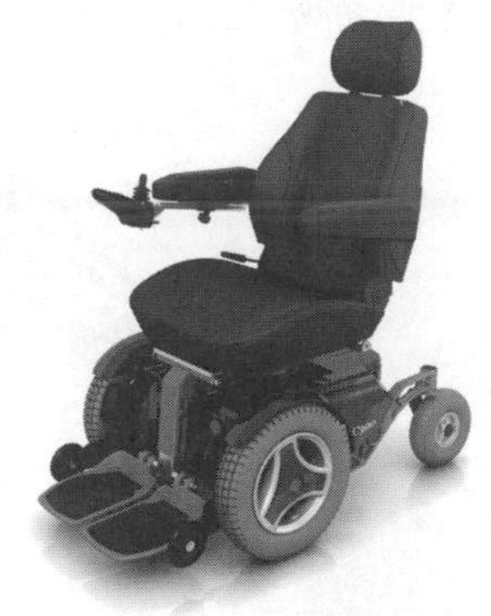

▲圖 11.49　前輪驅動型電動輪椅轉向靈敏度與精確性最佳

之間；前輪驅動的電動輪椅適合在室內使用。

2. 座椅系統

電動輪椅座椅的零件選擇、尺寸與角度的參數設定原則，與手動輪椅大致相同；由於電動輪椅具有動力驅動，不太需要顧慮搭載的座椅重量，因此電動輪椅的座椅有更多樣的選擇性。電動輪椅常見的座椅如下。

(1) 帆布型座椅（sling seat）

最簡易的座椅，類似手動輪椅僅以兩面繃緊的布料所構成，僅能提供最基本的座面及背部支撐，僅適合軀幹控制能力正常、坐姿平衡能力良好的老人，短時間的乘坐使用（如圖 11.50 所示）。

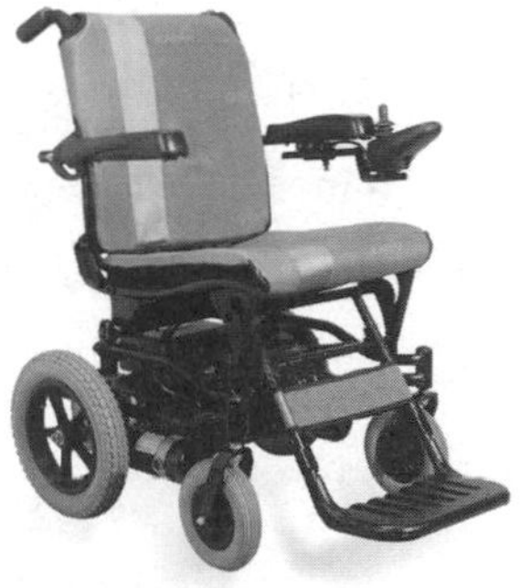

▲圖 11.50　帆布型座椅

(2) 沙發型座椅／機長椅

有基本身體適形的泡棉材質座椅，類似汽車駕駛座的沙發椅，可提供中等程度的軀幹及骨盆支撐功能，適合乘坐時間較長，或身體平衡能力不足的老人使用；沙發型座椅是目前市售電動輪椅最常搭配的座椅（如圖 11.47 和圖 11.48 所示）。

(3) 擺位型座椅／復健椅（rehabilitation seat）

擺位型座椅不僅具有座椅參數（座椅尺寸及各種角度）的可調整性，也具有各種坐姿擺位輔具（各式專業背墊、頭靠、各部位支撐墊等）的可擴充性。擺位型座椅適合身體控制能力嚴重不足，或身體變形，以及罹患進行性疾病的老人使用（如圖 11.51 所示）。

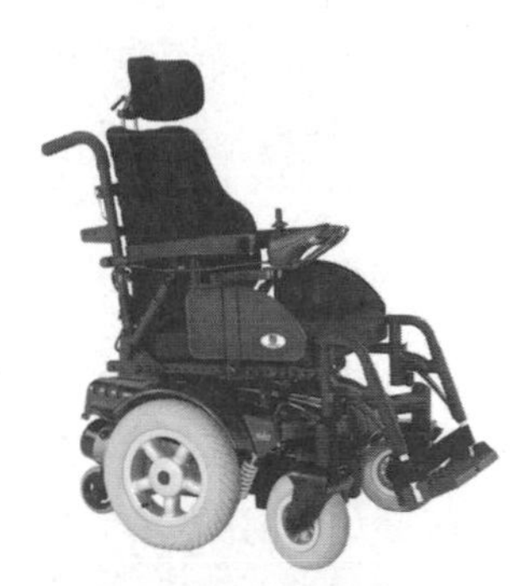

▲圖 11.51　擺位型座椅

3. 姿勢變換系統

類似具有姿勢變換功能的手動輪椅一樣，電動輪椅也可裝置提供乘坐者姿勢變換的機械結構；由於電動輪椅本身搭載的蓄電池可提供變換姿勢時所需的能量，因此，大多數電動輪椅的姿勢變換功能都可以動力方式進行，乘坐者僅需操作控制器的按鈕及搖桿即可自主變換姿勢。老人常用的電動輪椅姿勢變換功能，依序為電動背躺（power recline）、電動空中傾倒（power tilt-in-space）、電動座面升降（power elevation），以及電動站立功能（power standing）；其使用的目的與理由，與手動輪椅的姿勢變換功能相同，不另贅述。

4. 控制系統與人機介面

電動輪椅的控制器包括「控制模組」（control module）與「動力模組」（power module）兩部分（如圖 11.52 所示）。前者相當於訊號產生器，負責將操作者的動作轉換成控制訊號；後者相當於電源供應器，根據控制訊號負責調節左右兩具馬達個別的電流供應。高階的電動輪椅控制器，甚至可以支援電腦無線滑鼠的功能，或是用來控制周遭環境的電器開關（EADL 控制功能）。

「人機介面」則是指操作者與電動輪椅間的溝通介面，包括「輸入介面」與「輸出介面」。用來指揮電動輪椅行進方向及速度的各式開關（搖桿、按鍵、氣壓開關、水銀開關等）稱為輸入介面；用來讓操作者理解電動輪椅目前狀況（如蓄電量、異常狀況、操作模式等）的燈號、聲音或字幕，稱之為輸出介面。最簡單、有效率、且適合大部分老人使用的輸入介面是「比例型控制」搖桿（proportional control joystick），而最經濟實惠，且容易讓老人

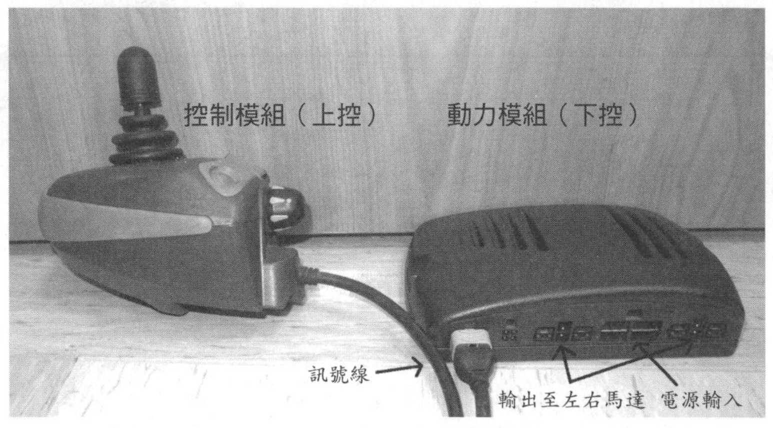

▲圖 11.52　電動輪椅控制器可區分為控制模組與動力模組

理解的輸出介面為圖形記號與燈號（如圖 11.53 所示）；萬一老人的運動失能情況嚴重，無法以傳統的比例型搖桿操控電動輪椅時，可選用「非比例型控制」模式（non-proportional control），以適合個人操作能力的各式開關，操作電動輪椅。

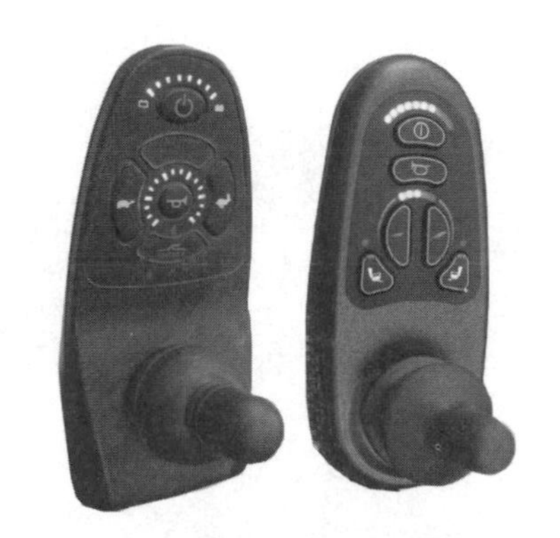

▲圖 11.53 圖示和燈號是最容易讓老人辨識及理解的介面

現代的控制器大多具有可程式編輯（programmable）的功能，專業人員可依據個別老人的操作能力與控制需求，透過程式編輯器（programmer）來設定電動輪椅朝各方向行駛的最大速度、加速度、減速度、搖桿靈敏度，以及手震顫補償等功能。

控制介面未必只有乘坐電動輪椅的老人需要使用，有些時候是需要照顧者在電動輪椅後面加以操作的（如老人疲倦或不便操作時，或者純粹為了推行輪椅的照顧者省力的目的），此時「介護控制」（attendant control，如圖 11.54 所示）或可切換控制者的「雙重控制器」（dual control，一部電動輪椅上包括原本的控制器與介護控制器）就是合適的選擇；近年也有電動輪椅公司生產可將原本控制器快速拆換為介護控制器的裝置（如圖 11.55 所示），不失為另一種經濟實惠的選擇。

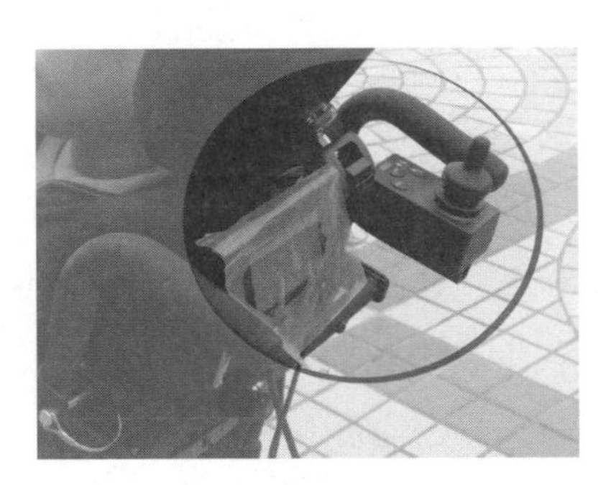

▲圖 11.54 方便由照顧者操作的介護控制器

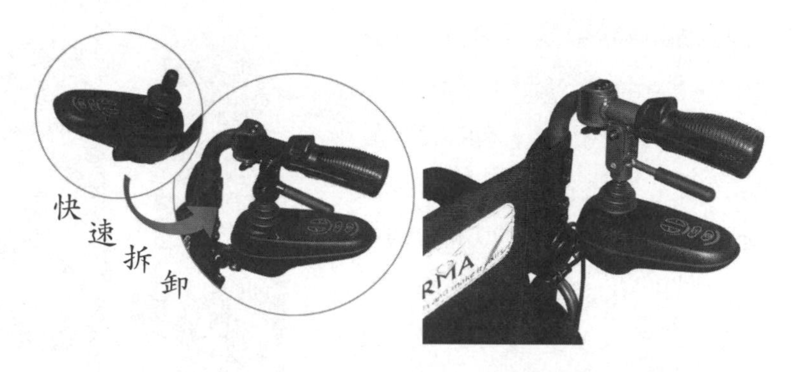

▲圖 11.55　可快速拆換為介護控制器的裝置

貳 選擇電動移行輔具的考慮因素

一、使用環境與活動範圍

當老人經常需要在狹小的室內空間或電梯使用時，應優先選用迴轉半徑較小的電動輪椅（如中輪驅動型，或前後輪距較短的電動輪椅），或是小尺寸的三輪結構電動代步車，避免選用戶外型電動輪椅或四輪結構電動代步車。倘若主要使用環境是在戶外或不平穩的路面上行進，則優先考慮四輪結構的代步車、室內外通用型或戶外型電動輪椅。

馬力的大小與蓄電池的電容量，直接影響電動移行輔具的爬坡能力與最大可行駛距離；經常需要上下坡道或中長距離活動的老人，建議選擇馬力較大（900W以上）、電池容量較充足（50AH以上）的組合，若是選用電動輪椅時，則優先考慮後輪驅動型的動力底座。

經常需要在顛簸路面行駛的動力移行輔具，除了需要較大的馬力以外，可考慮各個輪子皆加裝避震器的機型，並且盡可能選擇直徑較大的輪子（包含轉向輪及驅動輪），以免輪子被卡住無法動彈。後輪驅動的電動輪椅，可以在前輪加裝「過階器」（curb climber），即可大幅提升電動輪椅的過階能力（如圖 11.56 所示）。

每一個輪椅類輔具都會在使用手冊上，標示可安全使用的坡度限制，一般的室內戶外共用型電動輪椅都小於 12 度。第一次使用前務必詳閱使用手冊，倘若忽略坡度限制極可能導致在斜坡行進時發生翻覆的危險。

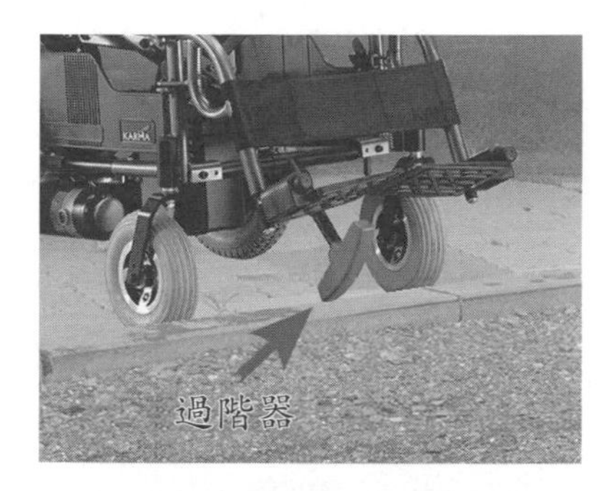

▲圖 11.56　可加裝在後輪驅動電動輪椅的過階器

雖然動力移行輔具可讓老人以比走路稍快的速度，大幅擴展日常活動範圍，然而無論是電動輪椅或電動代步車都屬於「替代步行」的輔具，並非「交通工具」，因此國際上普遍對這類產品的速度規範，以及應該行駛的通道，大多視同為「步行者」的位階（速度上限大約 8 至 12 公里／小時，限制行駛在人行道、行人穿越道，不准行駛在車道上）。如果使用動力移行輔具的老人需要長距離、快速的行動，應考慮結合大眾運輸系統或復康巴士來達成。

二、上肢功能

老人上肢粗動作與精細動作的控制能力，以及肌肉耐力、手眼協調能力都會影響動力移行輔具操作的效率與安全性。在一般的情況下與電動輪椅相比較時，電動代步車的操作需要比較能穩定控制的上肢功能（因為要持續控制龍頭轉動的方向，而且要同時兼顧手指按壓或勾拉加速桿的程度以控制速度）。如果老人的上肢功能不足以駕駛電動代步車，改用電動輪椅的搖桿是有效的替代選擇；即使是上肢完全癱瘓、連電動輪椅的比例型搖桿都無法驅動的老人，將電動輪椅的人機介面改裝到其他尚可控制的肢體部位（如下巴、腳掌、頭靠等），仍有機會成功的駕駛電動輪椅。

三、移位及變換姿勢能力

為老人選擇動力移行輔具時，尚須考慮老人如何進入及離開該輔具的問題。具有短距離步行能力、並能跨上一小台階的老人，在電動代步車的移位比較不成問題；無法以站立姿勢進行移位、需要他人協助移位，或需要經常變換乘坐姿勢的老人，則建議使用有利於移位設計（如扶手可後掀、腿靠可外掀）的電動輪椅，並且搭配電動姿勢變換的功能。

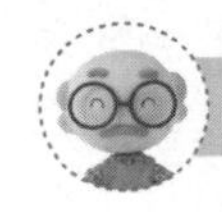

自我評量

1. 一位因髖關節置換手術失敗，上肢功能正常卻完全無法站立及步行的老婆婆，獨居在景美捷運站附近電梯大樓（限乘六人的中小型電梯），經常需要到隔壁大樓一樓的松青超市買菜，為她推薦手動輪椅時，你會建議的各項零配件組合為何？
2. 如果上述的老婆婆想要去凱達格蘭大道參加元旦升旗典禮，接著去逛逛迪化街，最後繞回西門町跟老朋友喝下午茶後返家，你會建議她選擇什麼樣的輪椅類輔具？

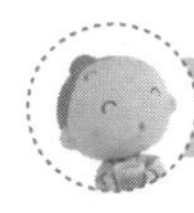

參考文獻

• 中文部分

吳英黛主編（2007）。**輔具評估專業技術手冊**。台北：金名。

• 英文部分

Cooper, R. A. (1988). *Wheelchair selection and configuration*. NY: Demos Medical Publishing.

Karp, G. (1998). *Choosing a wheelchair: A guide for optimal independence*. CA: O'Reilly & Associates.

Thacker, J. G. et al. (1994). *Understanding the technology when selecting wheelchairs*. Washington, DC: RESNA Press.

Batavia, M. (1998). *The wheelchair evaluation—A practical guide*. MA: Butterworth Heinemann.

本章圖片來源

- 康揚股份有限公司：圖 11.2、11.9、11.10、11.14、11.15、11.20、11.21、11.25、11.32、11.34、11.39、11.45、11.46、11.47、11.50、11.55、11.56。
- 台灣維順工業股份有限公司：圖 11.40、11.41、11.48、11.51。
- 謝明樺先生繪製：圖 11.3、11.4、11.5、11.7、11.11、11.12、11.13、11.18、11.19、11.23、11.24、11.26、11.27、11.28、11.29、11.31、11.33、11.35、11.36、11.38。

Chapter 12

個人行動輔具（二）：步行、移位與翻身、升降輔具

✲楊忠一

1. 能正確協助老人選用合適的步行輔具。
2. 能依照使用者的體型調整步行輔具至適當尺寸。
3. 能正確指導老人使用步行輔具的行走、上下樓梯方法。
4. 能正確協助老人及其照顧者選用合適的移位與翻身用輔具。
5. 能正確協助老人及其照顧者選用合適的升降輔具。
6. 能正確指導老人及其照顧者正確的轉移位方式及技巧。

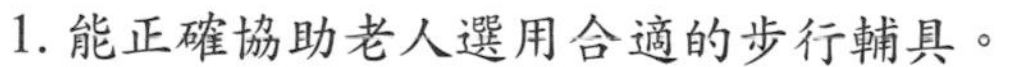

個人行動輔具除了輪椅、車輛類的輔具外，針對平衡能力不足、行走能力有困難的老人尚有各式的步行輔具可供協助，步行輔具依其功能及使用上的差別，又分為「單臂操作步行輔具」與「雙臂操作步行輔具」。步行輔具功能上大致上可以分為提供平衡與下肢承重兩方面的協助，評估選用時，應考慮老人所需要的平衡與承重兩方面的協助比重不同以及上肢功能狀況，來決定使用哪一種步行輔具，並依使用者的體型，做適當的高度、長度調整。

針對老人水平方向的移位、翻身亦有相關的輔具協助，大致上移位與翻身用輔具的作用有：間隙的克服、減低摩擦力、使用省力提把等。此類輔具的應用對於照顧者與被照顧者都可以提供更有效率、更安全的移位與翻身過

程，提高照顧過程中照顧者與被照顧者的舒適程度，減少工作傷害的發生。

當環境中有無法克服的高度差，無法直接以水平方式轉移位，此時須負荷被照顧者的體重所以較為吃力，因此各種移位機等升降輔具便應運而生。此類產品大致可分為固定式與移動式，而轉位過程又可分為下肢完全不承重及下肢部分承重之方式，因此，評估選用時應考慮使用環境的需要與老人的下肢承重能力來決定。

第一節 步行輔具

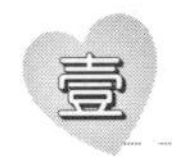

壹 步行輔具的類型與選擇

老人常用的步行輔具大致可分為手杖（canes）、枴杖（crutches）、助行器（walkers）及助步車（rollators）

手杖與枴杖是屬於單臂操作步行輔具，一般說來，手杖可以協助施力處只有手掌握持處，常見產品有單點著地的一般手杖及可以多點著地的三點手杖（tripod canes）及四點手杖（quadpod canes）；而枴杖則是除了手掌握持處外，尚有其他支撐點，如支撐於腋下附近之胸廓處的腋下枴杖（underarm crutches, axillary crutches），以及支撐於前臂近端靠近肘關節處的前臂枴杖（forearm crutches）。

雙臂操作步行輔具則有ㄇ字型四個固定點著地的助行器，以及常被稱為助步車的帶輪式助行器，因著地面積大且雙臂同時協助，因此可以提供較多的穩定度。

一、手杖的類型介紹

單點著地手杖稱為一般手杖（圖 12.1），材質上有木製、不鏽鋼、鋁合金材質等。一般產品多有長度調整的功能配件，部分產品設計有收折、縮短功能以方便收藏（圖

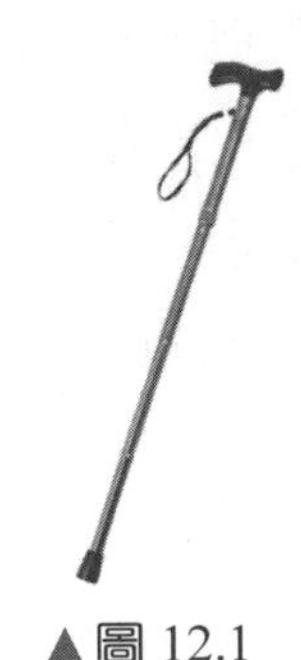

▲圖 12.1 一般手杖

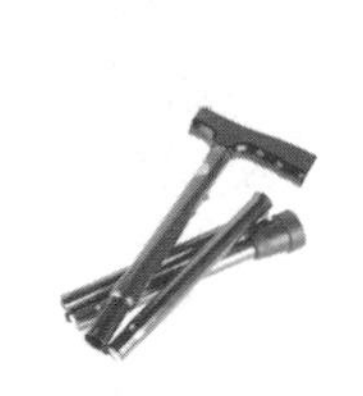

▲圖 12.2 一般手杖收折功能

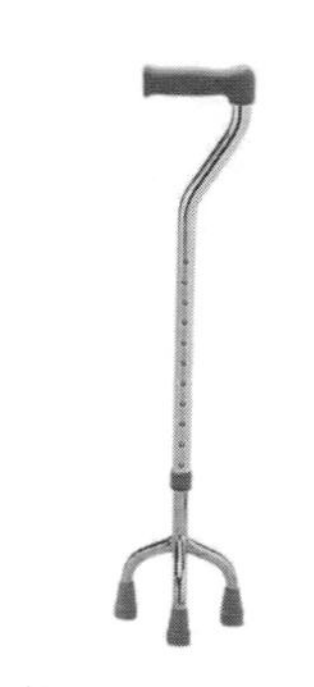

▲圖 12.3 三點手杖

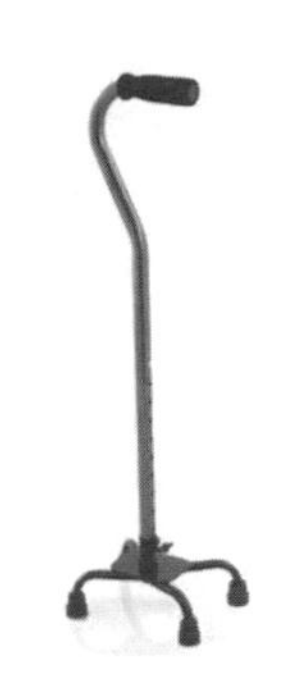

▲圖 12.4 四點手杖

12.2）。部分登山杖為合乎登山地形，其末端有設計各種杖頭以提高抓地力，部分還有彈簧吸震功能、超輕材質、絢麗圖裝等設計，亦提供十分多樣化豐富的選擇。

多點著地手杖比一般手杖可以提供多一些的平衡協助，一般的產品有三點手杖（俗稱三腳枴，圖 12.3）及四點手杖（俗稱四腳枴，圖 12.4），兩種產品在功能上差異並不大。

二、枴杖的類型介紹

行走時將重量支撐於手掌及胸廓處的枴杖稱之為腋下枴杖（圖 12.5），材質常見有鋁合金、不鏽鋼及木製為主。雖名為腋下枴杖，但是使用時不可將重量支撐於腋下，因為在腋下處有大血管及臂神經叢通過，支撐於腋下容易造成壓迫受傷。腋下枴杖因為可以將身體重量分散支撐於手掌及胸廓處，因此是所有步行輔具中最能夠協助下肢承重的一種。

行走時將重量支撐於手掌及前臂處的枴杖稱之為前臂枴杖（圖 12.6），材質常見有鋁合金、不鏽鋼為主。前臂枴杖協助下肢承重的效果僅稍次於腋下枴杖，但卻較為輕便，且前臂處的套環可以將前臂枴吊掛於手臂上，讓使用者可以空出雙手操作十分方便。前臂枴杖因為手掌處承重力量較大，建議盡量選擇具有人體工學符合手掌掌面弧度的握把設計（圖 12.7）。人體工學的握把可以有效分散手掌壓力，使用者可以明顯感覺到支撐時較為舒適，避免手掌因過度承重造成的傷害。

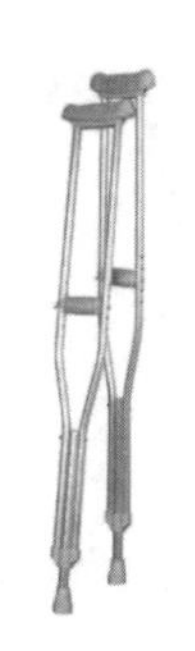

▲圖 12.5　腋下枴杖

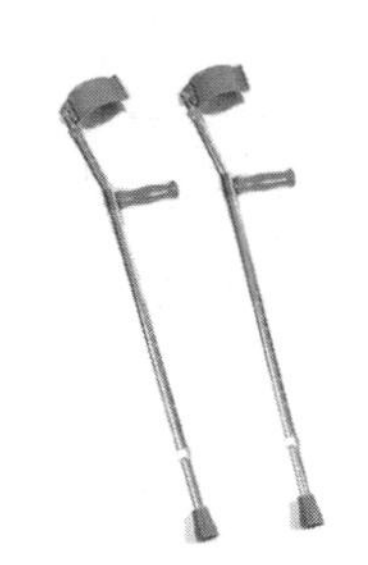

▲圖 12.6　前臂枴杖

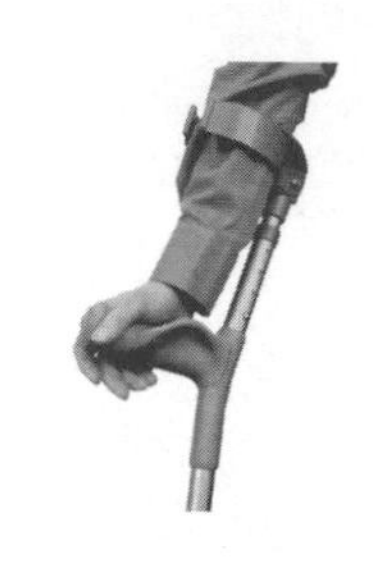

▲圖 12.7　人體工學的握把設計

三、助行器、助步車的類型介紹

雙臂操作步行輔具中最常見的就是助行器（圖 12.8），助行器有較大的底面積，並可讓使用者雙手支撐，因此能提供較有效而穩定的支撐。助起型助行器（圖 12.9）則是將握持處做兩段高度的設計，方便使用者由坐姿站起時可以分兩階段支撐站起。左右交替型助行器（圖 12.10），則是設計讓使用者可以不需完全抬起助行器，利用左右交替承重向前行走。

兩輪型助行器（圖 12.11）則是將一般型助行器的前面兩個支撐點置換成兩個小輪子，而後方兩個支撐點還保留著橡膠墊，或後方改成耐磨塊、承重自動煞車器等，如此使用者不需抬起助行器就可以直接推行，大大提升了行走的效率。若是遇上不平坦的地面或是門檻，也能夠如同一般助行器般輕鬆抬起跨越，可以說是具備穩定度與行走效率的聰明設計，十分推薦使用。若是擔心前輪較小，握持處位置偏前方，地面不平時容易向前翻倒，也可以建議將兩輪型助行器調整成略微前高後低的狀態（圖 12.12），以提高其穩定度。

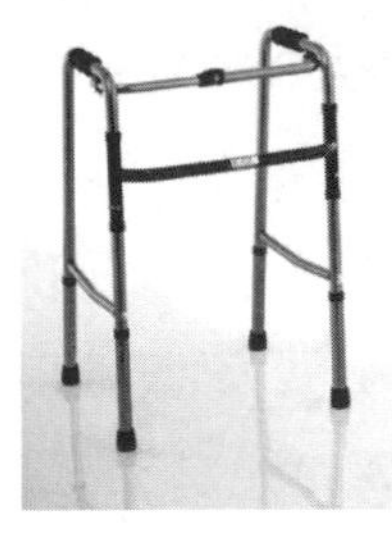

▲圖 12.8　助行器

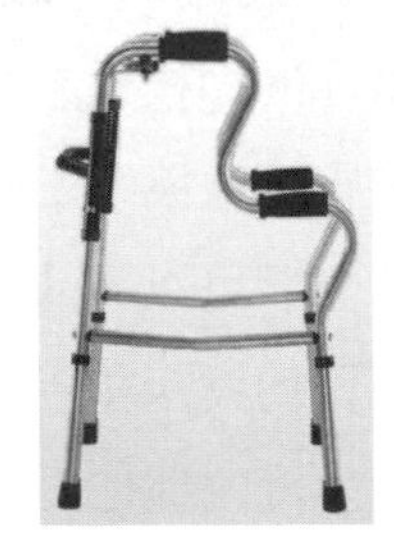

▲圖 12.9　助起型助行器

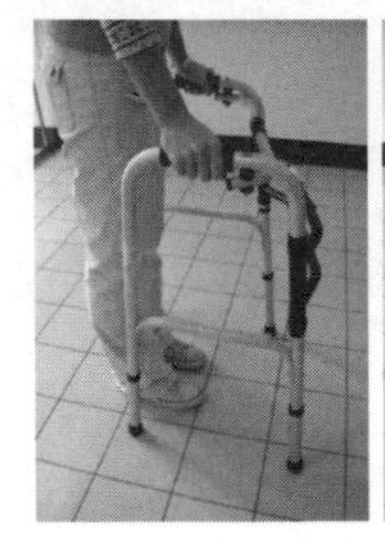

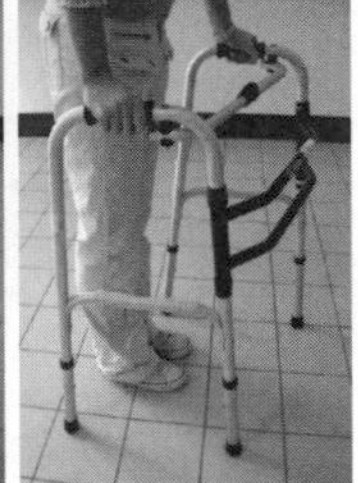

▲圖 12.10　左右交替型助行器

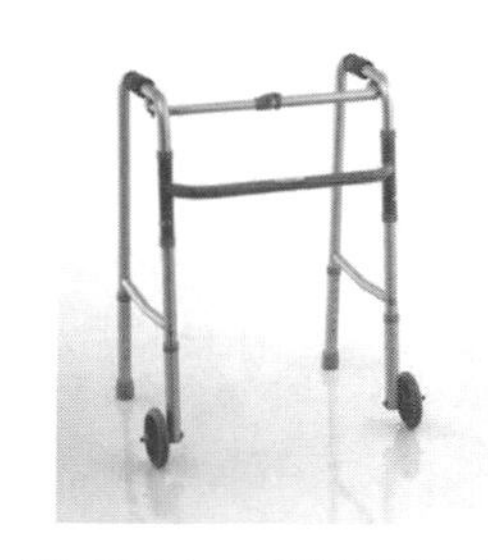

▲圖 12.11 兩輪型助行器

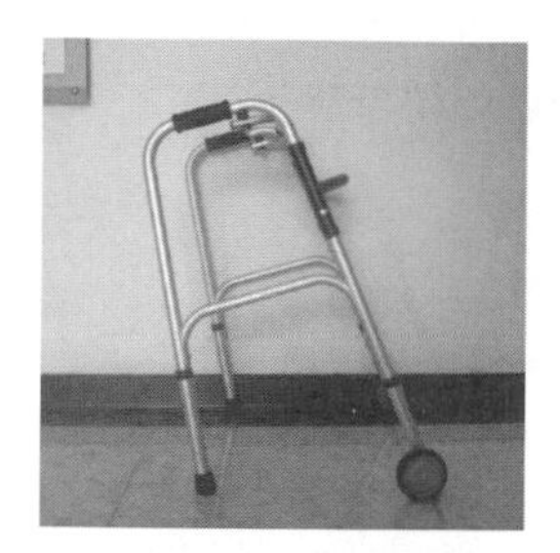

▲圖 12.12 略微前高後低的狀態

助步車（圖 12.13）以四輪方式前進，行走時可以不需將其提起，因此提供使用者更好的行走效率，握把處有煞車功能，可以提供使用者減速、停止。若使用者控制平衡能力稍差，亦可以將後輪煞車直接鎖定（圖 12.14），且在煞車鎖定狀態下亦可推送行走，功能如同兩輪型助行器，以提高其穩定度。市面上許多助步車產品多附有置物籃、休憩座墊等功能配件（圖 12.15），甚至部分產品附腳踏板配件，可以作為輕便推送的介護型輪椅使用（圖 12.16）。

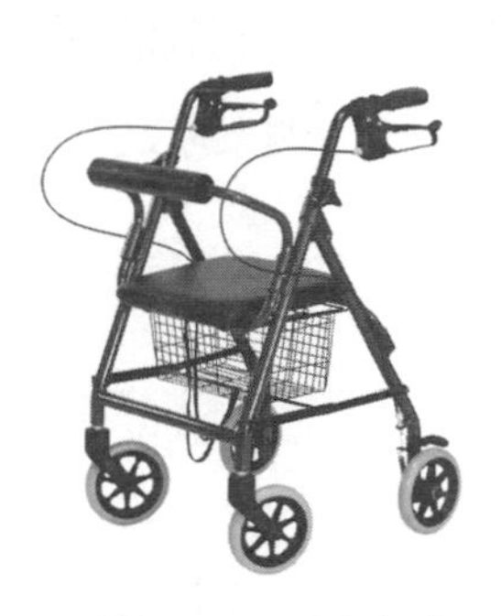

▲圖 12.13 助步車

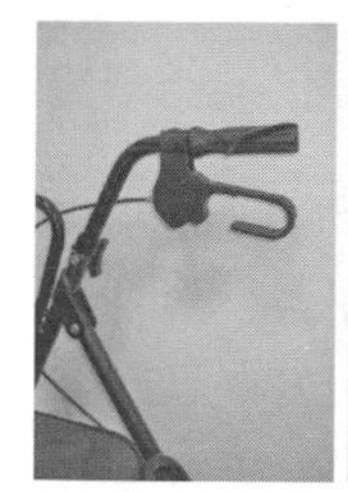

▲圖 12.14 可以將後輪煞車直接鎖定

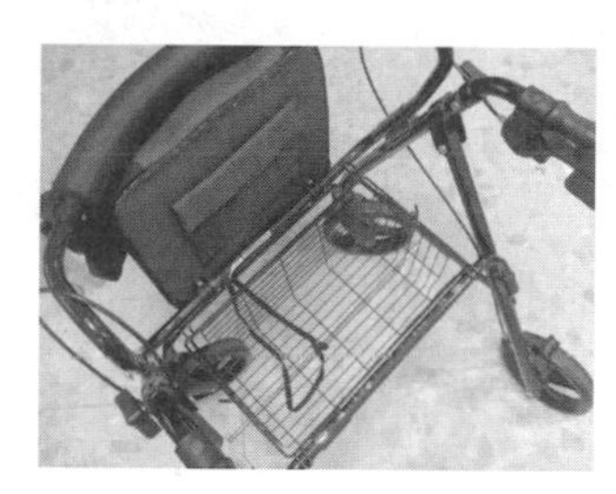

▲圖 12.15 置物籃、休憩座墊等功能配件

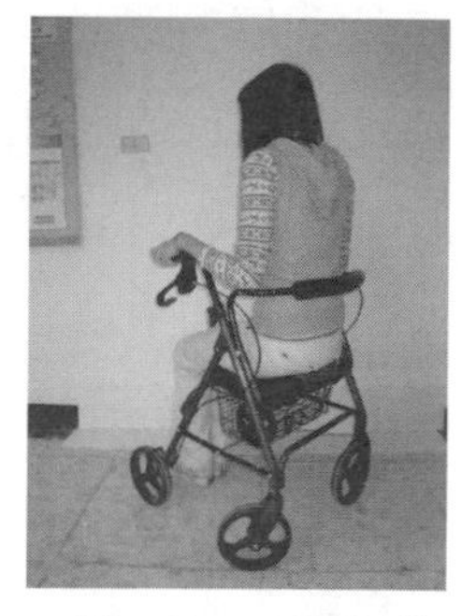

▲圖 12.16 可以作為輕便推送的介護型輪椅使用

四、步行輔具的選用原則

人類用雙腳行走，步行輔具其實就是當下肢的動作功能出現問題，無法提供原本的承重、平衡功能時，利用上肢操作步行輔具來達到進一步的協助。因此可以將使用步行輔具的目的分為協助下肢承重與協助平衡維持來談。

(一) 協助下肢承重

若是因為下肢關節扭傷、肌肉拉傷、骨折、下肢手術術後等狀況，一段時間內下肢需要休息、減少承重，甚至單側完全不能承重。因此在步態過程中，會有一個時間點需要由步行輔具來支撐大部分甚至全部的體重。柺杖類的輔具可以將重量分散於手掌及胸廓處（腋下柺杖），或是手掌及前臂處（前臂柺杖），因此是協助承重較佳的步行輔具。柺杖類輔具雖然協助承重的功能佳，但是只有單點支撐地面，因此對於平衡的協助較少，需要平衡功能佳的個案才適合使用。

(二) 協助平衡維持

老人因年老退化、中風等疾病，平衡功能較差，需要藉由行走輔具來協助維持平衡。此類的步行輔具像是三點手杖、四點手杖、助行器、兩輪型助行器等，都是要與地面有多點的支撐、較大的底面積，才能提供足夠的水平力協助以維持平衡。而助步車雖有大面積支撐，但因輪子的使用，減少了水平力的支撐，因此須進一步確認其平衡能力、煞車操控能力能夠安全使用。老人常因下肢退化性關節炎、接受人工關節置換手術、跌倒骨折等，造成下肢承重困難，但因年齡較長，平衡反應亦不如一般人，因此常提供助行器協助而較少使用柺杖。中風老人平衡能力明顯受損，且因半側偏癱無法雙臂使用，因此可以提供三點手杖、四點手杖來協助行走，但若是可以雙臂操作則盡量提供兩輪型助行器、助步車等，以提供較佳的行走效率，以及較接近正常行走模式的步態學習。一般手杖可以提供的承重與平衡協助皆十分有限，因此多用來給功能較好的老人使用。

貳 步行輔具的調整

一、手部握把處高度的調整原則

一般步行輔具手握持處的高度調整原則大致相同，是在使用者手肘微彎約20度時手握持高度的位置（圖12.17），原理是提供上肢一個最佳的操作及用力時的角度。若以身體解剖位置定位，大致上也約略為雙臂自然放鬆時手腕關節線的高度，或是大腿骨大轉子（greater trochanter）處的高度。調整手杖與枴杖高度時，建議將枴杖前端放置於該側腳掌小腳趾45度斜前方約15公分處（圖12.18），再將握把處調整為上述原則之位置。

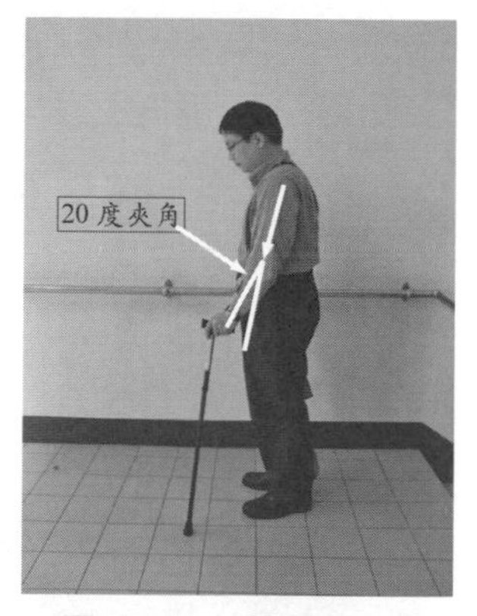

▲圖12.17 使用者手肘微彎約20度時手握持高度的位置

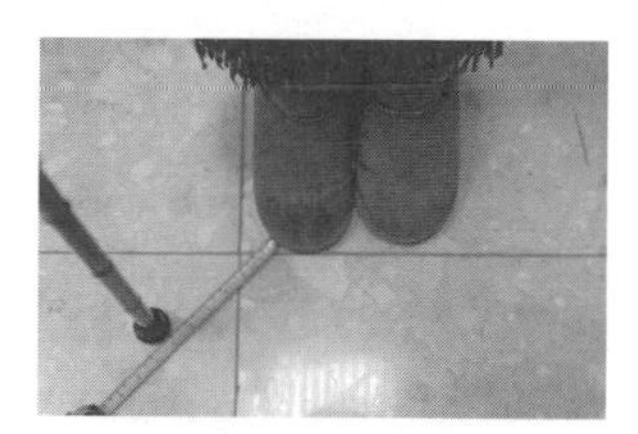
▲圖12.18 腳掌小腳趾45度斜前方約15公分處

二、其他相關配件的尺寸與調整

腋下枴杖除了手部握把處高度須調整外，腋下枴杖胸廓支撐處的高度，建議在使用者腋下高度再降低5公分處的地方（圖12.19）。原因是腋下處有臂神經叢及大血管通過，過度壓迫容易造成傷害，因此建議使用時不應支撐腋下，而是承重於兩側的胸廓處，並且將體重適度分散於手掌及胸廓兩處，才能夠減輕此兩處的壓力負荷。

前臂枴杖尚需調整前臂支撐環的高度，一般說來前臂支撐環的高度愈高力臂愈長，可以提供較佳的支撐力，但是應以不影響手肘彎曲活動為原則，因此一般建議前臂支撐環的上緣約距離手肘關節線2至3公分（圖12.20）。

若是使用者手部抓握功能部分受損，或是手部關節不適合承重用力，可以選用前臂支撐平台配件（圖12.21），或是直接購買前臂支撐型的步行輔具，前臂支撐平台的高度大致約為肘關節高度或略高些。

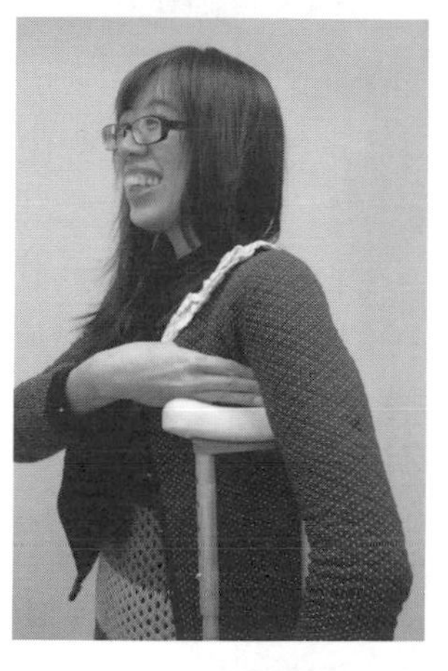
▲圖12.19 再降低5公分腋下枴杖高度為腋下高度

步行輔具的橡皮頭是主要與地面接觸提供摩擦力的配件，有磨損便應更換。枴杖類輔具因為需要較大的承重，且步行過程會產生較大的側滑力，需要較大的與地面摩擦力，因此常建議使用防滑效果較好的橡皮頭（圖 12.22）。

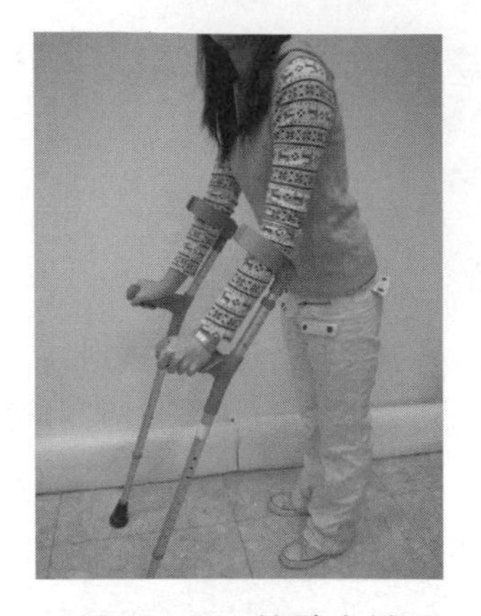

▲圖 12.20　前臂支撐環上緣約距離肘關節 2 至 3 公分

參 相關行走方式

一、雙臂同時使用步行輔具之行走方式與時機

(一) 患側下肢完全無法承重時雙臂使用枴杖

患側下肢完全無法承重時，若是個案的平衡能力佳，便可以使用最適合承重協助的枴杖類輔具。此時因為步行過程中患肢完全無法承重，所有的體重必須全由上肢承擔，因此務必由雙臂使用枴杖，切忌單臂使用。

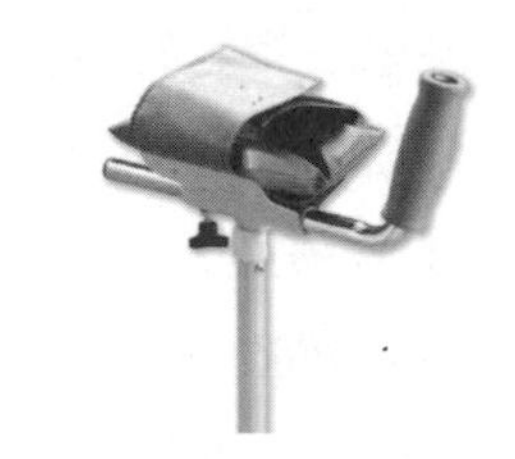

▲圖 12.21　前臂支撐平台

患側下肢完全無法承重時，雙臂使用枴杖行走方式為：1.雙側枴杖向前（此時患側下肢輕鬆彎曲不承重著地，體重由兩側枴杖及健側下肢分擔）；2.體重開始轉移至兩側枴杖，然後將身體向前擺盪，健側下肢向前跨步（應盡量跨過枴杖著地點向前）。重複步驟 1、2（圖 12.23）。

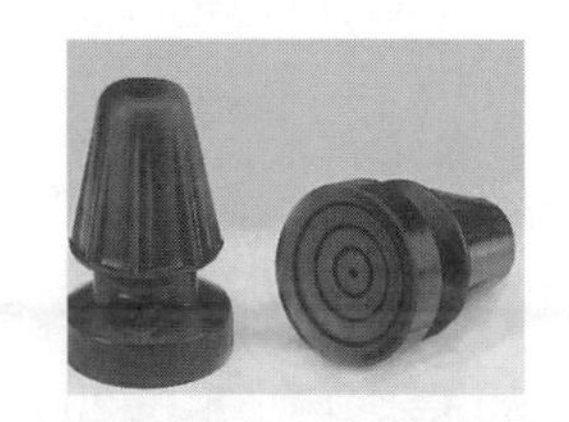

▲圖 12.22　止滑橡皮頭

此步態雖有單側下肢完全無法承重，但實際上若熟練後行走效率高、行走速度快。訣竅是要練習擺盪時，身體要越過枴杖著地點（swing-through gait）健側下肢才著地的行走技巧。

(二) 患側下肢只能承重小於 50%體重時雙臂使用枴杖

患側下肢只能承重小於 50%時需要上肢協助的重量還是很多，因此還是應該用雙臂使用枴杖。

行走方式則建議：1.兩側枴杖及患側下肢同時向前（此時下肢可以稍微承重，剩下的重量則由兩側枴杖分擔）；2.體重開始轉移至兩側枴杖及患側下肢，健側下肢向前跨步（應盡量跨過患側向前）。重複步驟 1、2（圖 12.24）。

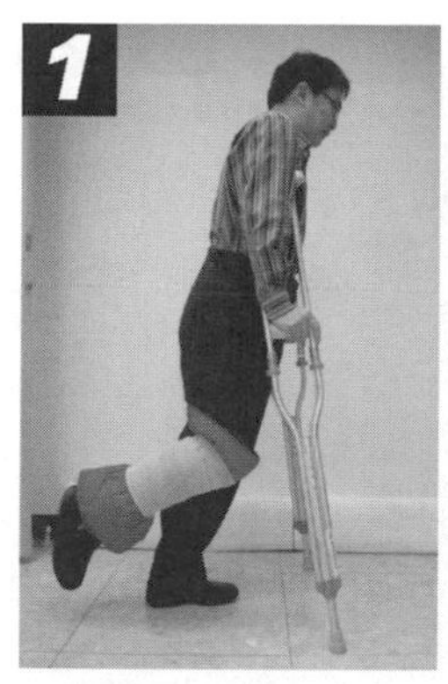

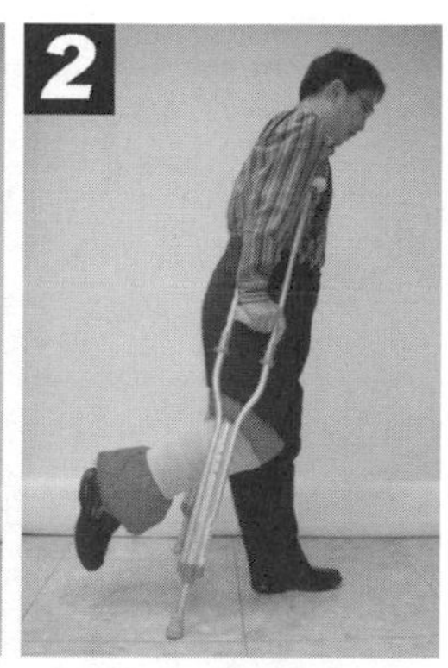

▲圖 12.23 患側下肢完全無法承重時的行走方式

此步態因同時有兩側枴杖與患側下肢著地，因此稱為三點式行走法（3-point gait）。行走時關鍵在於健側下肢跨步要盡量向前越過患側下肢及兩側枴杖的著地點，如此不但可以提高行走效率，也因為健側下肢向前跨出的步態過程中會使用到患側下肢的關節角度，因此可以進一步預防手術後下肢關節攣縮、垂足等後遺症。

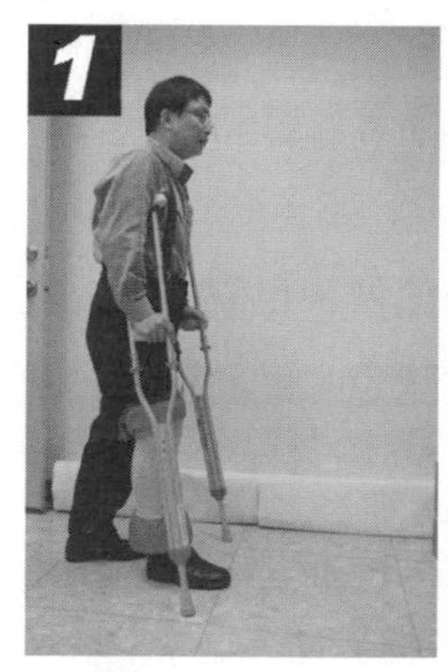

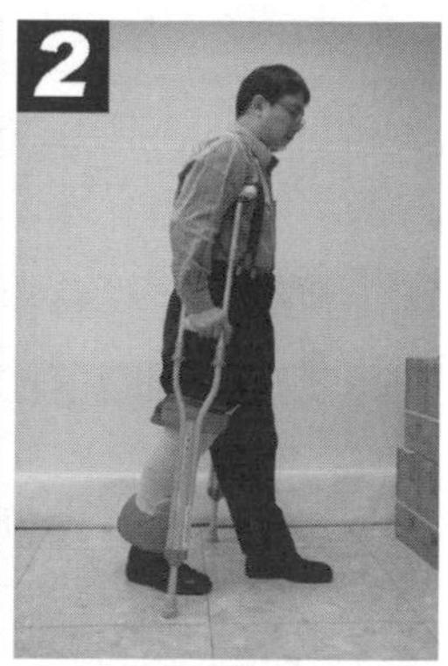

▲圖 12.24 患側下肢只能承重小於 50%體重時的行走方式

(二) 使用助行器行走

助行器有較大的底面提供穩定的支撐，而且為雙臂操作的步行輔具。因此不論是下肢有承重的困難或是平衡障礙都常被使用，尤其是老人因下肢關節退化疼痛、人工關節手術後復原期、下肢受傷承重困難等狀況，雖主要為下肢承重問題，但老人本身因年齡退化，平衡能力多不佳，因此多提供助行器而較少提供雙臂枴杖。但助行器行走效率明顯不如枴杖，且無法協助上下樓梯為其主要缺點。因此若是使用者有較好的平衡控制能力，平時甚至已經可以放手行走，且患側下肢已經可以承受大部分的體重，此時則應開始使用兩輪型助行器或是助步車。

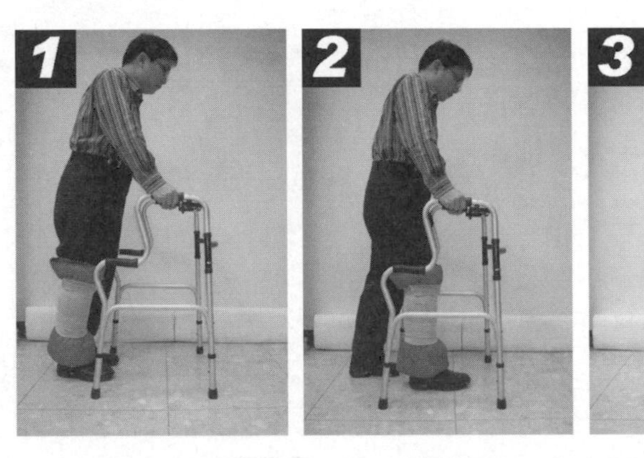

▲圖 12.25　助行器的行走方式

助行器的行走方式則建議：1.助行器抬起向前移；2.患側下肢向前跨步；3.體重開始轉移至助行器及患側下肢，健側下肢向前跨步（應盡量跨過患側向前）。重複步驟 1、2、3（圖 12.25）。若平衡控制能力佳，可以學習將步驟 1 與步驟 2 結合一起做，也就是在助行器向前的同時，一起將患側下肢向前跨步，並同時落地承重，如此可以提高行走效率，增快行走速度。

(四)使用兩輪型助行器、助步車行走

兩輪型助行器、助步車不需抬起向前移的步驟，因此只要雙手扶住握把，依平常行走方式跨步向前即可。使用助步車若需減速停止，可以利用握把處的煞車。使用助步車的行走效率大大的優於助行器。若覺得四輪推動的助步車不夠穩，亦可以將煞車把手鎖定，在後輪煞車的狀況下直接推行，雖會喪失部分的行走效率，但可以提供較好的穩定度。

二、 單臂使用步行輔具之行走方式與時機

(一) 患側下肢已能承重大於 50%體重時單臂使用步行輔具

患側下肢已能承重大於 50%時，因為需要分擔的重量已減少許多，而且可能需要進一步訓練患肢開始承重，因此建議可以開始單臂使用步行輔具。這時可以將上一階段原本正在使用的雙臂柺杖撤除患側邊，開始只使用健側

邊的枴杖。

行走方式為：1.健側邊的枴杖抬起向前移，同時患側下肢向前跨步；2.體重開始轉移至健側邊的枴杖及患側下肢，健側下肢向前跨步（應盡量跨過患側向前）。重複步驟 1、2（圖 12.26）。

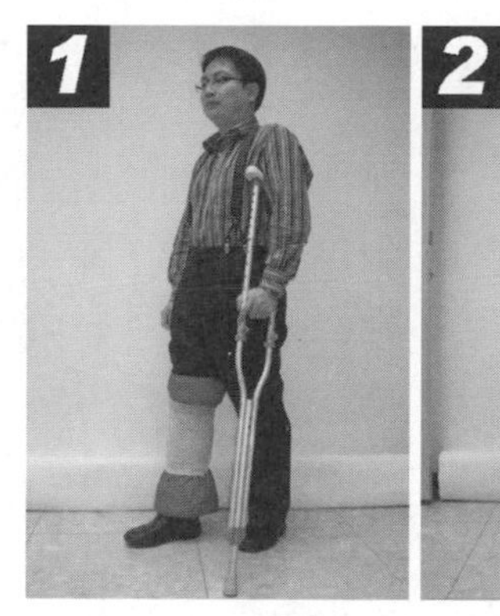

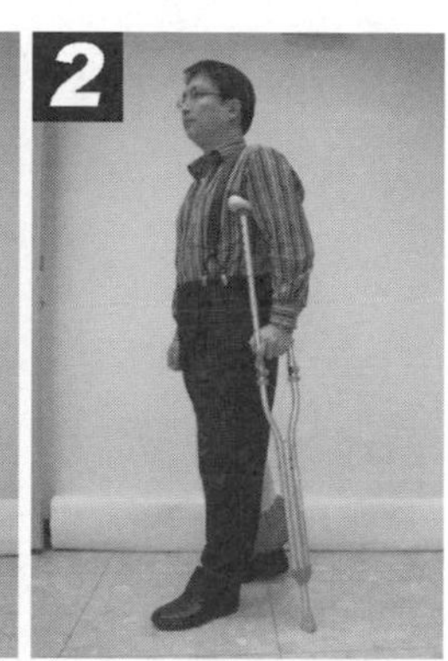

▲圖 12.26 患側下肢已能承重大於 50%體重時的行走方式

此步態因同時有健側枴杖與患側下肢著地，體重由健側邊的枴杖與患肢分擔，因此稱為兩點式行走法（2-point gait）。同樣要強調的關鍵是，健側下肢跨步要盡量向前越過患側下肢及枴杖的著地點，如此可以提高行走效率，也可以預防手術後下肢關節攣縮、垂足等後遺症。

若是患肢的承重能力已大致恢復，上肢所需承重已減少許多，部分個案此階段亦可以改用手杖，使用上可以更為輕便。

一般老人因平衡能力不佳，原本上一階段多建議使用助行器，此一階段則需要進一步的評估，部分老人繼續使用助行器，若是老人的平衡功能佳，則可改為健側上肢使用三點手杖、四點手杖或是雙臂使用助步車，以提高行走效率、訓練下肢承重。

(二) 半側偏癱只能單臂操作時使用三點手杖、四點手杖

老人若是因中風導致半側偏癱，患側上肢及下肢、動作、平衡控制皆受影響，站立行走功能降低，若有可能應盡量使用雙臂操作的助步車、助行器等。若個案只能健側單臂操作時，則應使用單臂操作的步行輔具中較能提供平衡穩定的三點手杖、四點手杖。

使用三點手杖、四點手杖由健側手握持，行走方式為：1.手杖抬起向前移；2.患側下肢向前跨步；3. 體重開始轉移至健側邊的手杖及患側下肢，健側下肢向前跨步（應盡量跨過患側向前）。重複步驟 1、2、3（圖 12.27）。若平衡控制能力佳，可以學習將步驟 1 與步驟 2 結合一起做，也就是在手杖

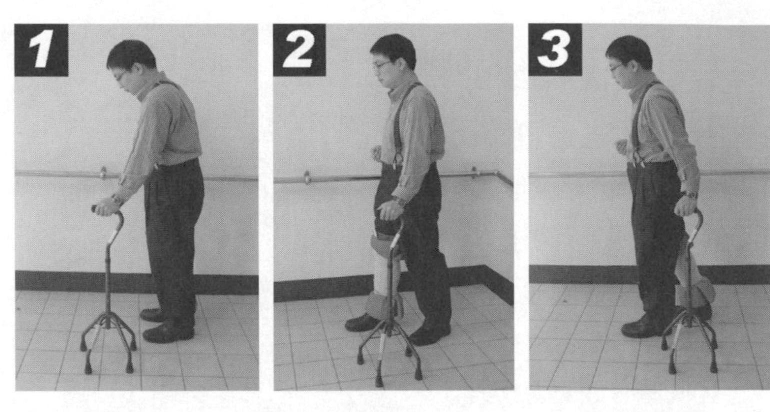

▲圖 12.27　使用四點手杖的行走方式（三點手杖亦同）

向前的同時，一起將患側下肢向前跨步，並同時落地承重，如此可以提高行走效率，加快行走速度。

(三) 一般狀況的輕度協助使用一般手杖

一般手杖所能提供的平衡協助、承重協助皆十分有限，因此只能提供給功能尚佳沒有明顯功能障礙的個案使用。一般老人行走在比較不平坦的路況，例如：草地散步、登山、健行等，便可以利用一般手杖、登山手杖來提供協助，增進安全。

使用一般手杖的個案行走能力都不錯，因此其實只要依照使用者的直覺反應，以慣用手握持配合路況行走使用即可。若要教導行走方式，則建議：1.手杖抬起向前移，同時對側下肢向前跨步；2.體重開始轉移至手杖及下肢，另一側下肢向前跨步（應盡量跨過對側向前）。重複步驟 1、2（圖 12.28）。

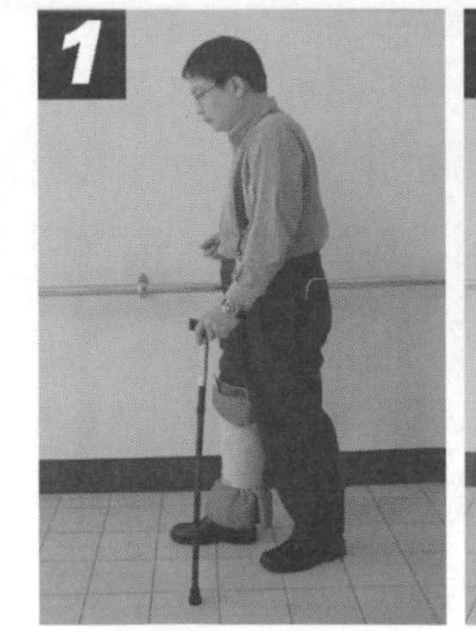

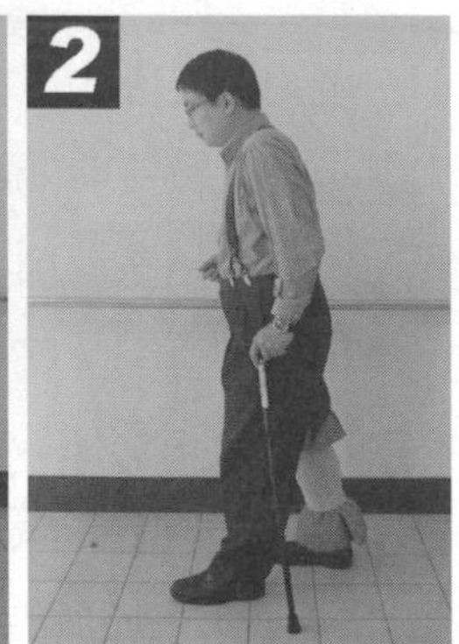

▲圖 12.28　使用一般手杖的行走方式

三、使用步行輔具上下樓梯

(一) 上下樓梯的動作特性分析

上樓梯狀況與一般平地行走

不同，跨上階梯後，在上一階梯的下肢肌肉須做向心收縮，將個人體重向上提升一階梯，因此需要完全的承重能力及足夠的肌力。若單側下肢功能損傷以致於無法完成此動作，便要運用對側下肢、兩側上肢使用樓梯扶手、行走輔具來替代其完成，此時必須以兩步一階方式上樓梯。

下樓梯時的關鍵是在上一階梯的下肢肌肉必須做離心收縮，將個人的體重緩慢放下，再將重心轉移至下一階梯的對側下肢以承重。一般說來，離心收縮控制的難度更高過於向心收縮，因此下樓梯時在上面支撐的那一隻腳負擔更重，因此當單側下肢功能損傷無法完成此動作時，必須以對側下肢、兩側上肢使用樓梯扶手、行走輔具來替代其完成，此時必須以兩步一階方式下樓梯。

一般樓梯常有扶手，部分僅有單側扶手，但即使有兩側扶手的樓梯，因為樓梯有一定寬度，所以上下樓梯時只能選擇扶握單側扶手。若樓梯僅有單側扶手而個案又為單側偏癱，僅有單側上肢可以扶握扶手，就會造成上、下樓梯過程中只有一趟可利用扶手的情況。

(二) 患側下肢無法承重時上下樓梯

患側下肢無法承重時上下樓梯，選用步行輔具的原則與平地行走相同，必須雙臂使用承重協助較佳的腋下枴杖、前臂枴杖。

患側下肢無法承重時上樓梯的方法為：1.健側下肢跨步向上踏一階梯（此時患側下肢輕鬆彎曲不承重著地，體重由兩側枴杖分擔）；2.健側下肢用力將兩側枴杖與患側下肢向上提升一階梯。重複步驟1、2（圖 12.29）。

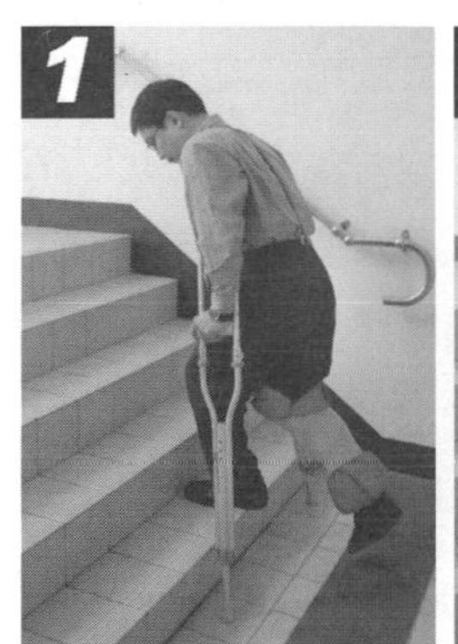

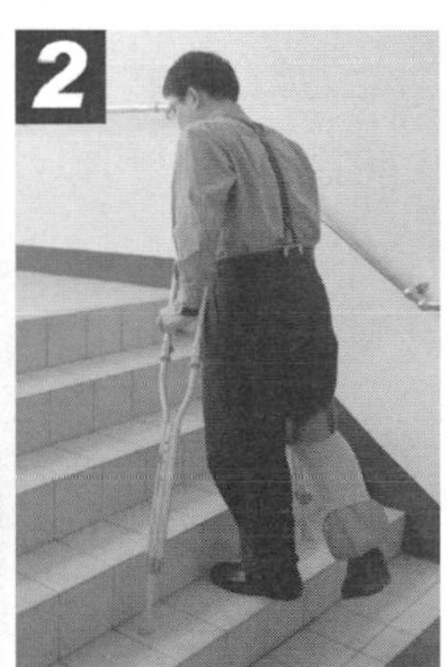

▲圖 12.29 患側下肢無法承重時上樓梯的方式

患側下肢無法承重時，下樓梯的方法為：1.由健側下肢肌肉做離心收縮，緩慢地將兩側枴杖放至下一階梯；2.將體重轉移至兩側枴杖（此時患側下肢輕鬆彎曲不承重著地，體重由兩側枴杖分擔），健側下肢下移一階梯與兩側枴杖、患側下肢同階。重複步驟 1、2（圖 12.30）。

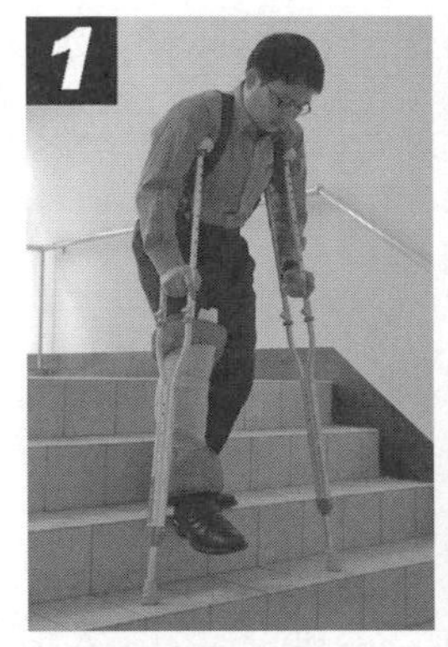

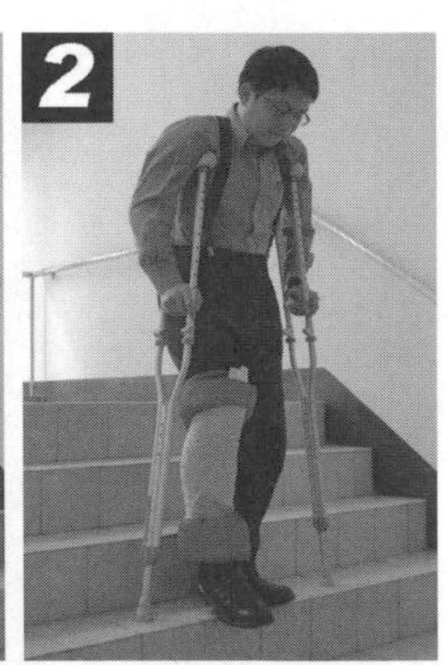

▲圖 12.30　患側下肢無法承重時下樓梯的方式

樓梯若有單側的扶手可使用時，上下樓梯的原則與使用兩側枴杖相同，只是將原本該側要握持枴杖的手改為握持更穩定的扶手，安全性更加提升。

此狀況是因為患側下肢無法承重，以致於上下樓梯的主要動作幾乎完全須依靠健側下肢，兩側上肢此時必須替代患肢承重，因此主要施力的過程幾乎幫不上忙。此時要能安全上下樓梯的能力門檻很高，需要極佳的健側下肢肌力與平衡控制能力，以及雙手的基本支撐能力。一般此狀況的老人因功能退化常無法達到此門檻要求，須進一步評估是否適合獨自依此方法上下樓梯。

(三) 患側下肢可以承重時上下樓梯

一般老人常因疼痛、肌力不足、平衡不佳、中風偏癱等狀況，以致於上下樓梯有困難，下肢或許有功能損傷，但大致上可以承重。這時一般建議健側手使用手杖，並評估其平衡控制能力。平衡較佳個案可選擇一般手杖，平衡能力較差個案則建議選用三點手杖、四點手杖。

患側下肢可以承重時，上樓梯的方法為：1.健側下肢向上踏一階梯（過程中體重由健側手杖與患側下肢分擔）；2.健側手杖向上一階梯；3.健側下肢、健側手杖同時用力將患側下肢向上提升一階梯。重複步驟 1、2、3（圖 12.31）。其中步驟 1 及步驟 2 可視個案實際狀況對調。

患側下肢可以承重時，下樓梯的方法為：1.由健側手杖及健側下肢肌肉做離心收縮，緩慢地將患側下肢放至下一階梯；2.健側下肢下移一階梯與患側下肢同階（過程中體重由健側手杖與患側下肢分擔）；3.健側手杖下移一階梯。重複步驟 1、2、3（圖 12.32）。其中步驟 2 及步驟 3 可視個案實際狀況對調。

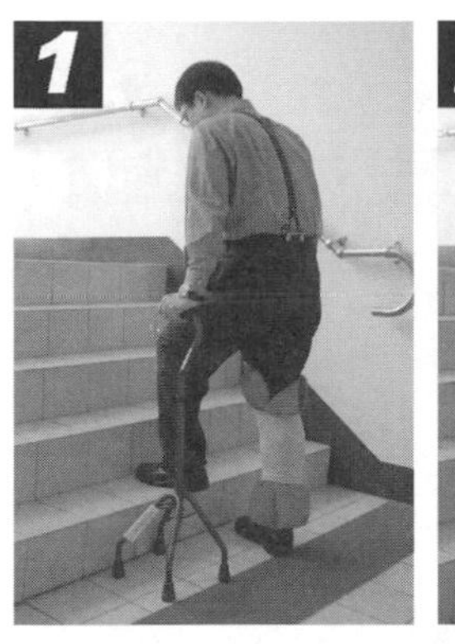

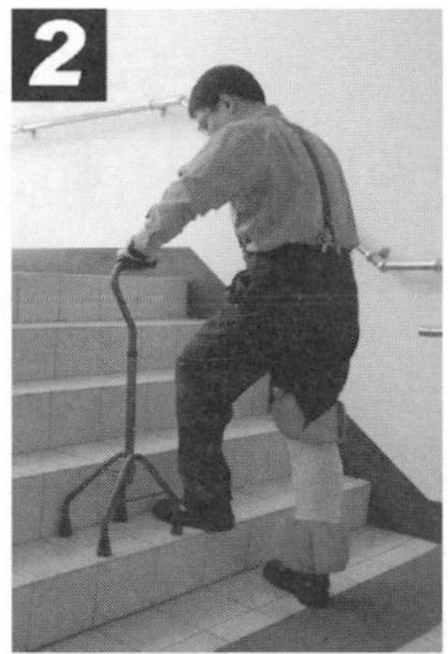

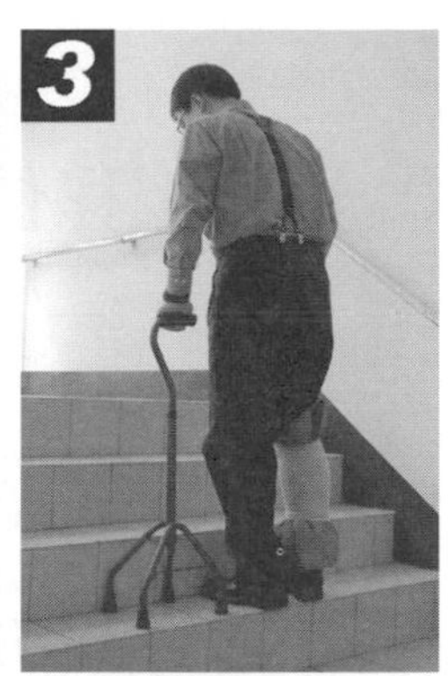

▲圖 12.31　患側下肢可以承重時上樓梯的方式

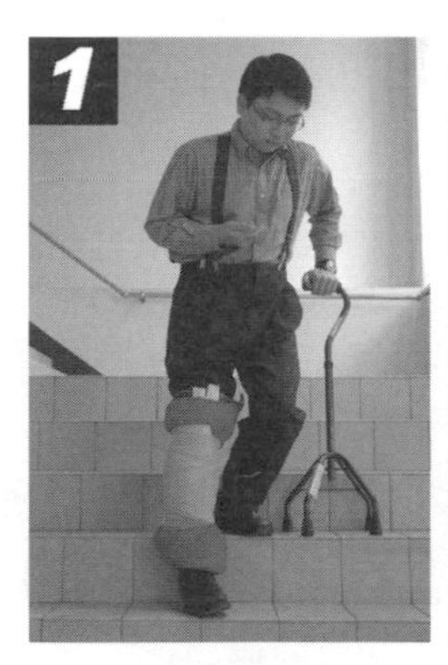

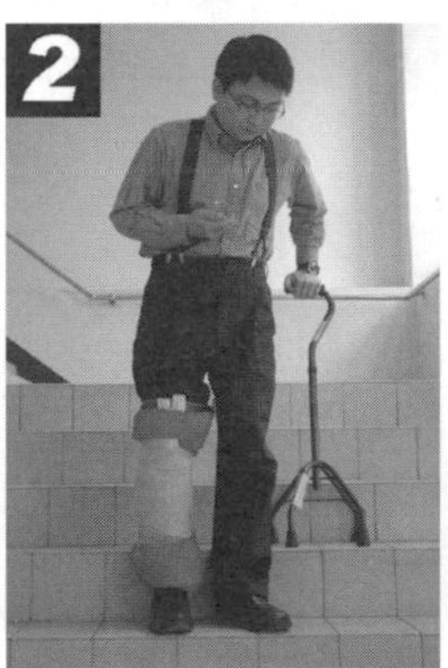

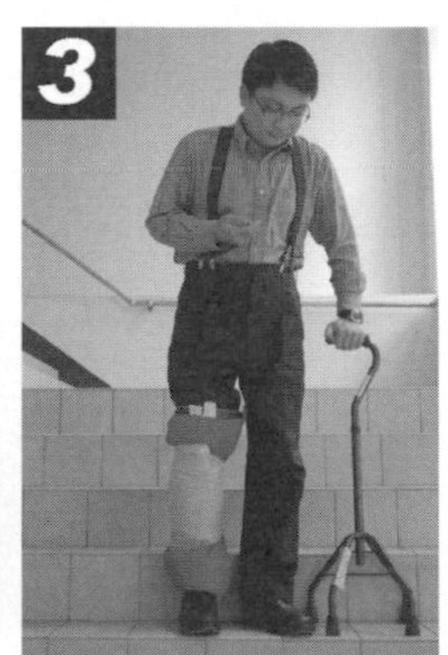

▲圖 12.32　患側下肢可以承重時下樓梯的方式

樓梯若有單側的扶手可以使用，上下樓梯的方法則是將原本握持手杖的健側上肢改為握持樓梯扶手即可，其餘步驟皆相同，安全性更加提升。

上述的上下樓梯原則是針對一般患側下肢可以承重，但無法做到上下樓梯關鍵的向心、離心收縮動作時，提供最容易上下樓梯的方法。但若針對有特殊復健需求的個案，須增加難度以達到患側訓練的效果（例如讓患側下肢先上階梯），則可依照專業人員的特殊建議方式執行。

第二節 移位與翻身用輔具、升降輔具

壹 移位與翻身用輔具、升降輔具產品與應用

協助失能老人轉移位的輔具大致可分為機械動力類及人力輔助類，其中機械動力類即為一般俗稱的移位機，而人力輔助類則有利用減少摩擦係數來達到省力效果的滑墊類移位輔具，以及藉由所裝置的省力提把，提供施力時較佳的人體工學，並增加轉移位過程安全性的省力提把類移位輔具。

一、滑墊類移位輔具

滑墊類移位輔具針對不同使用時機及個案的身材有各種尺寸的產品可供選擇，滑墊類移位輔具一般是以摩擦係數較小的材質製作，部分為軟性的布料材質（圖 12.33），部分產品則加入半硬質具彈性的內墊（圖 12.34），部分則為硬質的移位板（圖 12.35）。一般說來，較具支撐性的滑墊與移位板可在平面之間有較大的間隙與高低落差的時機下使用。移位滑墊使用時須先將滑墊放入身體下方，於仰躺姿勢下須將個案翻身，使單側身體離開床面，放置好滑墊後再翻身回仰躺（圖 12.36）；於坐姿下則移動上半身重心調整成側坐姿勢，將另一側的臀部盡量抬高離開座墊（圖 12.37）。

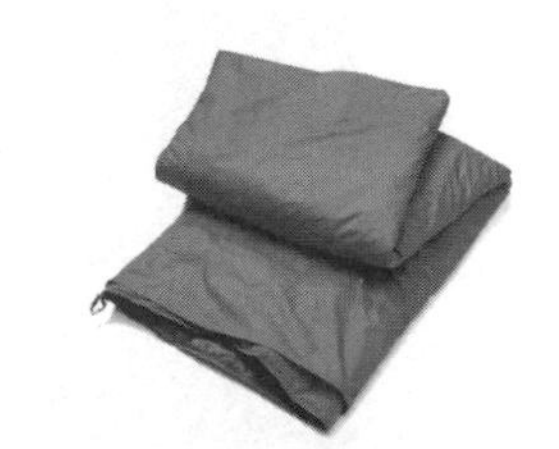
▲圖 12.33　軟性布質的移位滑墊

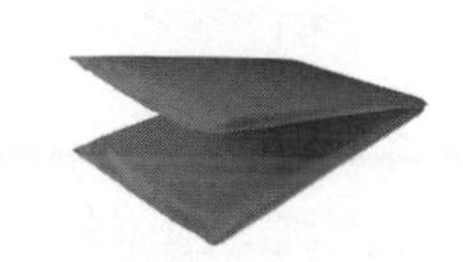
▲圖 12.34　半硬質具彈性的移位滑墊

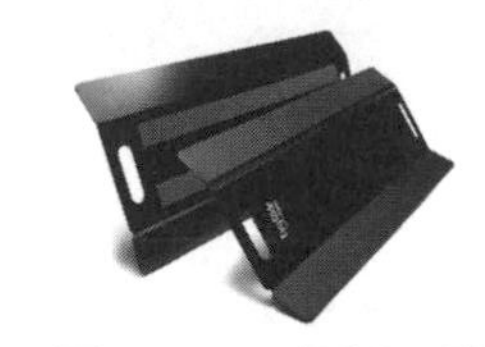
▲圖 12.35　各種硬質的移位板

一般移位滑墊多是提供直線方向的滑動，也有為了減少轉移位時旋轉摩擦力的移位轉盤（圖 12.38）。使用移位轉盤時，協助者應協助控制移位轉盤轉動的速度和方向（圖 12.39），除了可以讓移位過程更輕鬆，

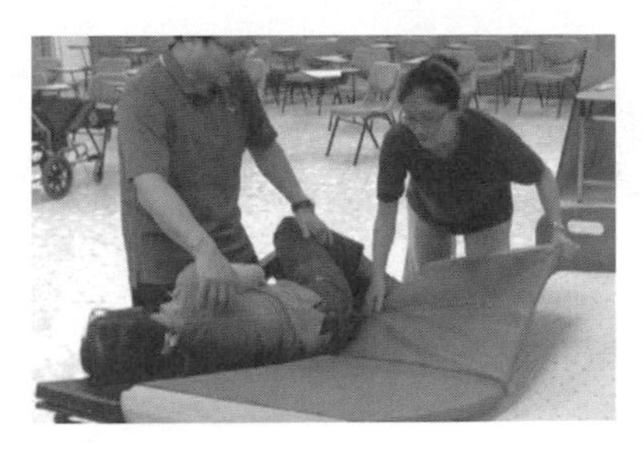

▲圖 12.36
先將個案翻身再放入滑墊

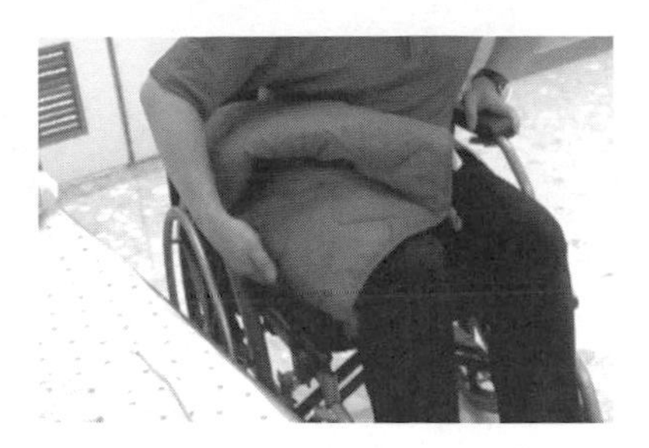

▲圖 12.37
利用側坐姿勢放入滑墊

也可以避免個案因控制不佳而滑倒。控制移位轉盤有一個重要的訣竅：提供順時針旋轉的協助時，協助者應以左腳控制；反之，若需提供逆時針旋轉的協助時，則以右腳控制。原理是因這樣的控制方式較能利用協助者自身的體重讓腳跟向外推出，製造所需的旋轉動能（圖 12.40）。

善用滑墊類移位輔具除了可以提高轉移位的效率外，還能減少轉移位過程中對個案皮膚造成的摩擦，進一步降低相關部位壓瘡的發生，提升轉移位的舒適度。

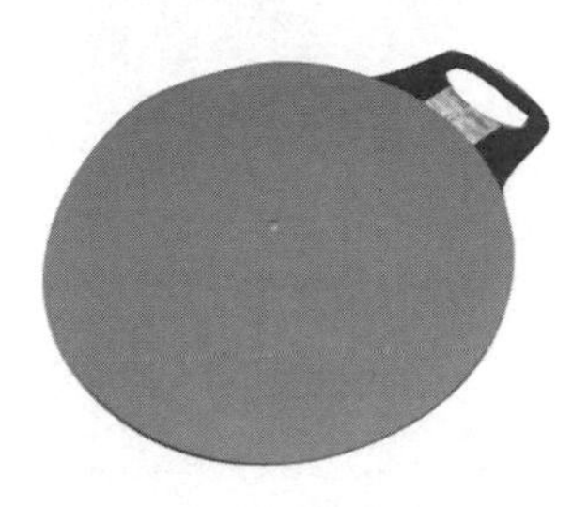

▲圖 12.38 移位轉盤

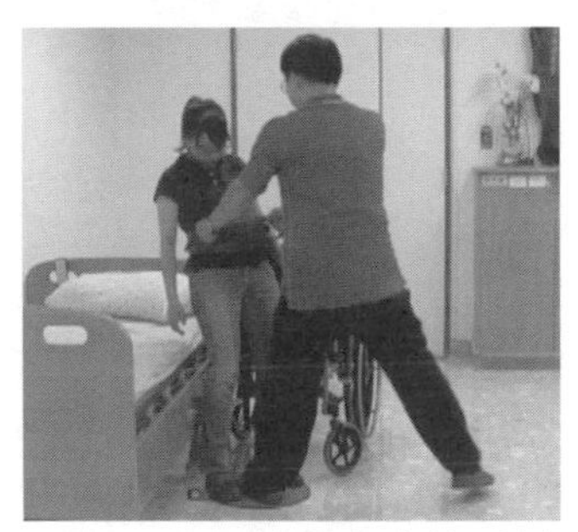

▲圖 12.39 協助者應協助控制移位轉盤

二、省力提把類移位輔具

若是徒手協助失能老人轉移位，協助者則必須直接抓握個案的肢體或是軀幹衣物等，不但安全性不足，且容易因拉扯造成個案的不舒服，甚至受傷，因此建議可以使用省力提把類移位輔具，一般常見的有可以穩定綁在個案身上的移位腰帶（圖 12.41）。若是個案能力較佳，協助時只需提供固定單方向的力量，則可以使用移位靠帶（圖 12.42）。

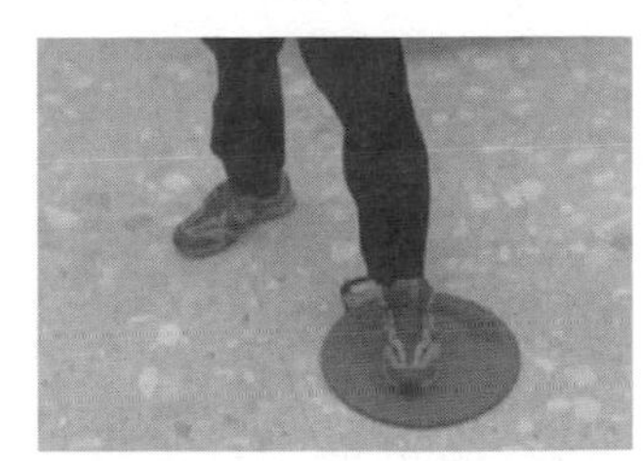

▲圖 12.40 順時針旋轉時以左腳控制、逆時針旋轉時則以右腳控制

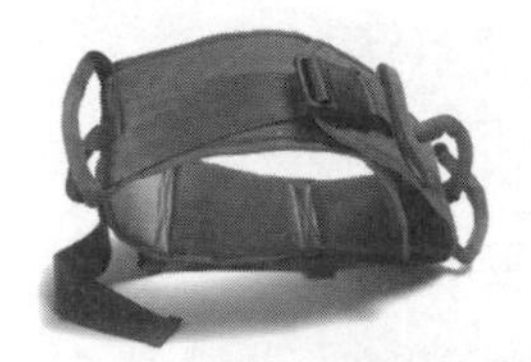
▲圖 12.41　移位腰帶

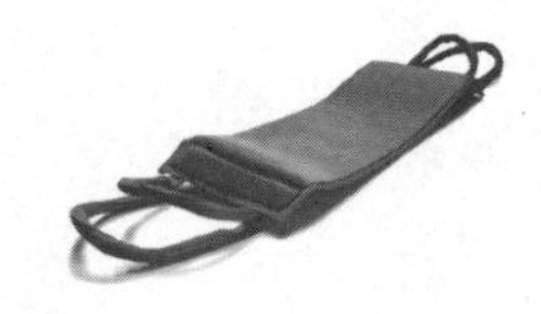
▲圖 12.42　移位靠帶

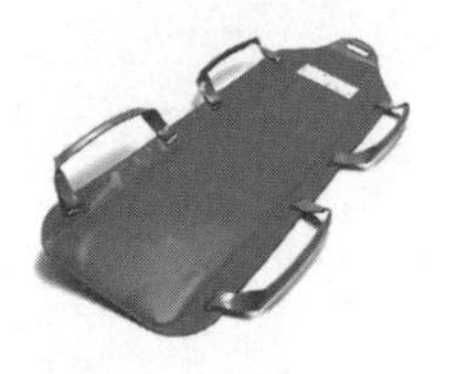
▲圖 12.43　提把搬運擔架

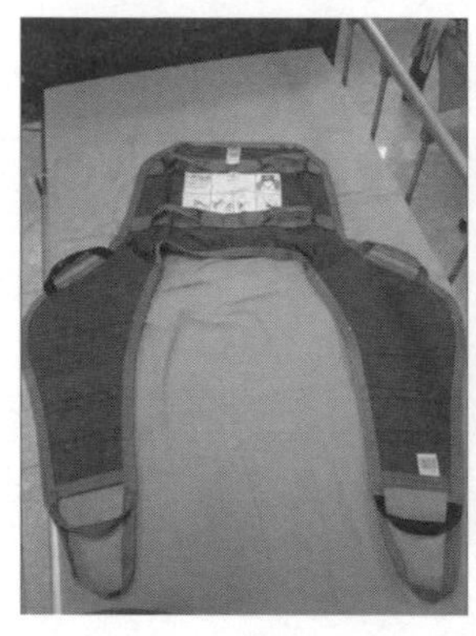
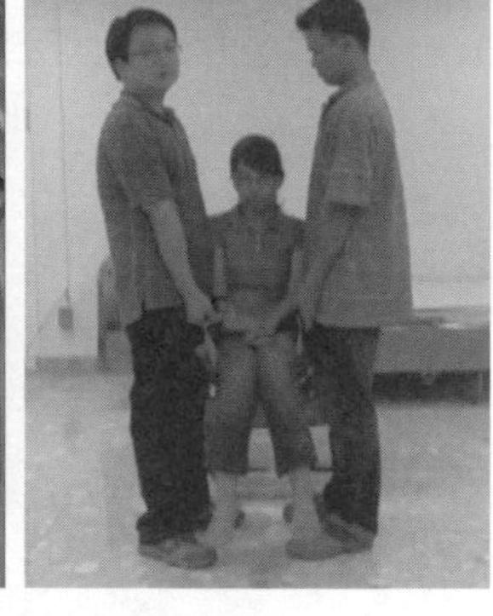
▲圖 12.44　提把搬運座椅

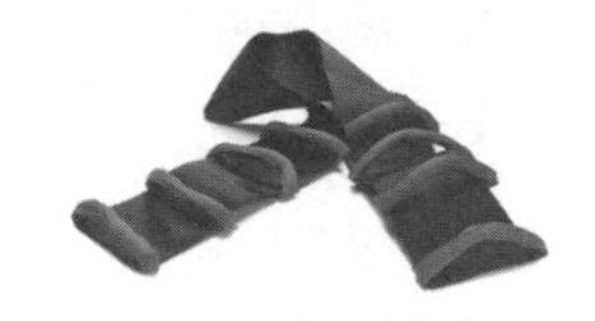
▲圖 12.45　提把繩梯

提把類輔具亦有設計來協助兩人或三人同時搬運的提把搬運擔架（圖 12.43）、提把搬運座椅（圖 12.44），提供特殊情況下必須完全由人力協助搬運時的輔助。

省力提把類移位輔具除了幫助照顧者外，也可以運用來讓個案拉提時能更省力，例如：提把繩梯（圖 12.45）提供個案起身與轉位時的協助。

三、各式移位機

移位機是機械動力類的升降輔具，若以移位時的姿勢作為區分，可以分為使用移位懸吊帶之移位機（圖 12.46），以及站立式移位機（圖 12.47）。

使用移位懸吊帶之移位機的移位過程中，個案下肢完全不需承重，身體姿勢則可處於躺姿、坐姿、半躺半坐等，並能藉由移位懸吊帶來調整個案適合的姿勢。使用移位懸吊帶之移位機時，須先將懸吊帶放置於個案身體下方，技巧是先將個案翻身面向協助者，再將其中一側的移位懸吊帶「向下」塞入個案身體與床的縫隙（圖 12.48），塞好後讓個案翻身回仰躺，而之前塞入的部分便可以輕鬆拉出，完成懸吊帶放置。卸除移位懸吊帶的方式亦同，也是翻身面向協助者，把翻身空出來的移位懸吊帶「向下」塞入個案身體與床的縫隙，個案翻身回仰躺後，便可輕鬆拉出卸離。

使用站立式移位機有較多的條件限制，個案需要有基本的軀幹控制能力及下肢承重能力。

常見的移位機產品為因應空間上的需求又可分為：活動型移位機及固定於地板、牆面、天花板等的移位機。活動型移位機本身附輪可以直接推移具有較佳的機動性，但有時使用上會受限於空間狹窄、擺放困難。固定式的移位機雖機動性不足，但機器本身可以離地不占空間，部分產品則藉由軌道、懸臂吊掛方式，可提供一定距離的空間移動。

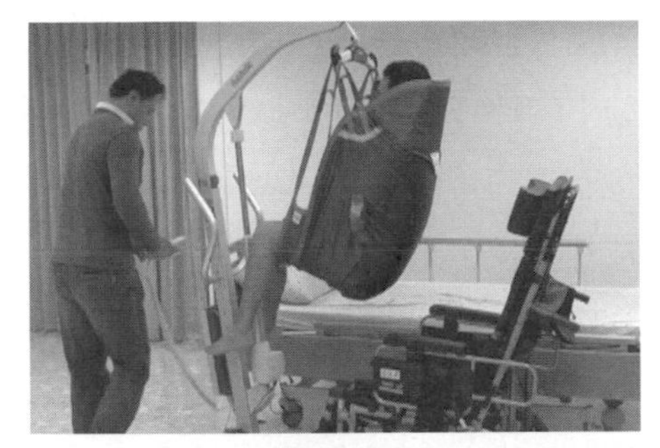

▲圖 12.46 使用移位懸吊帶之移位機

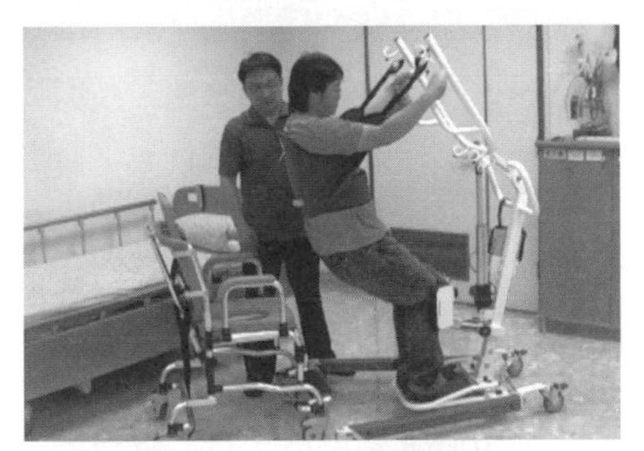

▲圖 12.47 站立式移位機

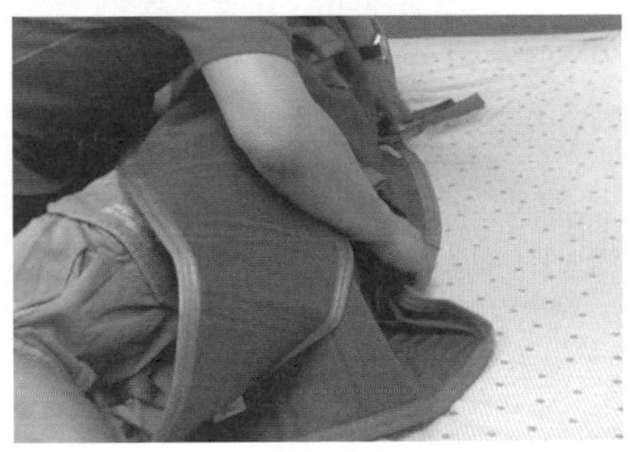

▲圖 12.48 翻身面向協助者，再將移位懸吊帶「向下」塞入

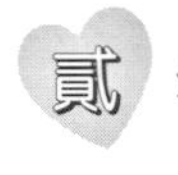

貳 移位與翻身常見狀況分析

日常生活中失能老人時常會面對各種空間的轉移位狀況，從一早翻身、坐起於床緣後，便有許多轉移位的需要：床邊與輪椅、便盆椅之間的轉移位，輪椅與便盆椅、馬桶之間的轉移位，若是在醫院、機構甚至會有床與床之間的轉移位。

若是以動作情況來分析，轉移位方式大致可以分為：坐姿下的轉移位

（又可分為直接平移與下肢承重方式）、仰躺姿勢下的轉移位、完全以人力方式搬移、使用移位機方式的轉移位等。以下針對各種轉移位的技巧做基本介紹。

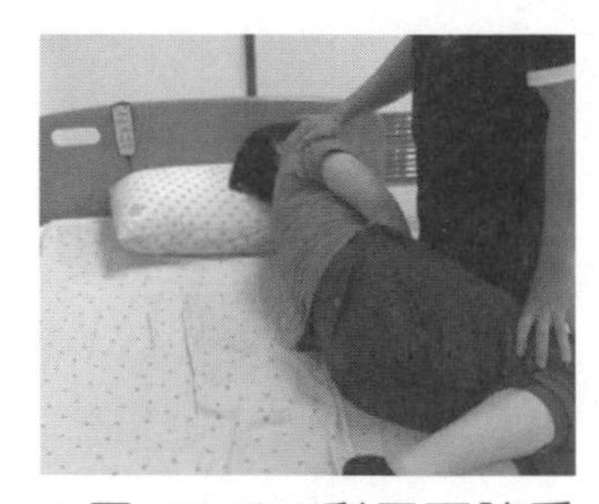
▲圖 12.49　利用下肢重量協助翻身

一、翻身、坐起的協助技巧

失能老人常因中風導致單側肢體癱瘓，或是帕金森氏症導致身體僵硬，造成翻身、坐起的動作困難，翻身時建議應善用上肢與下肢的重量來協助翻身，技巧是盡量讓個案上肢向上舉起，而下肢則屈曲，翻身時就可以利用其重量帶動身體翻轉（圖 12.49），協助者應盡量讓個案自己用力，並提供適當的引導與協助。

協助個案於床邊坐起的技巧則是先讓個案翻身接近床緣，下肢屈曲後讓小腿放下床，如此便可以利用小腿的重量協助上半身坐起（圖 12.50）。若個案尚無法獨立完成，協助者可以帶動個案的骨盆及上半身以協助其坐起（圖 12.51）。

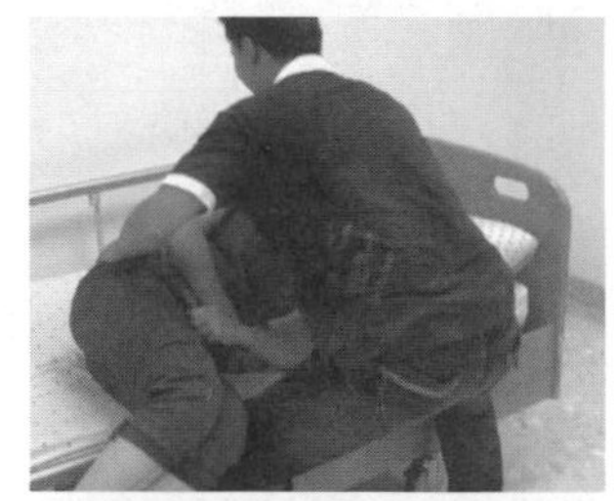
▲圖 12.50　利用小腿重量協助坐起

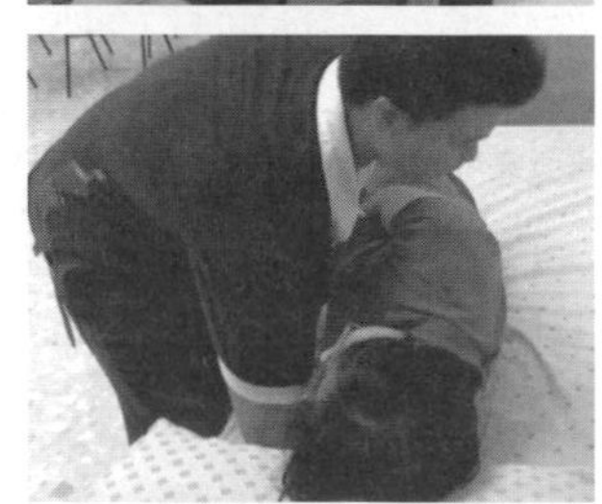

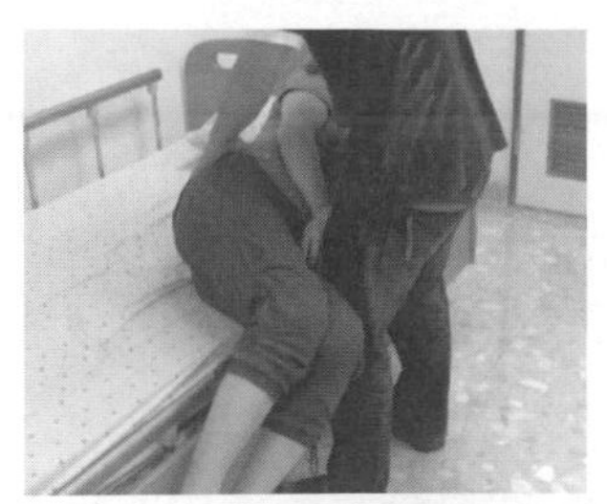
▲圖 12.51　帶動個案骨盆及上半身協助坐起

二、坐姿平移轉移位法

坐姿平移轉移位法是個案在完全沒有下肢承重的情況下，藉由自己上肢的支撐或是他人的協助，從一個平面轉移位至另一個平面（圖 12.52）。此種移位方式必須個案具有基本的坐姿平衡能力，且轉移位的側移路徑可以淨空，起點與目的地的平面高度可以接近，方可採用。

坐姿平移轉移位法建議可利用滑墊類移位輔具來減少平移時所產生的摩擦力，可以提升轉移位之效率，並且減少因剪力所造成的壓瘡。若平面間有

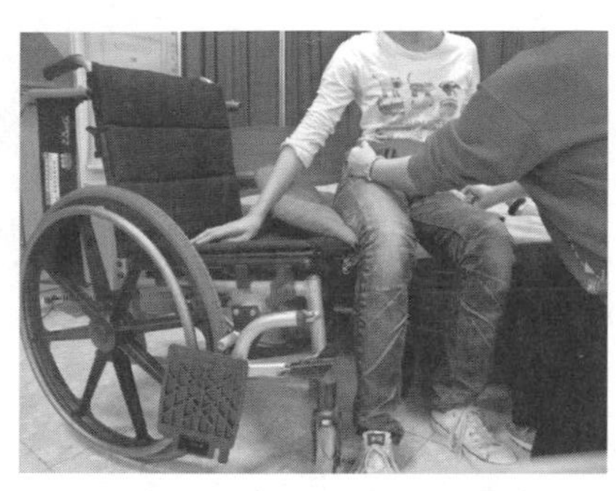
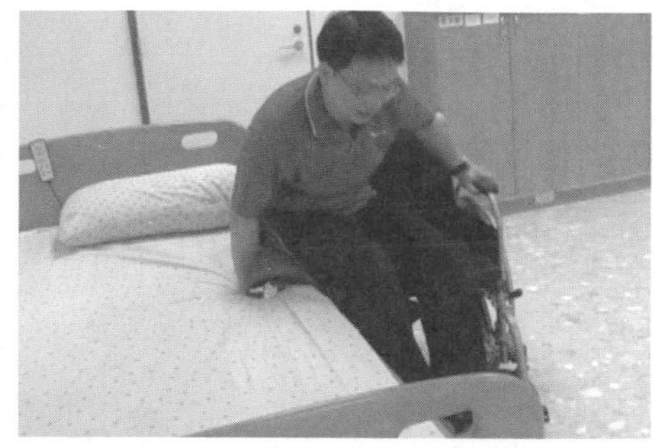

▲圖 12.52　坐姿平移轉移位法

較大的空隙則可運用硬式移位板來克服，協助者則可以運用移位腰帶、移位靠帶等省力提把類移位輔具來增加安全性，避免工作傷害。

三、坐姿站立轉移位法

坐姿站立轉移位法是個案利用下肢承重來支撐，將臀部抬離所處的平面，照顧者則視個案狀況提供站起、平衡、轉移的協助（圖 12.53）。此種移位方式必須個案具有基本的坐姿平衡能力及下肢承重能力方可採用。

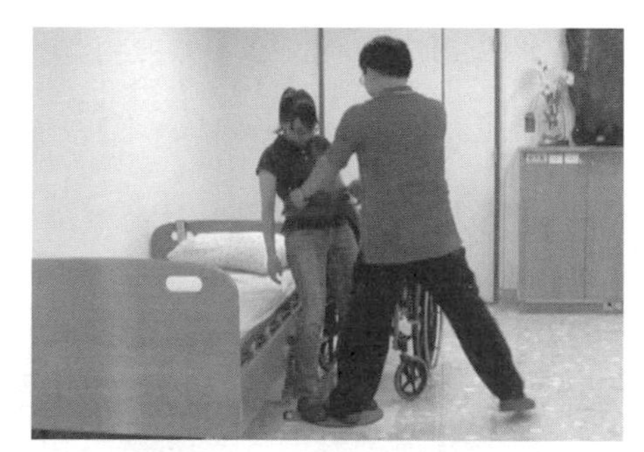

▲圖 12.53　坐姿站立轉移位法

執行坐姿站立轉移位法建議可以搭配省力提把類移位輔具，不但提高轉移位過程的安全，協助者亦藉由穩定的提把改善手部的施力。個案在下肢承重時若無法做出跨步動作，則可以善用移位轉盤。

若是個案的下肢可以承重，但承重能力不足，無法支撐自己體重的 75% 以上，此時便應使用站立式移位機或是需兩位以上的協助者，如此才能確保個案安全及避免協助者工作傷害。

四、仰躺平移轉移位法

仰躺平移轉移位法是將個案在仰躺或半坐躺的姿勢下，直接由一個平面平行推移至另一個平面的方式。使用仰躺平移轉移位法個案不需下肢承重，也不需要有軀幹的平衡控制，但是硬體空間須配合：側移的路徑必須可以淨空，兩個平面的高度必須可以盡量接近，此時須使用全身尺寸的大型移位滑墊。

床對床的仰躺平移（圖 12.54）一般較為容易，一般狀況只需一人協助便可以完成轉移位。若是床面與輪椅或便盆椅間的移位，則椅類的輔具必須可以仰躺（圖 12.55）或傾倒（圖 12.56），並配合病床適度的坐起角度便可以進行仰躺平移轉移位，在操作上常需要兩位協助者方可順利進行。

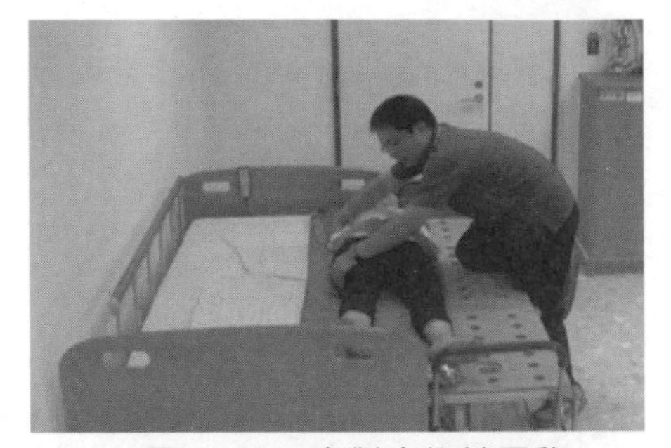

▲圖 12.54　床對床仰躺平移

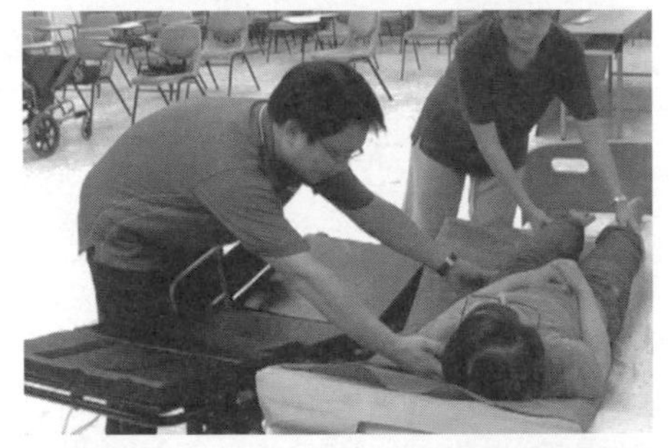

▲圖 12.55　床對仰躺式輪椅仰躺平移

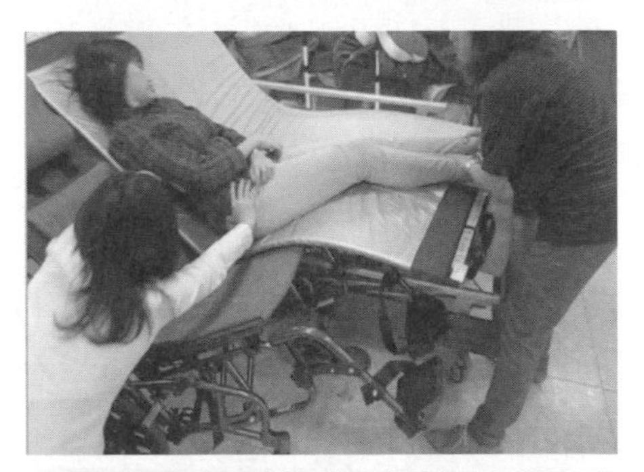

▲圖 12.56　床對傾倒式輪椅仰躺平移

五、以人力方式搬移

人力直接攜抱搬移的方式應盡量避免，此方法不但有安全上的顧慮外，轉移位過程易發生對肢體、關節的拉扯，個案的感受不佳，而且對於協助者更是容易造成工作傷害。

若以1994年，美國國家職業安全和健康研究所（National Institute for Occupational Safety and Health , NIOSH）所發布的計算公式，大致可以計算出徒手搬運病患建議最大的負重上限為35磅，超過此重量便應使用相關輔助器材（Waters, 2007）。

臨床上應盡量避免徒手搬運，一般徒手搬運的情況常是因為缺乏相關輔助器材，或是協助者不使用、不知如何使用。部分情況則是環境空間上的限制，非得徒手搬運的狀況。此時則建議應該使用提把搬運擔架、提把搬運座椅等輔具，並應針對負重程度，以兩或三人的方式搬運。臨床上建議若須完全以人力搬移一位成年人，則須有三人同時協助，換句話說，也就是每一位協助者約只能負荷自己體重的 1/3 為原則。

六、使用移位機轉移位

使用機械動力的移位機進行轉移位可以有效的避免工作傷害，但是在台灣，機構照顧者並不常使用，一般理由多是因為操作步驟較繁雜，轉位過程需要耗費較多的時間。另外，移位機本身較昂貴，因此也是普及率不足的原因之一。

除了站立式移位機使用上個案需要有基本的軀幹控制能力及下肢承重能力外，使用移位懸吊帶之移位機的適用範圍條件較大，幾乎可以適用於各種功能條件的個案。但須注意的是，轉移位方式的選擇應盡量鼓勵病患的活動，以維持其獨立性為最優先原則〔Australian Nursing Federation (Vic Branch) Policy-No Lifting, 2006〕。因此若是個案下肢尚有承重能力，應採用坐姿站立的方式轉移位，以提供個案基本的站立活動，維持基本的獨立功能。

協助失能老人的轉移位有多種方式，必須先對個案做基本身體功能及硬體空間的評估，選用的轉位方式應盡量鼓勵個案活動，以維持其獨立性，轉移位方式評估選擇流程可參考圖 12.57。

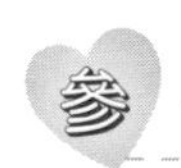

參 預防工作傷害發生之轉移位原則

協助個案轉移位除了需注意安全外，協助者自身工作傷害的預防也是一個需要注意的課題，筆者針對協助個案轉移位時需注意的事項，整理出容易幫助記憶的七字口訣：想、幫、輔、近、動、姿、體。七個字的整句話表示：「想」清楚是否需要「幫」忙、「輔」具，靠「近」了才「動」你的「姿」「體」。

一、 想——冷靜思考、規劃

很多人在協助個案轉移位時都很倉促，部分是因為有心理壓力，部分則

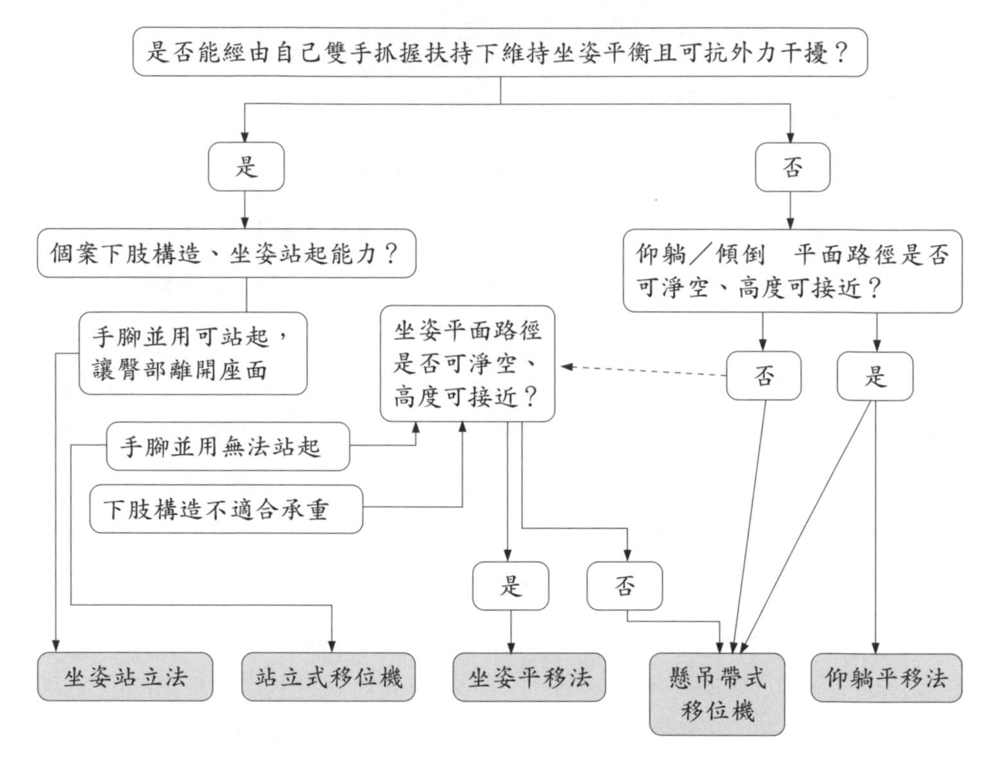

▲圖 12.57　轉移位方式評估選擇流程圖

是希望盡快完成，常常先做了再說，搬到一半才發現輪椅扶手沒有掀起、煞車沒煞好、病床高度沒調整、該從右邊坐起結果從左邊等許多狀況。許多人要不就硬著頭皮硬搬，要不就只好重來。轉移位前應該給自己一點時間想一想，不要認為個案一來就該「馬上」幫他轉移位，更不該如此要求任何人。

有時熟悉的環境反而因習慣而沒有思考，每天都習慣的方式不見得是最好、最合適的方式，個案的狀況也會因時間而改變，環境空間也可能會改變，不同的協助者也可能有不同的方式，因此，每次轉移位前應再思考一下最合適的策略，以及執行的流程，逐步進行，才不會進行到一半時慌亂。

二、 幫——個案自己應多幫忙、找他人協助

(一) 個案的協助

轉移位並不都是照顧者的責任，被照顧者在過程中更是要積極參與。照顧者應盡量鼓勵個案活動，以維持其獨立性為重要守則。因此，所選擇的移位方法也應秉持此一原則（轉移位方式評估選擇流程圖）。

翻身、坐起、轉移位除了協助個案、保護安全外，也有許多誘發技巧可以有效地誘發個案自主平衡、施力、承重。這樣的策略或許會比完全協助個案需要更多的時間，但是協助者可以較少的力量完成，減低工作傷害的機率。更重要的是，這對個案來說，也是功能重建的復健訓練，將訓練結合至日常生活中。

(二) 他人的協助

臨床操作上建議不應負重超過自己體重的 1/3 為原則，因此，當發覺或預知轉移位的操作過程中，自己力有未逮，就不應逞強，應尋求其他人的協助，採用兩人或三人等的轉移位方式。

三、輔——適當運用輔具

轉移位過程中應善用滑墊類移位輔具、省力提把類移位輔具、各式移位機等，藉之減少摩擦力，改善手部施力的力學方式，甚至利用動力機械代勞，都是必要的。而照顧機構的雇主也有義務提供相關輔具與無障礙環境，以減少工作傷害的發生。

四、 近——盡量靠近個案

在生物力學上人體骨關節與肌肉的力學多為槓桿原理的費力機制，因此需隨時注意所有用力時施力處應盡量靠近自己身體，力學上利用縮短力臂的距離，減少實際對身體組織的負擔。

理論上轉移位時協助者應盡量靠近個案，但是實際上操作有一定的困

難。人與人之間有一定的距離，不好意思直接碰觸對方，尤其是異性之間。有時是個案身上有管線、身體髒污、物理空間上不允許等各種狀況，也造成無法靠近個案，此時便應該改善空間、利用輔具等來克服，穿著合適的工作服、隔離衣也有助於此。

五、動——保持機動，重心轉移

協助個案轉移位過程中難免需要重心的轉移，協助者在負重下便不易跨步，而且需更穩定的姿勢來承擔、移轉自己及外加的重量。因此建議應適當跨大雙腳間距，例如馬步、弓箭步的姿勢，跨步的方向應與轉移位的目標方向配合，以便轉移位過程的重心移轉。口訣是：步伐要寬、方向要對、隨時改變。

六、姿——保護姿勢（腰部、手部）

(一) 腰部的保護姿勢

轉移位過程因高度落差，協助者常會彎腰來扶持，此時腰部傷害最容易發生（圖 12.58）。建議此時應盡量以下肢彎曲的方式來替代彎腰（圖 12.59），如此也可以降低高度，且抬起時也盡量以下肢用力，腰部應保持挺直。

(二) 手部的保護姿勢

協助轉移位過程若需抓握、提拉個案，便容易造成手部、手腕的肌腱、韌帶的傷害。此時應盡量使用省力提把類移位輔具，可以有效減少傷害的發生。若是必須提拉個案的衣物或是床單等布料時，建議手指先將較多的布料夾入近端的指節中再握拳，此一方式可以提供較多的摩擦力，以減少手指的過度用力（圖 12.60）。

七、體——善用體重與身體構造

協助個案日常活動中不乏許多推、拉、壓、提等施力動作，其實若能善

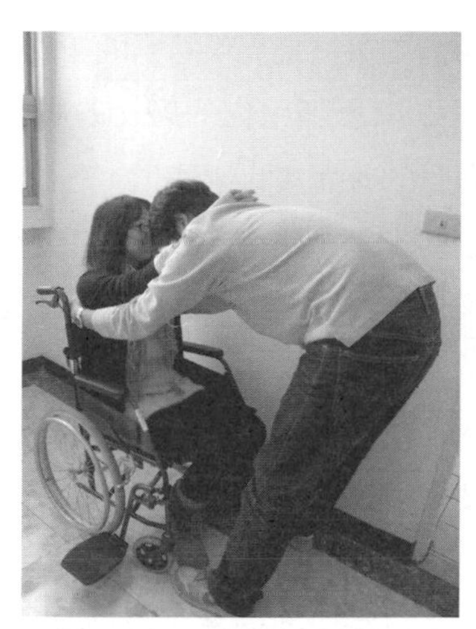

▲圖 12.58 彎腰來扶持，此時腰部傷害最容易發生

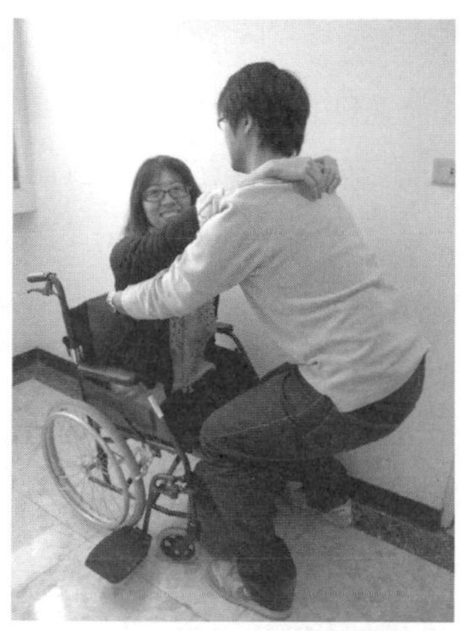

▲圖 12.59 下肢彎曲的方式來替代彎腰，抬起時也盡量以下肢用力，腰部應保持挺直

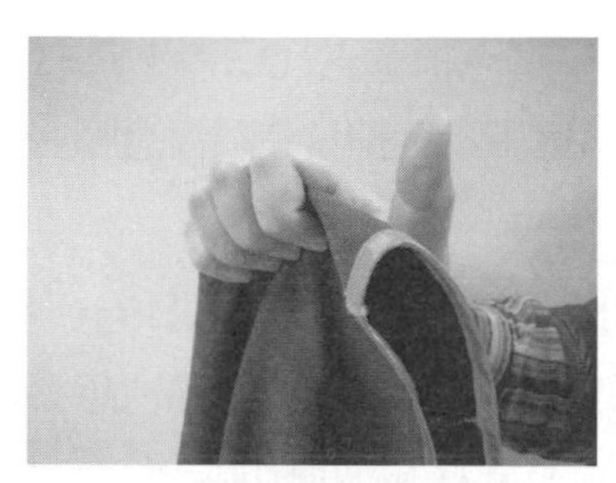

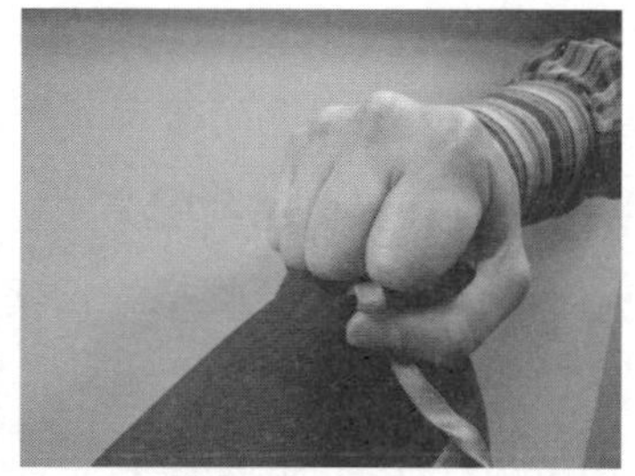

▲圖 12.60 布料先夾入近端的指節中再握拳，可以提供較多的摩擦力，減少手指的過度用力

用自己或是個案的體重，便可以藉由地心引力的協助來減少肌肉的用力。許多人有接受過心肺復甦術（CPR）訓練的經驗，在做體外心臟按壓時被要求手肘應伸直，運用體重下壓，便是善用體重的例子。在推、拉動作時，若能盡量將上肢伸直，利用結構固定，自己傾斜重心，便可利用體重產生動力。協助個案坐起時，先讓他的下肢放下床緣，利用下肢重量便可較輕鬆坐起，便是運用個案自己體重的例子。提重物時上肢用力十分辛苦，若是高度適當，其實只需手指彎曲鉤住提把，手肘便可伸直，上肢不需用太多力支撐，便是善用身體構造的例子。

現今認為最為有效控制背部工作傷害的策略是提供適當的工作環境，單純只是教導工作人員「用你的腳舉起重物，別用你的腰，維持你的腰挺直！」此類生物力學的方式，效果是有限的。雇主也應知道，告知工作人員「當你覺得需要幫忙時，便應立即提出要求！」這樣方式的效果也很低，因為有危險的搬運時常會讓工作者覺得那是可以接受的而忽略它，直到傷害發生了才知道（Nelson & English, 2008）。

協助失能個案轉移位除了協助者工作傷害的課題外，轉移位策略還需注意到結合個案的功能訓練、個案的舒適與觀感問題。因此，相較於一般工作搬運物品來得更為複雜。必須整體考量硬體空間現況、輔具設備、個案功能狀況、協助者的技巧，方能提供最佳的轉移位協助方式。

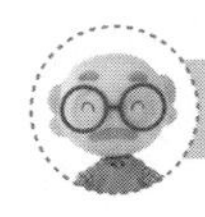

自我評量

1. 針對常見的老人疾病，例如：中風、帕金森氏症、下肢退化性關節炎、下肢人工關節術後等，評估選用步行輔具時須注意哪些狀況？有哪些步行輔具可供選用？
2. 步行輔具的尺寸調整須配合使用者的體型有哪些原則？
3. 老人使用步行輔具的行走、上下樓梯有哪些方式？須注意哪些事項？
4. 常用的人力輔助類的轉移位輔具有哪些類型與功能？
5. 常用的移位機有哪些類型？評估選用時應注意哪些原則？
6. 常用的轉移位方式有哪些？選擇這些方式時應注意哪些狀況條件？
7. 預防工作傷害發生的轉移位原則有哪些？

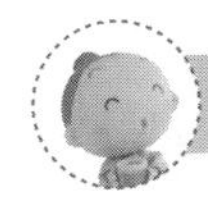

參考文獻

• 中文部分

胡名霞（2004）。長期照護個案行動輔具使用調查報告。**物理治療，29**，405-420。

曾明基、徐志榮、葉采青、李淑貞、黃炳勳（2004）。手杖設計與使用之初探。**物理治療，29**，54-60。

• 英文部分

Australian Nursing Federation (Vic Branch) Policy-No Lifting (2006).

Nelson, G. T., & English, J. T. (2008). *Manual lifting: Historical sources of current standards regarding acceptable weights of lift*. Bryan, TX: Nelson & Associates.

Waters, T. R. (2007). When is it safe to manually lift a patient? *Am J Nurs, 107*(8), 53-58, quiz 59.

附錄｜轉移位輔具與協助方式評估表

八里愛心教養院 100 年 5 月製

一、基本資料

院生姓名：__________ 性別：__________ 院房：__________

體重：[　　　　] kg×3 = [　　　　] kg

身高：__________ cm

二、轉移位相關能力

臥姿坐起能力		
□0.獨力完成	□1.需輕度協助	□2.需中度協助
□3.需重度協助	□4.完全依賴	
坐姿平衡能力		
□0.放手且可抗外力	□1.抓握扶持下可抗外力	□2.抓握扶持下僅可維持
□3.需他人協助維持	□4.完全依賴	
下肢承重能力		
□0.全部體重	□1.大於 75%體重	□2.介於 75%至 50%體重
□3.小於 50%體重	□4.無法承重	
承重下可否跨步：	□可跨步	□無法跨步
站立平衡能力		
□0.放手站可抗外力		
□1.扶持行走輔具可抗外力		
□2.扶持欄杆等穩定物可抗外力		
□3.需他人協助維持		
□4.完全依賴		

三、坐／臥姿輔具現況／建議

	臥姿輔具現況	建議
□床	坐起功能 □無 □有：□電動式 □手搖式 □頭部抬高 □下肢抬高 □連動抬高	□適合 □不適合 建議：＿＿＿＿＿
	床面高度升降功能 □無 □有：□電動式 □手搖式	□適合 □不適合 建議：＿＿＿＿＿
□洗澡床	坐起功能 □無 □有	□適合 □不適合 建議：＿＿＿＿＿
	床面高度升降功能 □無 □有：□電動式 □手搖式 □腳踏式	□適合 □不適合 建議：＿＿＿＿＿

	坐姿輔具現況	建議
□輪椅	躺／翹功能 □無 □有：□可傾倒型 □可仰躺型	□適合 □不適合 建議：＿＿＿＿＿
	側移路徑可否淨空 □無法淨空 □可以但麻煩：＿＿＿＿＿ □可以	□適合 □不適合 建議：＿＿＿＿＿
□洗澡椅	躺／翹功能 □無 □有：□可傾倒型 □可仰躺型	□適合 □不適合 建議：＿＿＿＿＿
	側移路徑可否淨空 □無法淨空 □可以但麻煩：＿＿＿＿＿ □可以	□適合 □不適合 建議：＿＿＿＿＿

四、轉位方式建議

建議方法	建議人力／輔具
□坐姿平移法： • 坐姿平衡能力 0～1 • 側移路徑可淨空 • 床椅高度可接近	協助者： □0　□1人 輔具：（圈選）

運用時機	需費時間
□床→輪椅／便椅	
□輪椅／便椅→床	
□床↔床	
□輪椅↔便椅	

建議方法	建議人力／輔具
□坐姿站立法： • 坐姿平衡能力 0～1 • 下肢承重能力 0～3	協助者： □0　□1　□2人 輔具：（圈選）

運用時機	需費時間
□床→輪椅／便椅	
□輪椅／便椅→床	
□床↔床	
□輪椅↔便椅	
□輪椅→地板	
□地板→輪椅	

<table>
<tr><th colspan="2">建議方法</th><th>建議人力／輔具</th></tr>
<tr><td colspan="2">☐仰躺平移法：
• 需躺翹輪椅／便椅
• 側移路徑可淨空
• 床椅高度可接近</td><td rowspan="6">協助者：
☐0 ☐1 ☐2 人
輔具：（圈選）</td></tr>
<tr><td>運用時機</td><td>需費時間</td></tr>
<tr><td>☐床→輪椅／便椅</td><td></td></tr>
<tr><td>☐輪椅／便椅→床</td><td></td></tr>
<tr><td>☐床↔床</td><td></td></tr>
<tr><td>☐輪椅↔便椅</td><td></td></tr>
<tr><td colspan="2">☐人力擺抱搬移法：</td><td rowspan="8">協助者：
☐1 ☐2 ☐3 人
輔具：（圈選）</td></tr>
<tr><td>運用時機</td><td>需費時間</td></tr>
<tr><td>☐床→輪椅／便椅</td><td></td></tr>
<tr><td>☐輪椅／便椅→床</td><td></td></tr>
<tr><td>☐床↔床</td><td></td></tr>
<tr><td>☐輪椅↔便椅</td><td></td></tr>
<tr><td>☐輪椅→地板</td><td></td></tr>
<tr><td>☐地板→輪椅</td><td></td></tr>
<tr><td colspan="2">☐移位機法：</td><td rowspan="8">協助者：1 人
輔具：（圈選）</td></tr>
<tr><td>運用時機</td><td>需費時間</td></tr>
<tr><td>☐床→輪椅／便椅</td><td></td></tr>
<tr><td>☐輪椅／便椅→床</td><td></td></tr>
<tr><td>☐床↔床</td><td></td></tr>
<tr><td>☐輪椅↔便椅</td><td></td></tr>
<tr><td>☐輪椅→地板</td><td></td></tr>
<tr><td>☐地板→輪椅</td><td></td></tr>
</table>

評估人員：＿＿＿＿＿＿＿＿＿＿ 評估日期：＿＿＿＿＿＿＿＿＿＿

Chapter 13

居家生活輔具：吃喝類等

✿沈世莊

本章學習目標

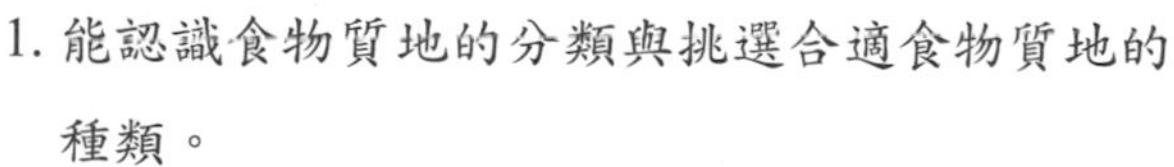

1. 能認識食物質地的分類與挑選合適食物質地的種類。

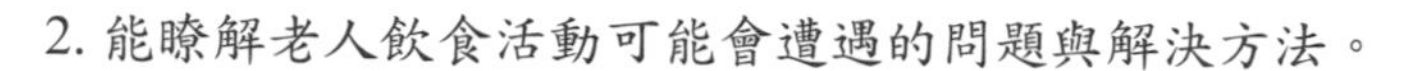

2. 能瞭解老人飲食活動可能會遭遇的問題與解決方法。
3. 能依照老人需求選擇合適的飲食輔具。

飲食是我們每天日常生活最基本的活動之一，不管是何種文化背景或失能情況，皆必須藉由飲食而維持生命，飲食活動因人而異，從使用的刀、叉、筷子到流體食物管灌，甚至到靜脈注射等等各種不同飲食方式，皆是維持生命的能源取得途徑，所以斷絕飲食就等於斷絕生命。飲食類輔具在不同的文化背景及不同的失能情況下，產生了許多不同的種類與設計，甚至連顏色的不同也可締造出不同的飲食行為及食慾。

年紀逐漸變大後，吃東西及吞嚥食物能力一樣也會退步，所以在老人飲食的食材與質地需求上，也會有所不同。看似簡單的飲食活動，也可能因為動作控制能力不足而產生飲食困難、延長用餐時間、食物灑落遍桌，甚至無法自己用餐等等問題，這些問題也可能會造成親屬間之隔閡，而影響年長者參與家族聚餐活動的意願，如果這時候可以用各式各樣依照不同需求而設計的餐具或飲食輔具來協助飲食活動，亦可以拉近親族間的距離、增進人與人間的互動關係、延緩退化與減少照顧人力。

挑選老人飲食活動的餐具與相關輔具，大致上會先考量老人飲食食物質地類別、動作失能情況等，再評估如何省力使用器具、提供獨立操作性、減少依賴程度、增進人與人間的互動等等，但是在挑選失能老人的餐具或飲食輔具之前，應先徵詢專業人員（如醫師、營養師、語言治療師、職能治療師、物理治療師等）的意見，瞭解目前所遇到的是暫時性或永久性問題，並且依照建議購買適當的餐具與飲食輔具，以促進良好的飲食活動。

第一節 老人飲食活動問題介紹

「垂垂老矣、耳鈍目濁、齒搖體弱」，隨著年齡增加邁入中老年後，身體的姿勢開始由挺拔直立，漸漸變為體屈頭低、駝背、臉倦無神等等型態，而聽、視、嗅、觸覺等各感官系統與牙齒及口腔功能也逐漸衰退及出現問題，甚至各種疾病也慢慢出現，上述問題皆會影響每天的例行生活活動，三餐飲食活動也不例外。

壹 認識與挑選老人食物

老人噎食是容易導致猝死的一種，其主因為口中食物咀嚼成食團後，在吞嚥過程中，食團堵塞聲門或氣管而引起的窒息，俗稱「噎食」。預防老人噎食，除細嚼慢嚥外，選擇適合老人飲食的食物質地是很重要的。

日本在2004年成立「日本介護食品協議會」，針對老人的生理需求設計許多適合老人的食品，並且該協議會更認為介護食品要具有美味、衛生及安全，還要能防止噎食的產生（張哲朗，2005）。

日本介護食品協議會將介護食品依食品的硬度及黏度，分為容易咬的、可用牙床咬碎的、可用舌頭弄碎的及不必用咬的等四大類，並且教導民眾如何挑選適當的食品類別流程（林正儀，2008）。

行政院衛生署（2008）編印的《老人營養餐食手冊》，依照食物的質地不同，而分為普通飲食、細碎飲食、半流質飲食、全流質飲食。

普通飲食：符合一般成人營養需求的均衡飲食，適合一般人所需的熱量及各種營養素，使其生理機能正常運作以維護身體健康。

細碎飲食：將固體食物經由剁碎、絞細等機械方式處理，調製成不需咀嚼即可吞嚥的飲食，如有需要可以長期食用。適合咀嚼有困難者。

半流質飲食：將固體食物經由剁碎、絞細等機械方式處理，加入稀飯、麵條、湯汁或飲料，調製成不需或稍加咀嚼即可吞嚥的飲食，如有需要可以長期食用。適合無牙或咀嚼、吞嚥稍有困難者。

全流質飲食：一種在室溫或體溫下為液態的食物，且營養均衡，如有需要可以長期食用。適合咀嚼或吞嚥有困難者。

貳 飲食輔具評估原則

一、使用者的需求描述

先瞭解目前所需飲食的食材質地種類為普通飲食、細碎飲食、半流質飲食或全流質飲食，再瞭解在飲食活動上遭遇到的困難、挫折、環境等，並且詢問是否有相關的疾病所導致（如：腦中風、失智症等），以及該疾病在飲食活動上是否有特別的注意事項。老人及家人對於飲食活動有何期待，以及希望未來飲食環境在原來的餐桌上，還是其他環境下。

二、身體功能評估

(一) 心智功能狀況

1. 評估使用者的意識功能及認知功能情況，是否會影響到未來輔具的使用。
2. 使用者對於飲食活動改變的意願程度及動機強度，此項因素可能會造就完全依賴他人餵食與獨立飲食的差異性。

(二) 基本感官功能評估

視覺、嗅覺、味覺、聽覺、觸覺、本體覺等感官功能衰退是自然老化的現象，但常因其他疾病而更快衰退，例如：糖尿病、高血壓、腦中風、失智症、眼疾等等。當感官功能衰退到一定程度時，就會開始影響生活，對於食物的色香味敏感度不佳而影響了食慾，進而導致營養攝取不足等問題。

2004 年 Dunne 等人研究出不同對比顏色的餐具對於阿茲海默氏症患者有不同的差異，發現鮮明的紅色餐具有助於患者辨識盤內食物位置，並且可增加食慾，非液態食物增加 25%的進食量，液態飲料增加 84%進食量，所以製造商已經開始生產各式各樣的紅色餐具（如圖 13.1）。

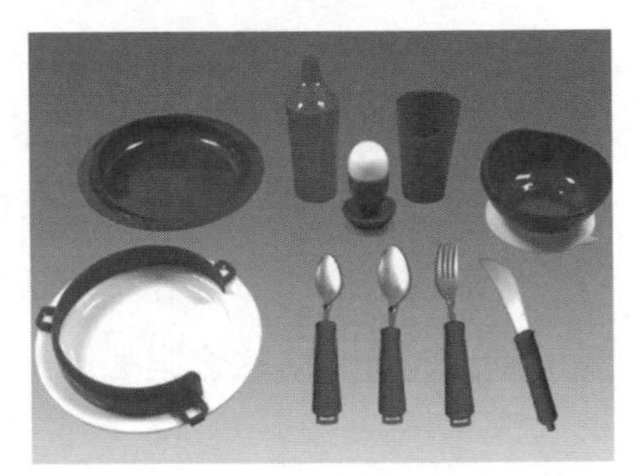

▲圖 13.1　紅色餐具

(三) 坐姿平衡能力

記得小時候，祖父常說：坐要有坐相，站要有站相，吃飯時坐相更為重要。餐桌椅相對位置放置不對（如：太遠），也會導致不好的坐姿（如：駝背），而影響了吞嚥功能或造成疲勞與身體不適等問題。所以飲食活動盡可能在餐桌上進行，並且要確認用餐者可以維持穩定的坐姿，例如提供適合高度的椅子，雙腳能著地，座椅與餐桌距離要剛好能讓手肘順勢放於餐桌上，以避免肩部高懸。

評估時就要注意老人可否維持坐姿，上肢活動能力會不會因為要維持平衡而受限，身體各部位姿態情況是否正常，身體有無明顯偏倒某一側，是否容易駝背、低頭等現象。

(四) 動作功能

當手部精細動作困難、關節活動不靈敏、手部抓握力量不足時，就會在飲食中的取、切、舀、夾食物等活動上產生問題。

評估時要針對上肢、頭頸部與臉部各部位動作能力判定。特別是手部動作控制能力的伸手、抓握、釋放、指側對掌抓握、指腹對掌抓握、指尖對掌抓握、手部精細操作物品能力（手到掌面、掌面到手、搓動、簡單旋轉、複雜旋轉等），並且需要確認手部的協調能力有無問題（如：顫抖、動作測距不準、運動失調等）。

(五) 吞嚥問題

評估時須確認口腔附近肌肉及舌頭肌力是否足夠、有無口腔問題影響咀嚼（如：齲齒）、是否可以將食物咬碎與攪拌成食團，及吞嚥過程有無問題（如：噎食或嗆咳）等。

三、實物模擬評估

大略瞭解使用者的情況後（口腔動作功能、手部動作控制能力、使用者的意願度等），挑選現有類似的餐具或輔具試用，評估是否可改善問題，並瞭解是否會衍生其他問題，如果會，再尋找其他改善策略及再一次模擬。

四、飲食環境建議

因維持良好姿勢可以增進飲食的舒適度、效率，並且也可以避免噎食或嗆食，所以餐桌上飲食為優先考量，其次為床邊桌上飲食，不得已才考慮床上飲食。

飲食環境上，盡可能保持餐桌上整齊清潔，不要放置雜亂物品，餐桌與餐具顏色使用明顯對比色及搭配亮度適中的光線，如能布置成溫馨的環境更佳。

第二節　老人飲食類輔具介紹

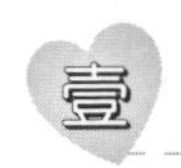

壹　飲食餐具與輔具設計或改善原則

依照內政部多功能輔具資源整合推廣中心（2011）所發行的宣傳單張《居家輔具系列：飽餐一頓不麻煩——吃喝用輔具》上的介紹，將飲食類輔具分為四類：分開及取用食物類（刀、叉、湯匙、筷子）、盛裝食物類（杯、碗、盤）、餵食類及其他。

一、分開及取用食物餐具（刀、叉、湯匙、筷子等）

1. 肌力不足、抓握能力不足或手指靈巧度不足者，將餐具握柄加粗、加大或易握（拿）設計，以協助抓握能力、減少手指操作技巧的要求（如圖 13.2）。

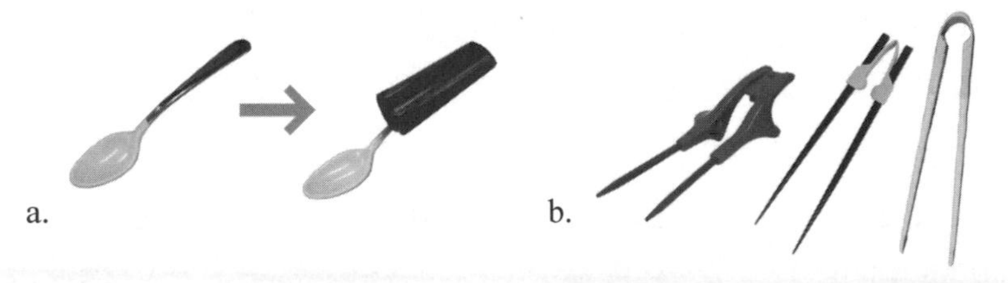

▲圖 13.2　a.握柄加粗、加大：手指較容易抓握，市面上可單獨購置加粗泡棉，套裝在各種餐具的握柄上　b.易握（拿）設計：筷子改為夾式可減少手部動作操作要求

2. 手部有顫抖現象的患者，利用增加運動覺、本體覺輸入，協助手部穩定能力，以減少抖動現象，通常可以調整重量及增加握把固定帶，環繞於手掌，增進餐具穩固，使用時不易掉落，適合手部顫抖的患者（如圖 13.3）。

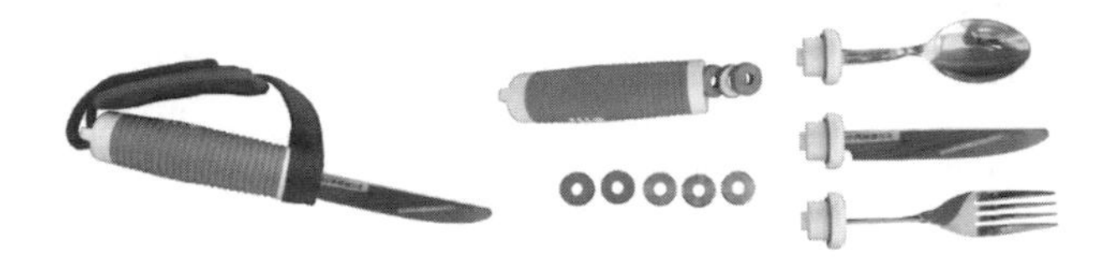

▲圖 13.3　利用增加重量來減少抖動現象

3. 上肢活動度不足或其他原因，容易在取食到口腔間掉落食物者，利用角度可調的餐具、自動迴旋、延長型餐具等（如圖 13.4a）。
4. 當口腔吸吮功能較差時，無法使用一般吸管喝飲料，可利用單向機構使液體停留於吸管中增加取食效率（如圖 13.4b）。

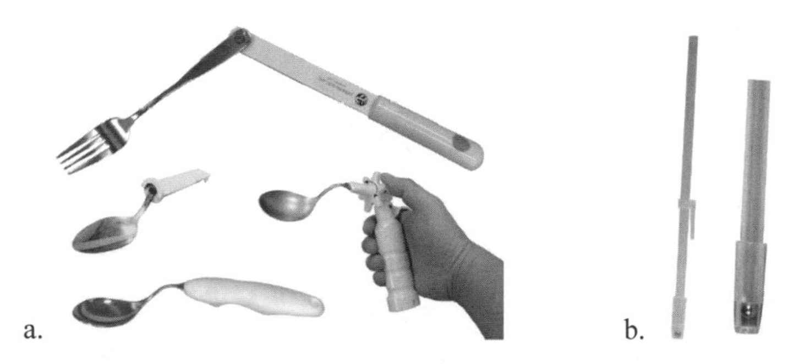

▲圖 13.4　a.可彎曲湯匙、匙面可旋轉湯匙、迴旋湯匙及延長型湯匙 b.單向吸管

二、盛裝食物餐具（杯、碗、盤）

1. 碗、盤輔具設計主要為兩大重點：(1)碗、盤邊緣加高，容易取食及防止食物滑出餐具外；(2)增加其穩定度，如餐具底部增加防滑裝置（如圖 13.5）。

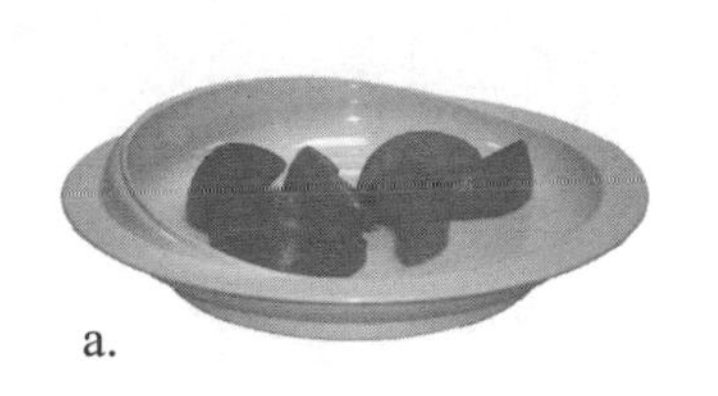

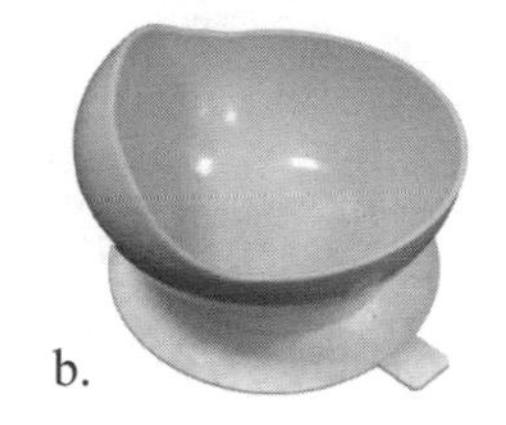

▲圖 13.5　a.邊緣加高　b.底座附有吸盤

2. 杯類輔具設計主要為：(1)雙把手、凹槽設計及狹窄握把設計，可以容易拿取杯子；(2)減少抬頭後仰的杯緣斜口設計；(3)杯子加裝長嘴杯蓋，可以防止液體流出及控制流量（如圖 13.6）。

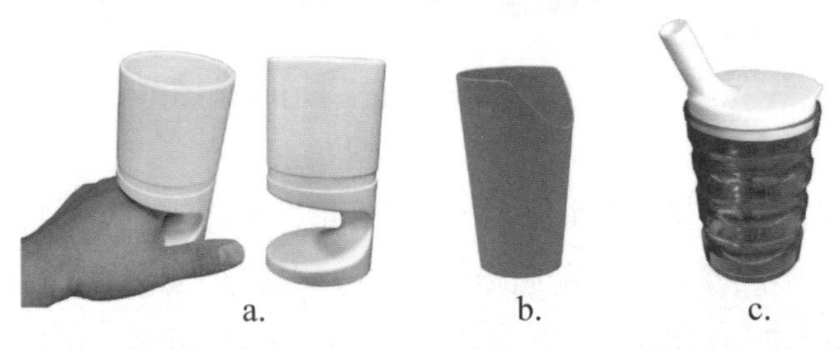

▲圖 13.6　a.易握　b.減少抬頭　c.長嘴杯蓋

三、餵食類

上肢協調控制不良者，常因手顫動或抽搐，無法有效、不溢食物的進食，可以考慮利用手動式餵食機（如圖 13.7a）的氣體彈簧及相關裝置來減緩顫動影響，達到獨立乾淨進食之目的。若沒有手臂控制能力或只剩按鍵觸控能力，電動式餵食器（如圖 13.7b）是另一種選擇。吞嚥能力控制不良者，餵食時可藉由流量控制餵食杯調整流量。

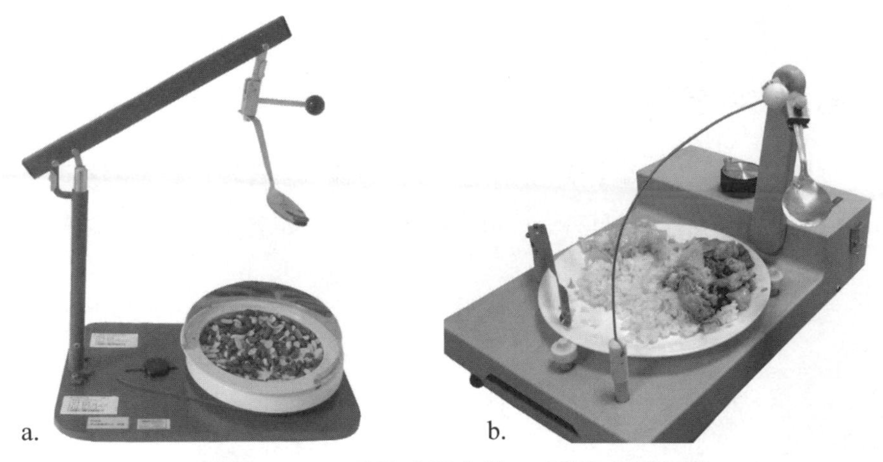

▲圖 13.7　a.手動式餵食機　b.電動式餵食機

四、其他飲食活動相關的輔具

1. 開瓶（罐）器：常見的原理設計，增加摩擦力協助開瓶、增加開瓶的力臂以致可省力打開瓶蓋等（如圖 13.8）。

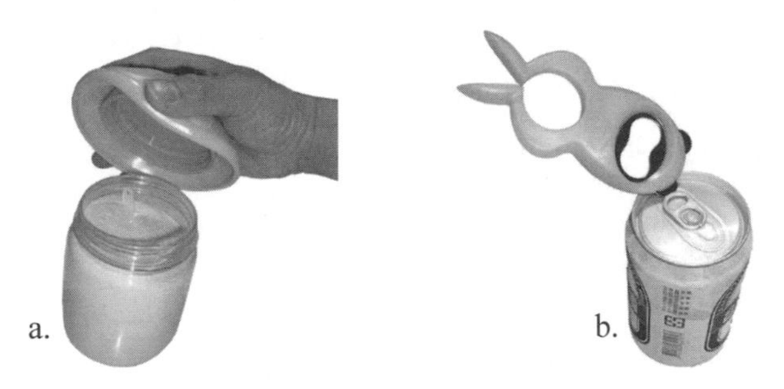

▲圖 13.8　a.增加摩擦力協助開瓶　b.增加開瓶的力臂

2. 蛋杯：底部附有吸盤可固定於桌面，將蛋放置於蛋杯上，方便單手剝蛋殼與食用（如圖 13.9）。

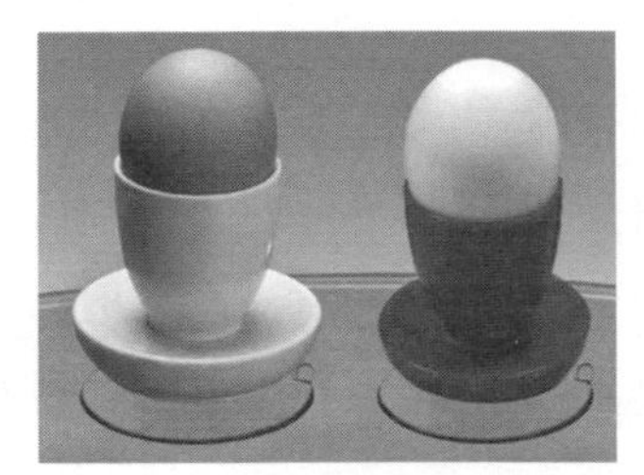

▲圖 13.9　底部附有吸盤的蛋杯

3. 食物分量器：例如多功能量測湯匙，烹飪時，可計測油量的多寡，控制脂肪的攝取，握柄兩個大小洞為烹煮麵條時分別計算一人份或二人份的麵條量之用（如圖 13.10）。

a.
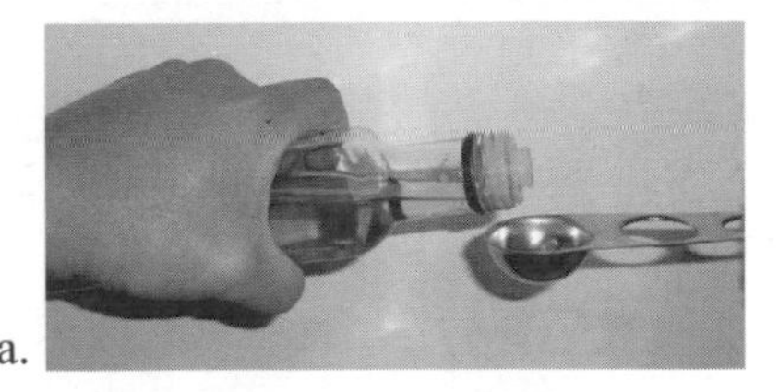

b.
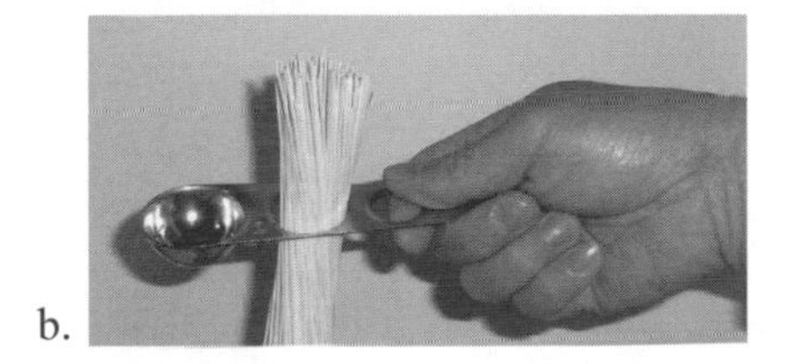

▲圖 13.10　多功能量測湯匙

貳 常見飲食輔具介紹

一、筷子

1. 筷子的操作必須要較好的手部操作能力，故將筷子改為夾式，以減少手部動作操作要求，適合手部靈巧度不足者及須以非慣用手操作筷子之患者，例如：腦中風患者（如圖 13.11）。

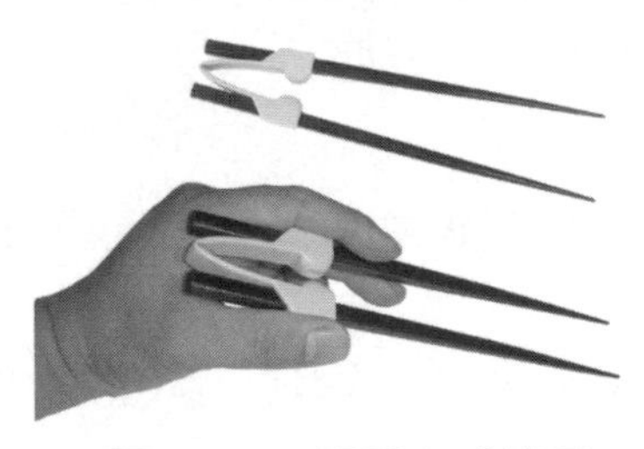

▲圖 13.11　簡易夾式筷子

2. 夾式筷子握把處改良，利用人因工程設計，在握筷時省力及分散手指及指關節壓力，有前端筷芯可替換式及左右手通用（如圖 13.12a），另外還有分左、右手專用型（如圖 13.12b），適合上肢動作控制不佳（如：老年人、帕金森氏症者）或半邊失能者（如：腦中風）等患者使用。

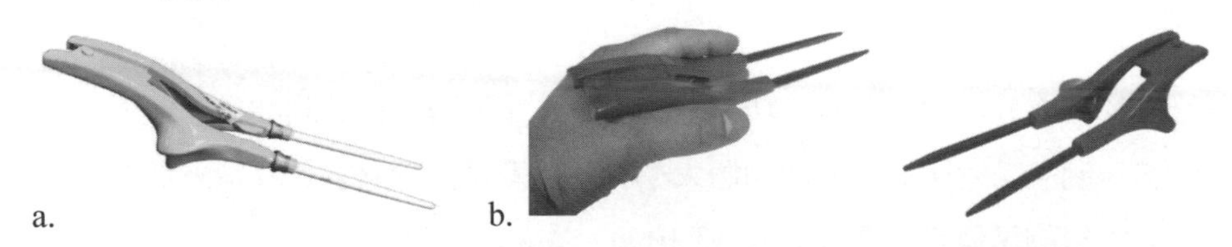

▲圖 13.12　a.左右手通用，前端筷芯可替換　b.分左右手型

二、刀、叉、湯匙

1. 加粗握柄，市面上可單獨購置加粗裝置，套裝在各種餐具的握柄上，以減少手指操作技巧（如圖 13.2a）。

2. 加粗及軟質握把，使其方便取握，弧型的刀身設計在切食食物時，更方便切食（如圖 13.13）。

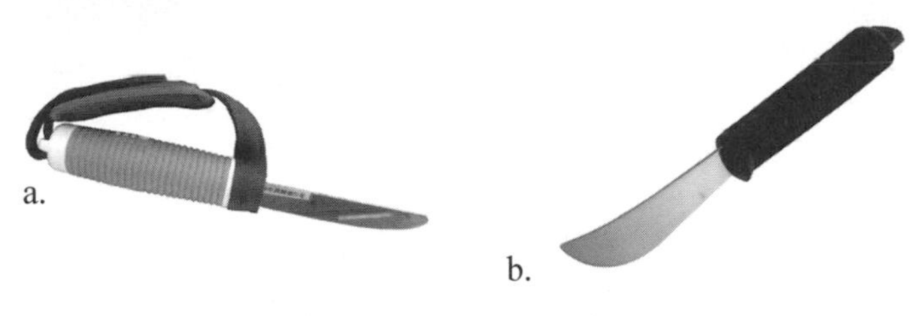

▲圖 13.13 **弧型西餐刀**

3. 自製加粗握把，如圖 13.14 中，上者以低熱塑材質加粗，其優點為可依個別需求塑形等，但費用高、不易清洗及不可用烘碗機烘乾。

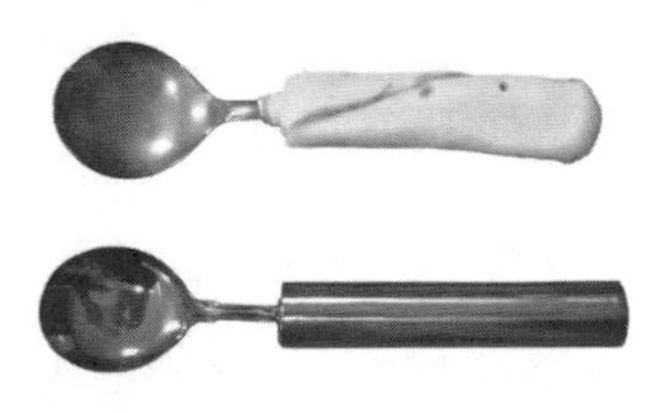

▲圖 13.14 **自製加粗湯匙**

4. 握柄內側的曲線設計及粗握柄，能較易握持住餐具，不易滑落，並且可依需求調整彎曲角度，適合手部肌力及抓握能力不足者（如圖 13.15）。

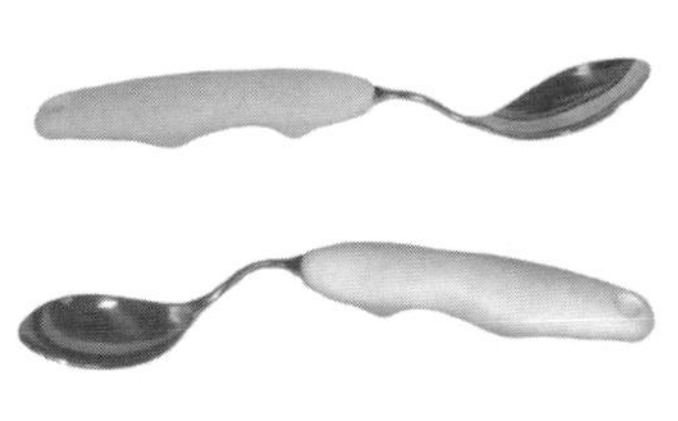

▲圖 13.15 **易握可彎湯匙**

5. 餐具握柄為可熱塑材質的polymer，藉由 70 度以上熱水浸泡 3 至 5 分鐘，便可將握柄彎曲成所需形狀，並可多次熱塑到最適合的形狀，再浸泡 30 度以下冷水 3 至 5 分鐘即可定型（如圖 13.16）。

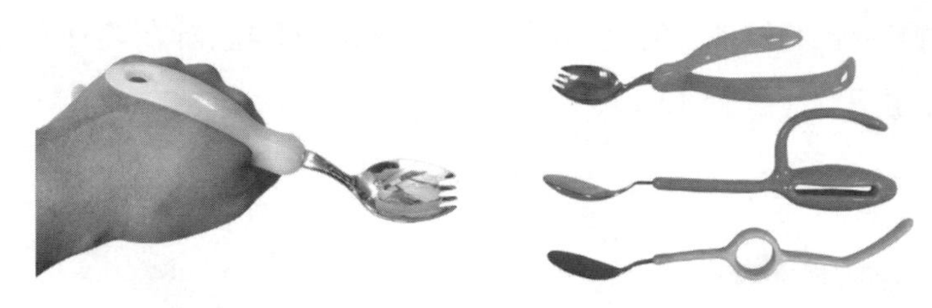

▲圖 13.16　握把可塑型

6. 多種設計功能合一：湯匙面的設計，可當作叉子及筷子，具舀、夾、切、叉、鉗等功能，利用此餐具，不需替換不同餐具，方便使用（如圖 13.17）。

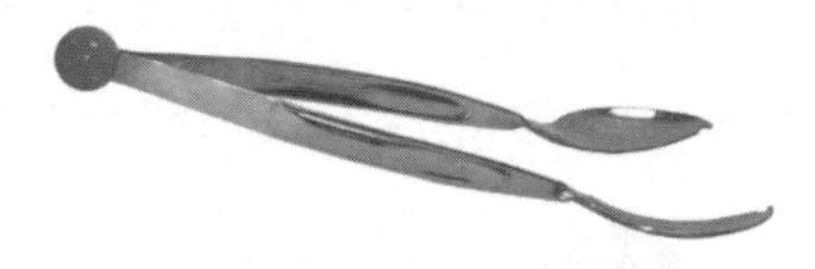

▲圖 13.17　多合一湯匙

7. 超輕設計，握把為中空搭配加粗設計，重量輕巧，並且餐具前端設計較為小巧，適合手部較無力的患者及張口不易者進食（如圖 13.18）。

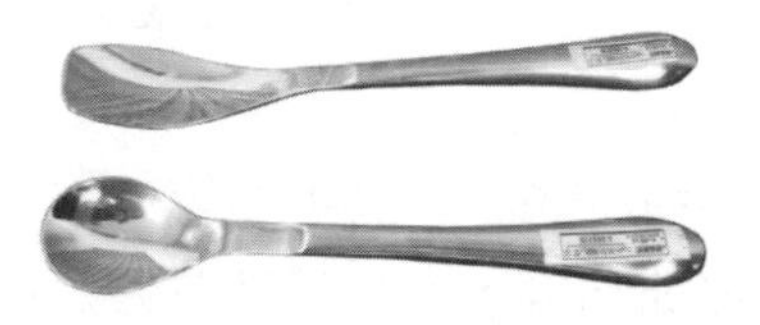

▲圖 13.18　超輕設計湯匙

8. 利用增加重量來減少抖動現象，通常可以調整重量及增加握把固定帶，環繞於手掌，增進餐具穩固，使用時不易掉落，適合手部顫抖的患者（如圖 13.3）。
9. 依照需求調整適合的彎曲弧度，使抬高手臂時，食物即可就口，適合上肢前臂翻轉動作不足、手腕無法靈巧彎曲動作者（如圖 13.19）。

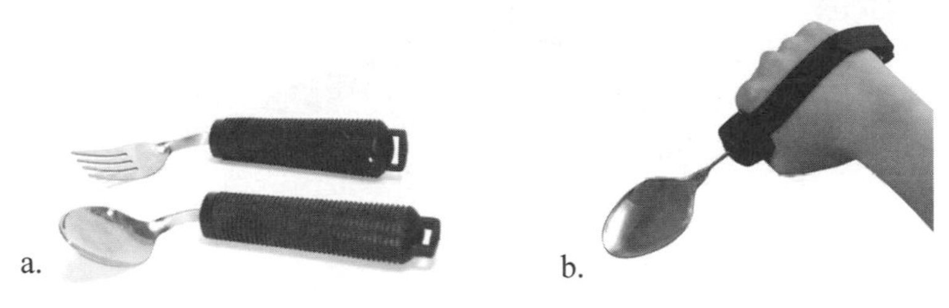

▲圖 13.19 **角度可彎型**

10. 湯匙面可隨時轉動設定，握柄加粗並可加重，可抽換叉子等功能，適合手腕動作受限患者（如圖 13.20）。

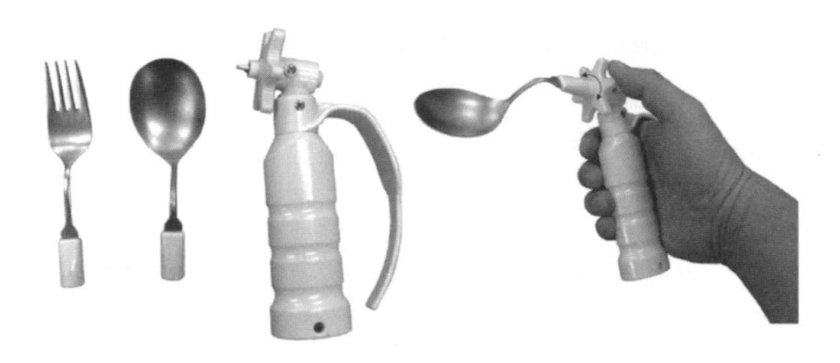

▲圖 13.20 **湯匙面可旋轉調整型**

11. 自動迴旋湯匙，可將食物保持於水平位置，方便進食，適合上肢腕臂動作受限患者（如圖 13.21）。

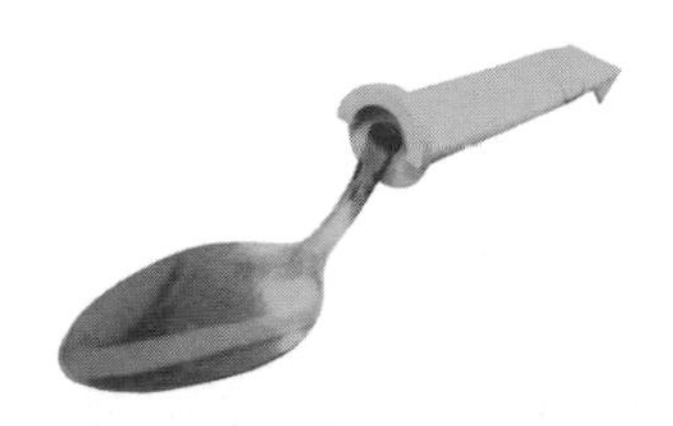

▲圖 13.21 **自動迴旋湯匙**

12. 延長型湯匙，握柄加長延伸，以減少上肢動作的幅度，適合因肩、肘關節活動度受限，手部無法舉高就口完成進食者（如圖 13.22）。

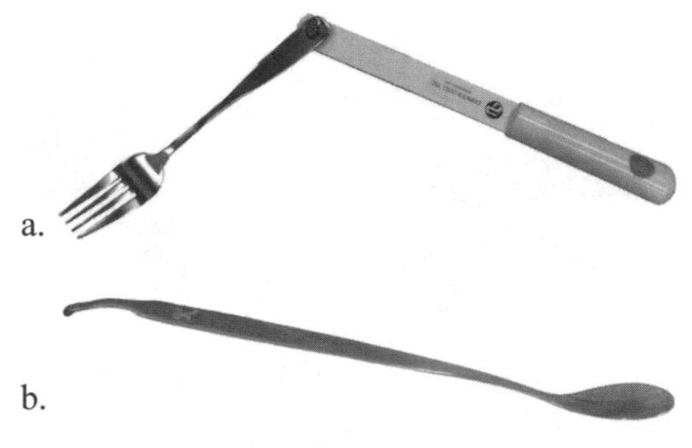

▲圖 13.22　a.延長可彎折　b.長柄餵食湯匙

13. 湯匙面矽膠包覆防止牙齒咬傷，保護牙齒與嘴唇，減少對溫度的敏感性，適合口腔觸覺及溫度覺較為敏感者（如圖 13.23）。

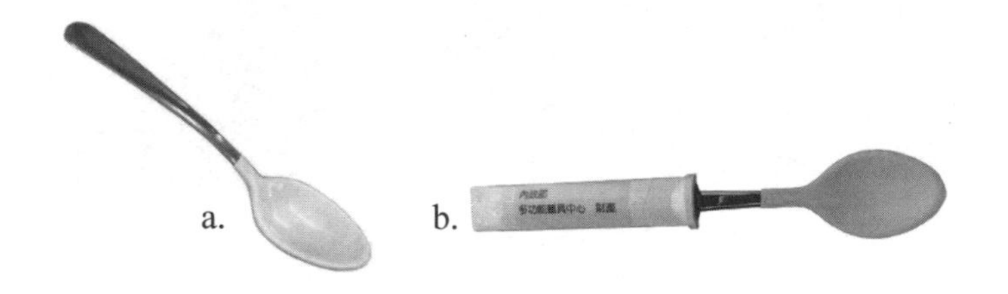

▲圖 13.23　減敏湯匙

14. 防止滑入湯碗設計，湯匙握柄可以掛在湯碗邊，避免滑入湯內（如圖 13.24）。

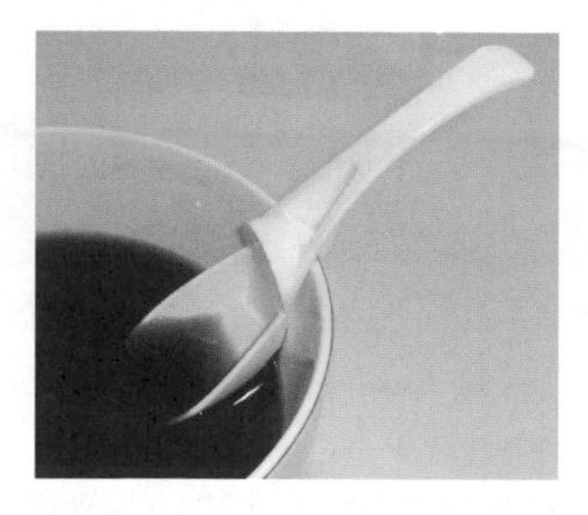

▲圖 13.24　防止滑入湯碗設計

15. 協助餐具抓握裝置，可加粗餐具握把，並且可固定於手上，使用時不易掉落（如圖 13.25）。

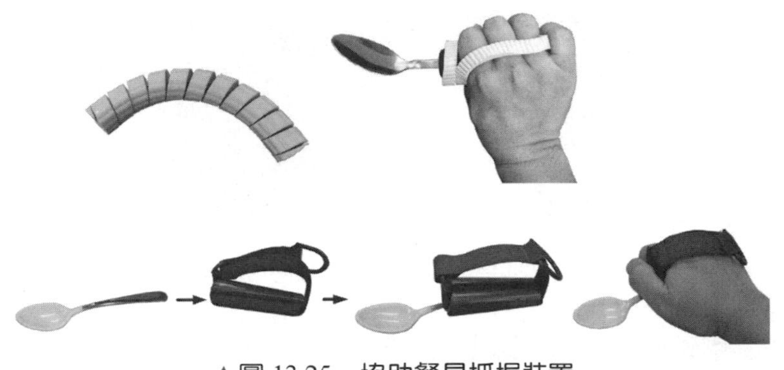

▲圖 13.25　協助餐具抓握裝置

三、各式杯子

1. 雙把手吸嘴式杯蓋水杯，雙握把及杯身透明設計，吸嘴式杯蓋可以控制出水流量，預防使用者嗆到或流質溢出，適合單手握力不足或雙手控制動作及穩定度不佳者（如：腦中風、帕金森氏症等）（如圖 13.26）。
2. 不傾斜重心杯，雙握把且底部加重設計，杯子擺放於不同姿勢，皆可直立起，不易翻倒，具有流量控制的雙孔凸嘴杯蓋，適合容易翻倒的使用者（如圖 13.27）。

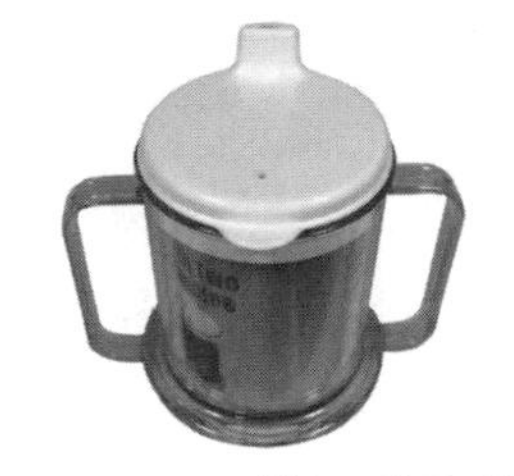

▲圖 13.26　雙把手吸嘴杯

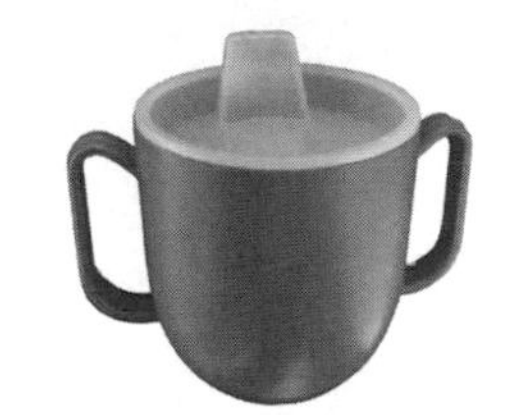

▲圖 13.27　不傾斜重心杯

3. 鼻曲型杯與斜口杯，鼻型剪裁或杯身傾斜式構造，使得飲用飲料時，不需抬頭即可完成，原理簡單，可以自製，適合頸部後仰角度不足、頸部受傷或頸部動作僵硬者，例如：頸部關節炎、脊柱病變患者（圖 13.28）。

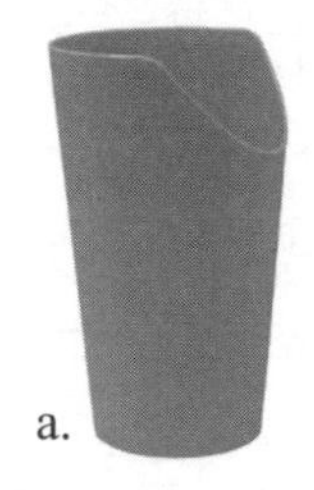
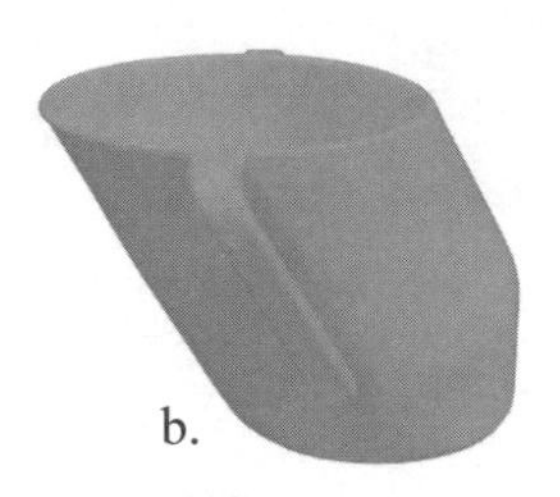

▲圖 13.28　a.鼻曲型杯（切口杯）　b.斜口杯

4. 長嘴式水杯，長嘴式設計讓臥床者斜躺著亦可以喝水或泥狀液體。杯蓋上設計有空氣對流孔，可輕鬆控制液體的流量，兩個不同大小孔的長嘴式杯蓋設計，喝水時使用小孔杯蓋，喝泥狀飲料時可使用大孔杯蓋，附有兩個大把手，以方便取用（如圖 13.29）。

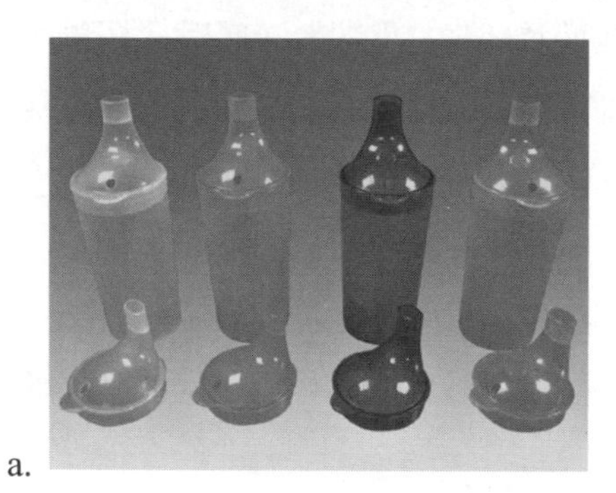
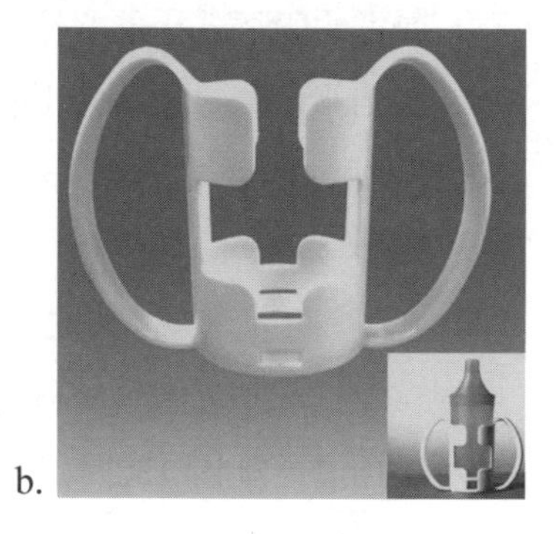

▲圖 13.29　長嘴式水杯

5. 易握長嘴杯，杯身凹槽設計，可以省力抓住凹槽，不必使用較強的抓握力，長嘴流量控制設計，可預防使用者嗆到或流質溢出，適合手部抓握力不足或就口動作不佳的患者（如圖 13.30）。

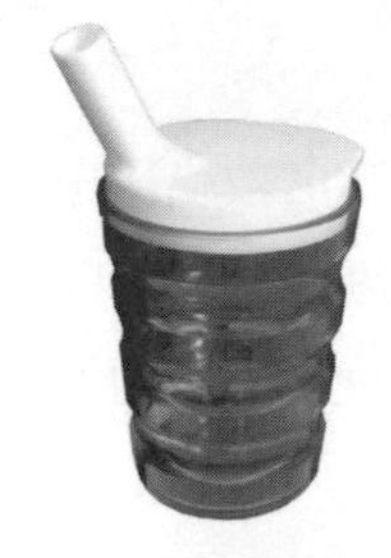

▲圖 13.30　易握長嘴杯

6. 流量控制杯，有水量調整鈕，可以自行或由他人控制液體的流量，適合口腔附近部位術後患者或正在訓練吞嚥功能的患者等（如圖 13.31）。

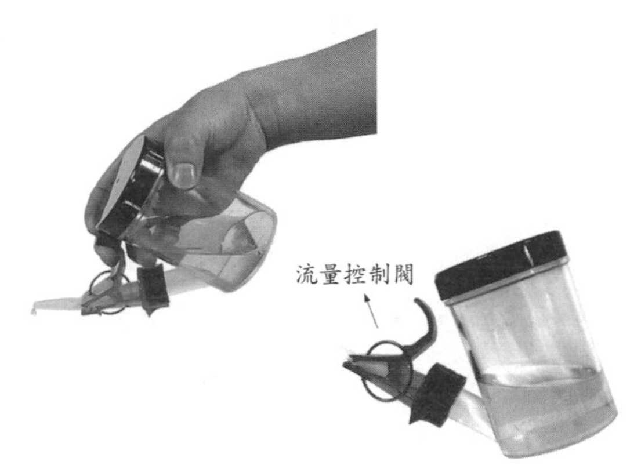

▲圖 13.31 流量控制杯

7. 高腳易握杯，狹窄握把設計方便大拇指和食指握持，直接以虎口握持杯子，適合手指力量不足者或手指關節炎患者等（如圖 13.6a）。
8. 隔熱馬克杯，雙層杯緣設計，中空設計的陶瓷杯身及握把，使水溫不會直接傳遞到杯外，飲用時可以平穩握於手中，避免燙傷，握把部位加粗設計容易抓握，其杯子內部傾斜設計，可使杯內液體容易流出，適合一般老人、頸部後仰角度受限者及手指握力不足者（如圖 13.32）。

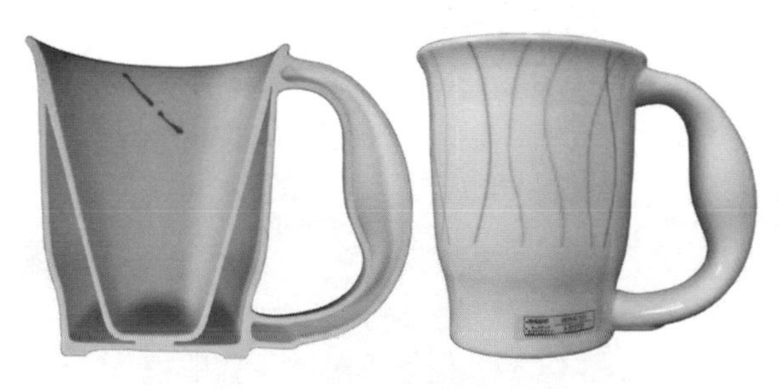

▲圖 13.32 隔熱馬克杯

四、盤（碟）子、碗與下壓邊

1. 弧形碗，碗邊緣弧度設計及加高，可防止食物掉出，其底座附有吸盤，方便固定於平滑桌面，適合單手使用者、手部活動有障礙或協調控制較差者（如圖 13.5b）。
2. 弧形盤，邊緣弧度設計及加高可將食物導引至餐具中，防止食物掉出，其底座附有吸盤，方便固定於平滑桌面，適合單手使用者、手部活動有障礙或協調控制較差者（如圖 13.5a）。
3. 高低盤，一邊高緣，另一邊低緣，用餐時可將食物推靠到高緣，較容易取食食物，底部有止滑功能，適用手部抬起離開碗盤困難者或單手進食者（如圖 13.33）。

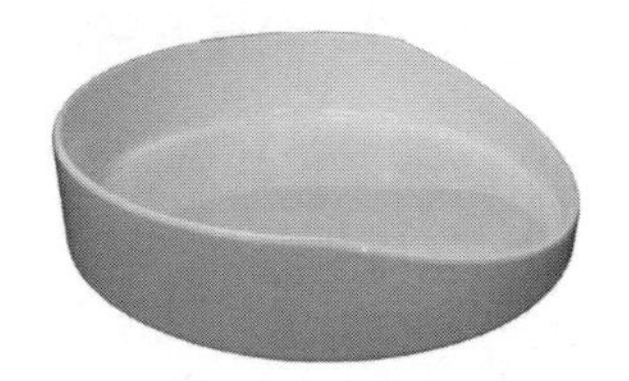

▲圖 13.33　高低盤

4. 盤緣下壓邊、餐盤框（食物護欄），裝設於圓形餐盤上，提供護欄防止食物滑出盤外及方便取食，適合使用單手者、手部活動有障礙或協調控制較差者（如圖 13.34）。

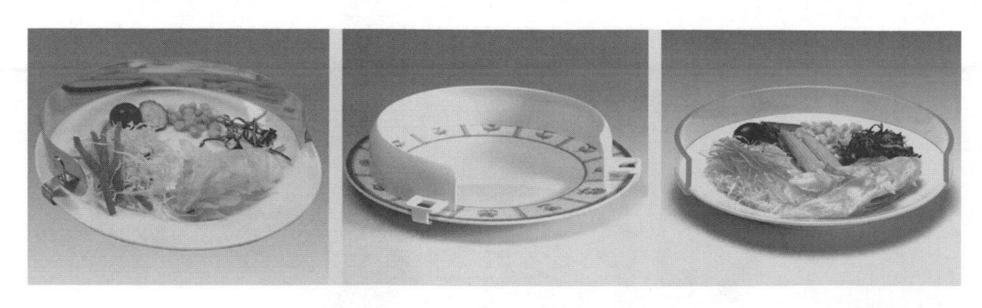

▲圖 13.34　盤緣下壓邊、餐盤框

5. 保溫餐盤，將適量熱水注入餐盤底部，可維持食物溫度，餐盤邊緣弧度設計，防止食物滑出，適合用餐速度緩慢者（如圖 13.35）。

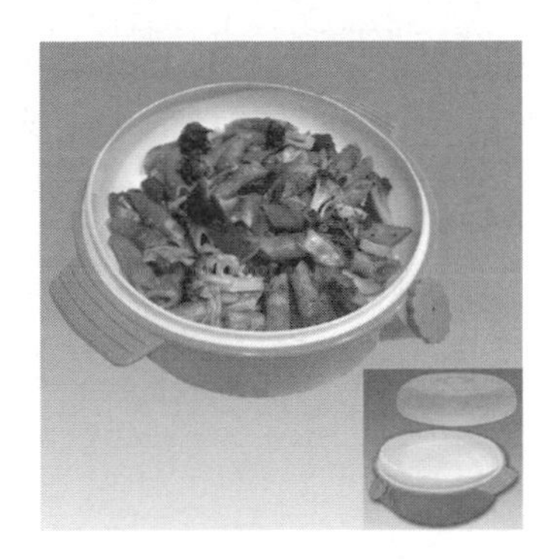

▲圖 13.35　保溫餐盤

6. 固定碗器，可固定碗，使之不易滑動（如圖 13.36）。

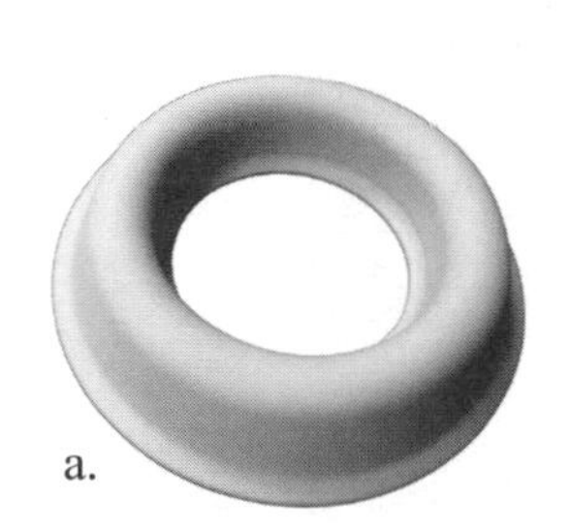

a.

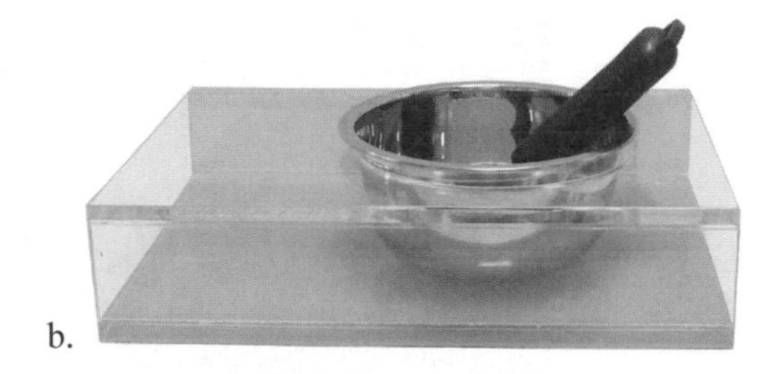

b.

▲圖 13.36　固定碗器

五、餵食器

1. 流質食物餵食杯，食泥裝在杯內，杯蓋上方為餵食控制裝置，手指插入控制器內，擠壓杯內壓力即可餵食，亦可以擠壓前端的矽質軟管微量餵食，並且可以自行操作，餵食速度也可以控制（如圖 13.37）。

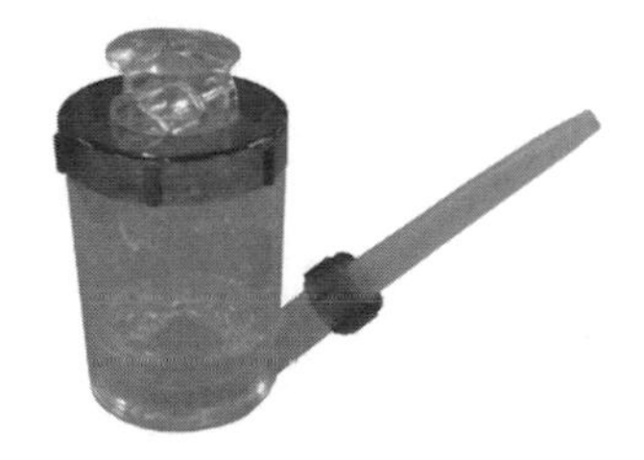

▲圖 13.37　流質食物餵食杯

2. 手動式餵食機，上肢協調控制不良，常因顫抖或抽動問題導致常溢出食物，無法有效進食者，可嘗試評估手動式餵食機的適用性（如圖 13.7a）。
3. 電動式餵食機，不需手臂控制，輕微用頭部動作控制開關，以及可啟動推送器將湯匙盛滿，並送到嘴前進食，適合肢體動作無法使用餐具，而認知清楚及頭部動作正常，且自我進食動機強烈者為佳（如圖 13.38）。

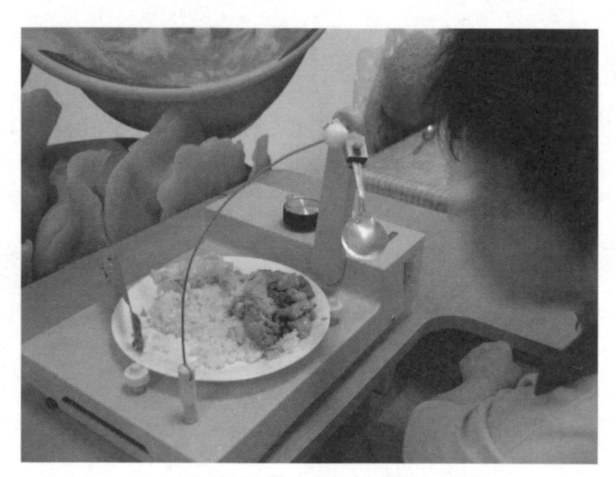

▲圖 13.38　電動式餵食機

六、其他

1. 紅色餐具，其設計是利用對比明顯的顏色（特別是紅色），協助患者辨識食物位置及促進食慾，適合顏色辨別度不足患者，例如：阿茲海默氏症患者（如圖 13.1）。
2. 搖動式水壺架，上肢無力者，無法將水壺抬起倒水，可以利用這種設計方式將水壺放置於架上後固定，即可以輕易倒水於杯中，甚至不易倒出杯外；也有利用這種原理放大製作水桶架，到加水站買回 20 公升的水放置在水桶架上，即可輕易及安全的倒出水（如圖 13.39）。

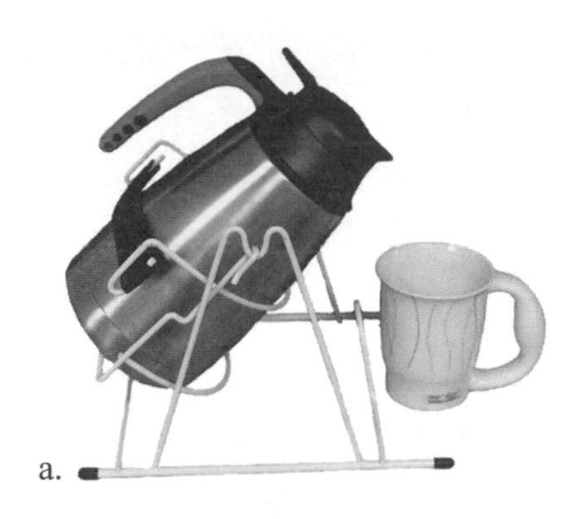
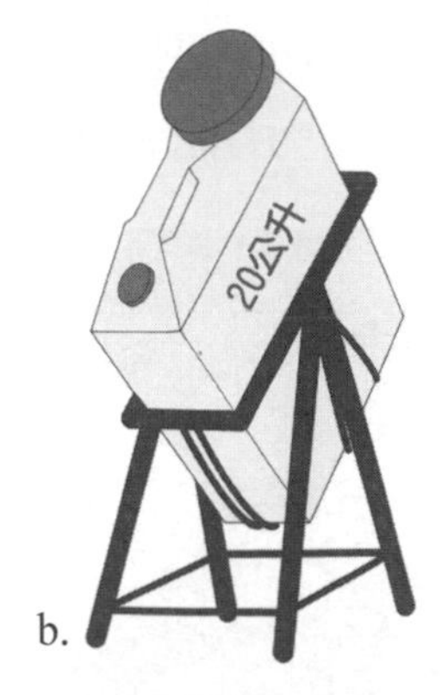

▲圖 13.39 a.搖動式水壺架 b.旋轉式置水架

3. 止滑托盤，餐盤表面為人造樹脂，具有止滑功能，避免端盤移位時，弄翻餐盤上的食物，最大傾斜度為 30 度（如圖 13.40）。
4. 環型或帽型開罐器，矽膠或塑膠材質，利用它增加摩擦力，讓使用者在利用輔具旋開瓶蓋時可以較為省力（如圖 13.41）。

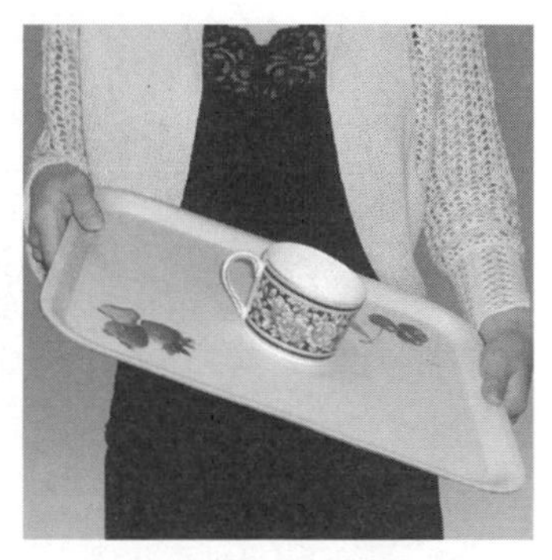

▲圖 13.40 止滑托盤

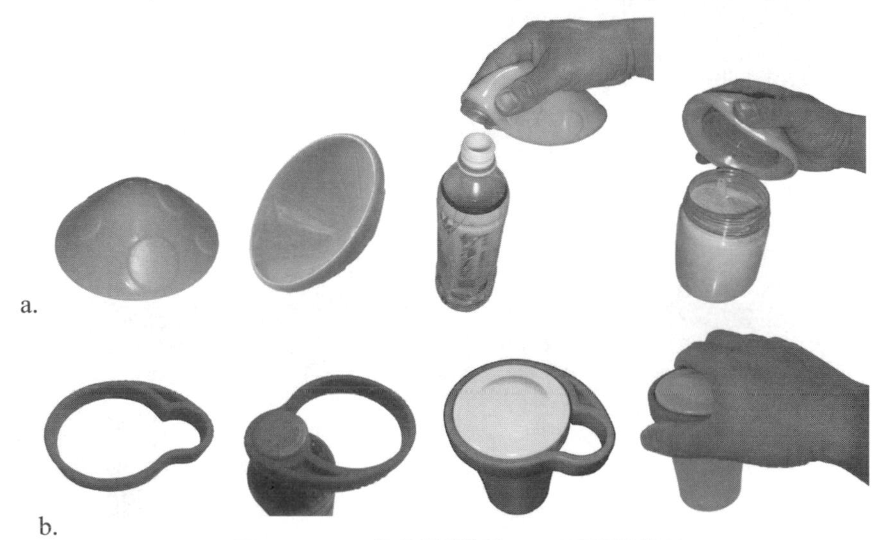

▲圖 13.41 a.帽型開罐器 b.環型開罐器

5. 簡易多功能開瓶（罐）器，增加摩擦力協助開瓶、增加開瓶的力臂以致可省力打開瓶蓋等（如圖 13.42）。

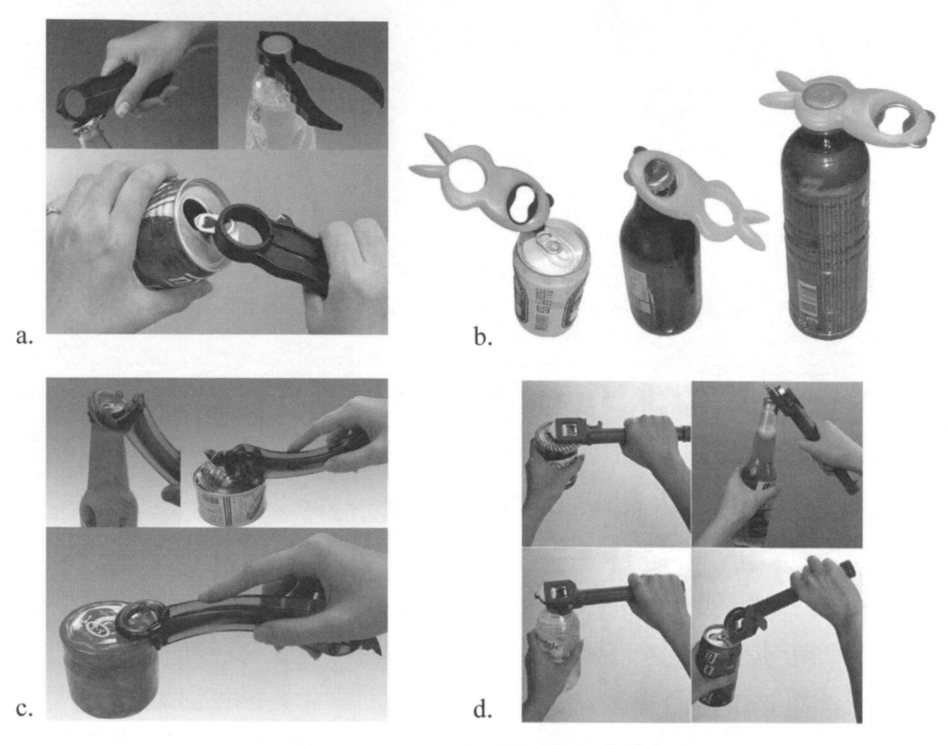

▲圖 13.42　簡易多功能開瓶（罐）器

6. 桌上型開瓶（罐）器，開罐器置於桌緣固定，將欲打開的罐頭或瓶子放置在 V 型處，可利用身體頂住中間滑桿，單手打開罐子（如圖 13.43）。

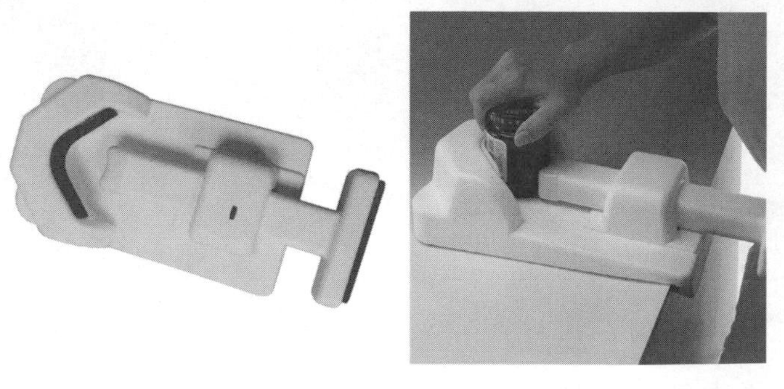

▲圖 13.43　桌上型開瓶（罐）器

7. V 型開罐器，開罐器呈 V 字開口，從小瓶蓋到大瓶蓋都適用。內側緣有止滑條，利用增加摩擦力原理，讓使用者在利用輔具旋開瓶蓋時可以較為省力（如圖 13.44）。

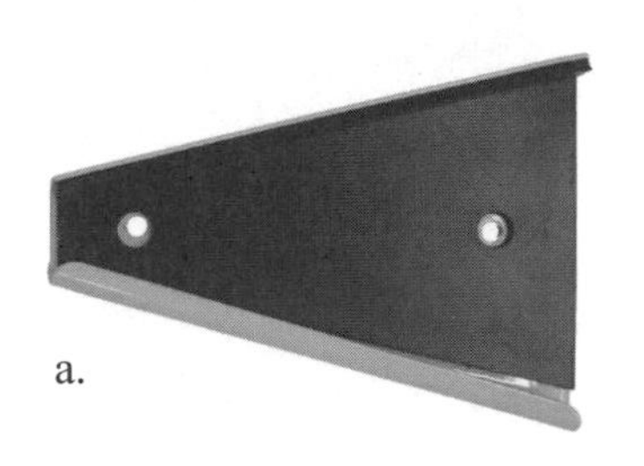
a.

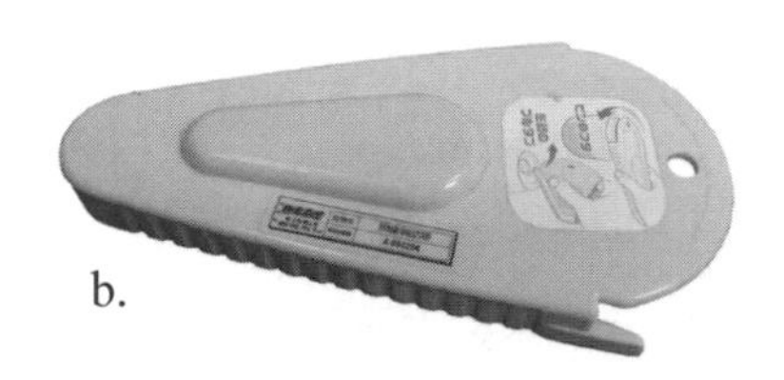
b.

▲圖 13.44　V 型開罐器

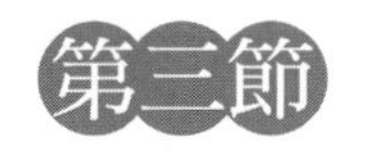

第三節　結語

飲食活動是每天必需的活動，當它發生困難時，就會帶來一連串的問題，因此，當發現有問題時，必須盡快解決。解決之前必須先瞭解現在的生理變化、疾病為何？目前的功能程度為何？希望使用何種飲食方式？這樣可以更快尋找到所需要的輔具，記得挑選時要注意輔具的安全性、易清洗、經濟性、美觀性及使用者意願。

另外，除了以上的飲食輔具介紹外，國內民眾可多加善用衛生福利部社會及家庭署多功能輔具資源整合推廣中心所設置並管理的「輔具資源入口網」（http://repat.sfaa.gov.tw）進行輔具產品資訊查詢，也可參考國際上幾個著名的輔具產品查詢網站，包含：歐盟的 EASTIN（http://www.eastin.eu）、美國的 AbleData（http://www.abledata.com）、英國的 DLF（http://www.dlf.org.uk）等，只要在家上網就可以查詢到相當豐富的輔具產品資訊與相關資源。

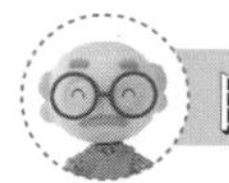

自我評量

1. 針對常見的老人疾病，例如：中風、帕金森氏症、退化性關節炎、失智症等，飲食活動會出現哪些問題？

2. 承上題，要如何選擇適合的輔具及須注意哪些狀況？

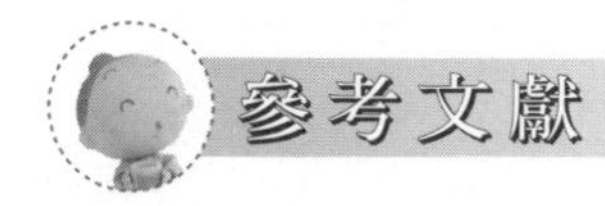

參考文獻

• 中文部分

內政部多功能輔具資源整合推廣中心（2011）。**居家輔具系列：飽餐一頓不麻煩——吃喝用輔具**。2011 年 3 月 9 日，取自 http://repat.moi.gov.tw/

行政院衛生署（2008）。**老人營養餐食手冊**。2011 年 3 月 9 日，取自 http://www.doh.gov.tw/

林正儀（2008）。**年邁父母長期照護**。台北：華成。

張哲朗（2005）。**日本高齡食品的發展現況**。2011 年 3 月 9 日，取自 http://www.gmp.org.tw/

• 英文部分

Dunne, T. E., Neargarder, S. A., Cipolloni, P. B., & Cronin-Golomb, A. (2004). Visual contrast enhances food and liquid intake in advanced Alzheimer's disease. *Clinical Nutrition*, *23*(4), 533-538.

本章圖片來源

- 長陽國際有限公司：圖 13.1、13.9、13.13b、13.19、13.29、13.34、13.35、13.40、13.42acd、13.43。
- 中山醫學大學附設醫院輔具中心：圖 13.2a、13.4a、13.20、13.22a、13.23a、13.37。
- 內政部多功能輔具資源整合推廣中心：圖 13.3、13.7a、13.12a、13.13a、13.18、13.23b、13.27、13.32、13.36a、13.39a、13.44b。
- 財團法人彰化縣私立基督教喜樂保育院附設彰化縣輔具資源服務中心：本章其他輔具圖片。

Chapter 14

住家與其他場所之家具與改裝組件：病床、爬梯機等

✲葉采青

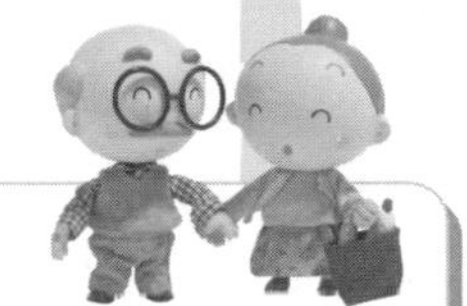

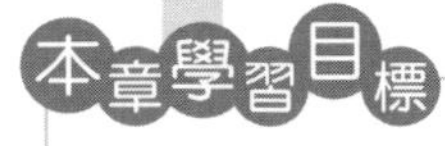

1. 瞭解床的各項細節，可提供哪些功能並選用合適的床。
2. 瞭解與選用老人住家環境中，樓層或階梯常用的家具與改造組件。

老人隨著年紀增加、從工作環境退休，主要活動範圍除了住家，其他與老人的相關場所，如學校、工作場所，老人可能較少接觸，故本章主要探討住家場所之家具與改造組件。

老人最怕跌倒，看似安全的住家，卻是老人最常跌倒之處。最新研究指出，約九成居住在家的老人，家中都有環境上的障礙，且平均每家有三處障礙，其中又以存在於浴廁的障礙最普遍，且與跌倒有關（Leclerc et al., 2010）。在北台灣也有研究顯示，高達六成左右居住在家的老人，家中也有環境上的障礙，其中也以浴廁為最多（Huang, 2005）。另有相關研究指出，居住在家的老人，在客廳、臥室跌倒的比率也很高，除了居家環境障礙外，還有其他相關因子也跟跌倒有關（Gill, Williams, & Tinetti, 2000）。由本書第一章的內容，可以瞭解老人的身心功能有哪些變化，因應這些變化，老人常

活動的住家環境有許多地方需要注意與調整，在本書第七章有深入探討。當老人處在安全的空間中，才有可能盡情的享受生活（Fielo & Warren, 2001）。而在適當的環境與家具選用下，運用現今的科技或特別針對老人設計的家具，還可以維持或促進老人的活動度，讓生理機能不致快速退化，進一步提升老人的自主性與尊嚴（Nelson et al., 2004）。由此可知合適的環境與輔具的應用，特別是針對銀髮族生理變化特性而考量設計的家具，對於老人的安全性、活動性、自主性均有相當大的影響。目前住宅有一個整合的趨勢，就是結合環境控制、跌倒警報系統或迷走警報系統的智慧型住宅，配合其他相關協助系統，如保全人員、警消系統、家人的通訊設備告知系統等，讓認知正常的老人，也能方便且安全的住在家中，操作家中相關家電器具；或讓罹患失智症的老人，減少跌倒或走失造成的老人生理耗損、家人的身心負擔，讓家人能放心外出工作或購物或從事其他必需活動。而老人常活動的居家相關單位主要是客廳與臥室，本章將針對這些居家物理環境、各相關單位常用的家具或改造組件做探討。

第一節 臥室常用之家具與改造組件

臥室這個單位，最重要的當然就是床。床提供給老人怎樣的功能呢？是睡覺、吃飯、休閒、運動、沐浴、如廁、協助起身或促進活動？還是有可能包含其中若干種功能？相信不同依賴程度的老人，床鋪提供給他們的功能相對的就不同，也因此會延伸出選擇不同功能的床與相關的改造組件。

壹 床的操作方式

分為手動與電動操作。手動操作主要讓照顧者調整，目前的設計，使用者多數無法使用手動操作。而電動操作可以讓使用者與照顧者都能操作，一方面減少操作花費的力氣與時間，最重要的是，部分需自己操控電動床的族群可自行使用來提升日常生活功能，如老人、脊髓損傷者、骨折、腰痛、開刀剮復原者，因此電動操作的應用層面比手動操作廣。電動床目前市面上可從醫療器材行的通路、網路購物、家具精品店找到，而後兩者的電動床通路多數產品訴求舒適、享受、機能等功能，單價普遍較高。

貳 床架設計

一般分為三折與四折床架。三折床架為床頭板、大腿板、小腿板。四折床架為床頭板、臀板、大腿板、小腿板。四折床架用在有連動功能時，擠壓感會較少，相對剪力也較少。部分訴求舒適、享受、機能等功能的電動床床架為四折或五折，五折床架主要是頭頸板、軀幹板、臀板、大腿板與小腿板。有翻身設計的床架，床架區分會依照功能不同而有不同的設計。

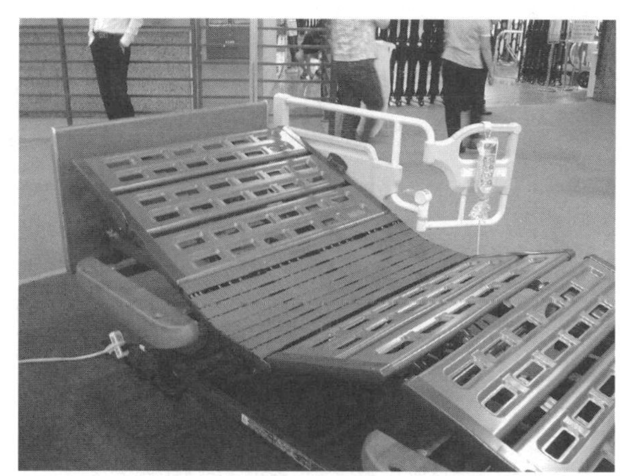

▲圖 14.1　KYMA LINE 床架

新設計的 KYMA LINE 床架（圖 14.1），在腰臀間為多條細板，可隨軀體的曲度彎曲，使骨盆能置於正確姿勢，安定身體不下滑，大幅減少剪力的發生及肉體擠壓情形。不僅可斜躺輪椅強調低剪力的結構設計，電動床也開始強調低剪力的結構設計，讓使用者用起來更舒適。

當使用的床架為兩折或三折床以上，且沒有使用上述減壓結構的床架設計，若使用者的身材與折床的床板尺寸不同，在操作使用上須注意調整時因床板與人的擠壓造成的剪力，此剪力也是造成腰背部褥瘡的原因之一。臀部位置盡量靠近床頭板折起處，若膝蓋彎曲處與小腿板位置不一，則須使用擺位相關擺位枕，讓膝蓋先彎曲，再將床頭板搖起，搖起至約 45 度時，再將膝蓋擺位枕抽離，接著繼續搖高床板。此策略對於背部肌肉軟組織不足、骨頭突出明顯、有點彎腰駝背者，更要注意此操作方式。

床架材質有金屬、木頭及竹片等。也有可收折的單馬達電動床之床架設計，方便收納，但此種設計較適合認知狀況良好且身體功能些微退化的老人。某些居家護理床，其床頭板片與床尾板片可拿起，方便搬運、急救或照護。

綜觀台灣常用的電動床，床頭板可升起角度從 70 至 90 度皆有，升起愈高，同時也愈要考量頭部位置，是否會造成照顧者不便，是否需搭配床面升降功能等。膝蓋或小腿板可升起高度介於 10 至 15 公分之間。

參 電動床馬達數

醫療級的電動床或居家護理床，通常有單馬達、雙馬達、三馬達。單馬達可控制的功能主要為床頭片角度可升起，或床尾片與床頭片同步折起。雙馬達為床尾片與床頭片獨立操作，但也有一些電動床有床尾片與床頭片連動升起的功能。三馬達主要是床頭片、床尾片與床面高度可獨立操作，有些三馬達電動床一樣有床尾片與床頭片連動升起的功能。

而訴求舒適、享受、機能等功能的電動床，多數為雙馬達或四馬達。四馬達往往會配合五片床板之床架設計來使用。

肆 床面高度選擇參考

一、促進起身床面高度

以目前的觀念，要避免臥床太久，因此怎樣的床鋪設計，會提升老人的活動功能或減少臥床時間？首先要考量的就是床頭調整高度及床面高度。若以至少使用一項協助日常活動行動輔具在家居住的老人為受測者，在床頭搖高角度（head of bed, HOB）分別為 0 度、30 度、45 度的角度下，從仰躺到坐於床緣至坐挺正、HOB 0 度情況下由躺到側躺再坐起、HOB 0 度情況下由仰躺到站的這些活動，發現幾乎所有老人可以在使用雙手的情況下，完成 HOB 30 度、45 度的角度下從仰躺到坐於床緣至坐挺正這兩項活動；甚至於有一成的老人，即使在最簡單的 45 度 HOB 下，一定得要用雙手才能完成此活動。當 HOB 角度愈小，坐起成功率愈低、坐起起耗費時間愈長且使用手來協助的機會也愈高（Alexander et al., 2000）。因此若要讓無法獨自從床上起身的老人方便坐起、下床，建議先將床頭搖高後，再讓老人使用雙手協助或照顧者協助坐起至床緣。同時呼應以上的研究，床面的高度也要至少等於 100% 的從地板到膝蓋高度（floor to knee, FK），以協助老人起身。以台灣營養健康狀況變遷調查（Nutrition And Health Survey in Taiwan）中的資料（行政院衛生署國家衛生研究院，2010），以及勞工安全衛生研究所中的人體計測資料庫（行政院勞工委員會，2010b）中的相關數據可得知，若以 100% FK 為例，台灣男性大約需要床面高度為 40.52 公分、台灣女性大約需要床面高度為 36.63 公分；若以 140% FK 為例，台灣男性大約需要床面高度為 56.73 公分、台灣女性大約需要床面高度為 50.82 公分。但別忘了，床上面往往還會放個 10 公分至 20 公分左右的床墊，故真正床面的高度應由前文所提的高度向下扣 10 至 20 公分。目前台灣電動床可找到床面最低的高度為 25 公分，即使使用 20 公分的床墊之後，整個床面的高度也可讓老人坐於床緣時，雙足輕鬆地放在地上，達到較佳的坐姿平衡高度，也適合起身的高度。這些數據可以當作幫家中老人選擇床面的參考依據。

二、方便照顧的床面高度

身體重心位置正面觀，大約位於肚臍高度，將被照顧者置於此高度，對於照顧者是較省力且較不會產生腰痠背痛的高度。從勞工安全衛生研究所的人體計測資料庫（行政院勞工委員會，2010a）中可得知，台灣男性從地板到肚臍高為 99.02 公分、女性為 91.03 公分高。加上床墊高度 10 至 20 公分，床架高度大約落在 80±10 公分。

伍 翻身床或傾斜床

對於常需要他人協助翻身的使用者，如植物人、中風癱瘓無力自行翻身、漸凍人、肌肉萎縮症患者及一部分罕見疾病患者，以及協助照顧這些個案的照顧者，若研發具有翻身功能的輔具，對他們而言是一大福音。目前具協助翻身功能的輔具有翻身氣墊床與電動翻身床。日本製之電動翻身床，除了包含三馬達電動床具備的功能之外，床架左右也細分成三片，包含床墊使用後可達到45度的傾斜角度，同時有包覆設計，讓躺在床上的使用者是被安穩的傾斜，不至於有被甩落感，且翻轉過程當中不夾床單、不夾被單。搭配的床墊也跟著床架設計，該床墊的材質也有減壓功能，因此使用上非常舒適。

台灣的翻身床，多數為廠商自行研發，床架的結構設計為床架整體傾斜、三片床架折疊傾斜。目前可見之翻身床，其床架傾斜之角度，有15、30、40或45度不等，有的床還含頭枕區塊可調整角度。而翻身床主要功能是讓身體不同面來分擔承受的壓力，降低久臥的感覺不適、降低身體某些部位的局部壓力。當床板傾斜時，如何使躺在上面的人不滑落，都有各自不同的策略，如綁帶、擺位枕等，但少見床架本身有包覆設計。至於翻轉過程當中不夾床單、不夾被單等相關設計並未明確彰顯。但使用翻身床時，其床墊僅能使用該床所搭配的泡棉床墊。目前台灣多數的翻身床屬於研發階段，因單價高且使用單位少，故成效如何還有待時間驗證。

傾斜床有左右傾斜或上下傾斜。左右傾斜大約5度左右。而上下傾斜的傾斜床，可作為姿位引流排痰用，但國內並不多見。

陸 與床搭配使用的相關家具與改造組件

一、床欄

若有跌倒之虞，就必須使用有床欄之床。床欄分全覆欄式、雙側式與雙開式。端看使用者喜好來選用。若比較躁動且需他人照顧的老人，在以安全為考量的前提下，使用雙開式床欄來進行餵食或尿布更換等床上活動較安全。

二、電動床控制器

按鍵大小、圖示文字字體大小、液晶顯示面板、色彩區分等這些因素可納入選用考量。

三、起身把手

除了床面高度以及床頭搖高角度可以促進老人起身，還有另一個要素就是手的扶持協助，因此也可以考慮在床緣使用協助起身把手，可另外於靠牆側安裝活動式扶手，或於床緣安裝協助起身把手（圖 14.2）。有款活動式多功能扶手裝置（圖 14.3），可安裝於床緣，手部把手可展開至 150 度，且為有段式調整，具有安全鎖固定在需要使用的角度，可協助起身、站立與輪椅之間的轉位，這產品的缺點，是垂直嵌入，且建議安裝在木頭材質上，無法隨意安裝在任何一張床。

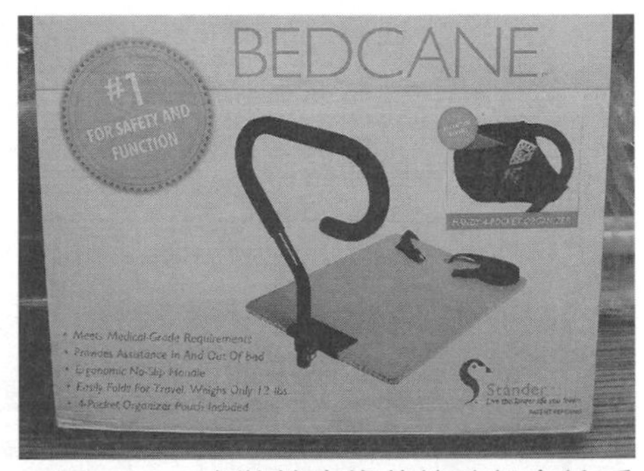

▲圖 14.2　安裝於床緣的協助起身扶手

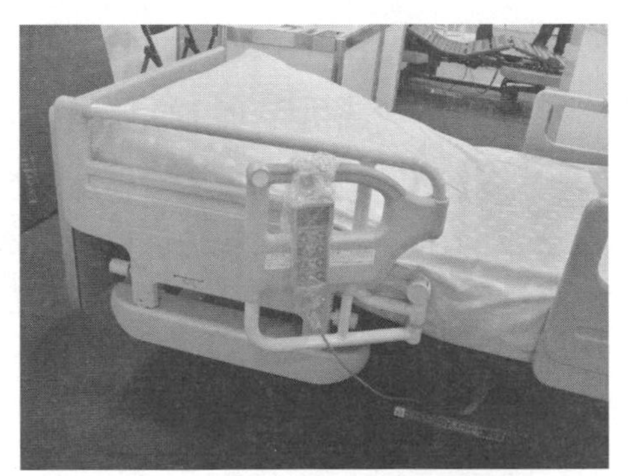

▲圖 14.3　多功能扶手裝置

使用這些促進起身的床與相關改造組件，除了可以促進起身、增加活動、減少跌倒之外，也可減少腰部受傷的機會。相對的在床上執行相關休閒活動也更顯容易與舒適，如看電視、看書報、進食等。

四、床腳

分無輪立地式與有輪附煞車式。通常無輪立地式的床，床面較低，是否需使用床面增高器，則看主要使用需求狀況，如協助起身、照顧或轉位而決定。許多無輪立地式的設計是方便躺於床上的使用者自行起身，日本甚至有設計可直接放於榻榻米上的床腳。

五、離床感知器

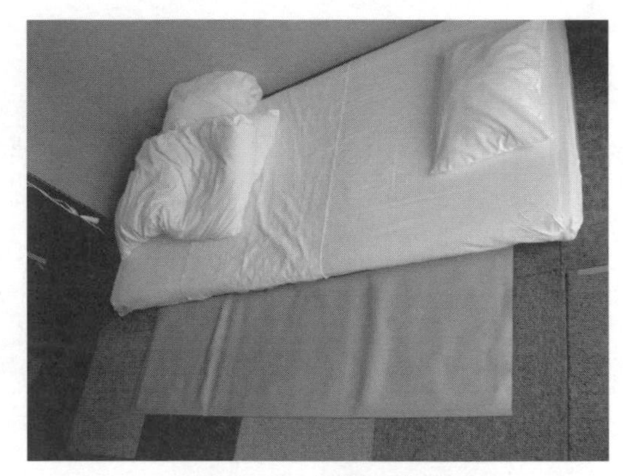
▲圖 14.4　離床感知器

對於有失智情形的老人，他們的照顧者往往需要得知是否老人離開床面，以便做後續對策處理。離床感知器（圖 14.4）通常為一個平面式的壓力感受器，當偵測到有壓力增加時，便發出訊號通知。有的產品還結合呼叫系統，讓照顧者更能即時瞭解老人的狀況與需求，盡快提供協助。此離床感知器，以放在床上、床邊地上，可作為即時瞭解離床訊息或者呼叫照顧者。若放在房間門口，可以得知被照顧的老人離房；若於夜晚放於陽台窗邊或者門旁，還可當竊盜侵入警告器。而離床感知器若是可以放在床上使用，往往也有防尿濕設計。不同產品有些許不同規格，選用者可視需求做不同選擇或者安裝不同位置。

六、桌子

可分為放在床上使用的桌子（圖 14.5）或放在床旁使用的桌子（床旁桌）。這兩種桌子皆是讓老人坐、半躺在床尚可使用的桌子，只是放置位置不同。放在床旁使用的桌子，往往只有在桌子的單邊有支撐桿，故須注意負重程度，且此種形式桌子適用在床下有空間可讓床旁桌的桌腳深入使用，往往附有輪子方便移動。而在床上使用桌子部分還有傾斜角度，適合閱讀書報、紙筆操作，當傾斜桌面放平時，就可當一般桌子用。

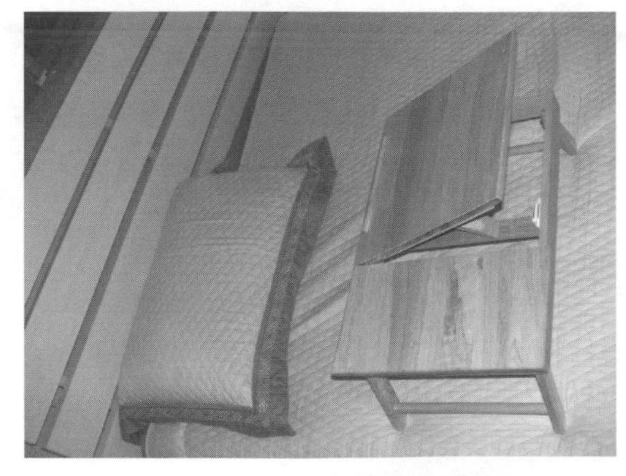
▲圖 14.5　床上使用的桌子

第二節 樓層或階梯常用之家具與改造組件

只要是難以上下樓梯、乘坐輪椅無法上下樓梯者，一遇到階梯，往往就造成使用上的障礙。而台灣地小人稠，往往都住在非避難層出入口，特別是住在透天厝，房間往往在二樓以上，若遇到上下樓梯困難或無法上下樓梯，多數情形就得將臥室設置在避難層出入口的樓層，但若許多因素無法將臥室更改位置，則常造成生活上的拘禁，老人或行動不便者通常只會待在臥室的那個樓層，變得很少外出，造成社交生活減少，可能進一步影響心理狀態。而且以風水及習俗考量，神明廳通常置於透天厝頂樓，家中老人每天往返神明廳總是有些許力不從心。若有這些情形，有以下這些改造組件可以考慮選擇：斜坡道、爬梯機、壁掛式軌道椅與電動升降平台，以下段落為參考各家公司型錄（頂尖無障礙科技股份有限公司、弘采介護有限公司、成昇實業股份有限公司、禮享家有限公司、崇友電梯、羅布森環境工程股份有限公司與遠德科技有限公司）與文章（黃啟修，2010），分別介紹相關改造組件。而斜坡道在階梯或樓梯的一般住宅室內環境，往往因空間不足，無法設置或設置在階梯之活動式斜坡板，其安全性與使用便利性仍有許多爭議，故本章未納入討論。

壹 爬梯機

以形式而言，分為座椅式、輪椅吊掛式、平台式（圖 14.6）。座椅形式主要適合尚可使用枴杖或助行器來協助行走、可獨自行走但上下樓梯不方便者，或搬運過程中不會使用輪椅或電動輪椅者，直接乘坐於座椅上被搬運。還有一種屬於

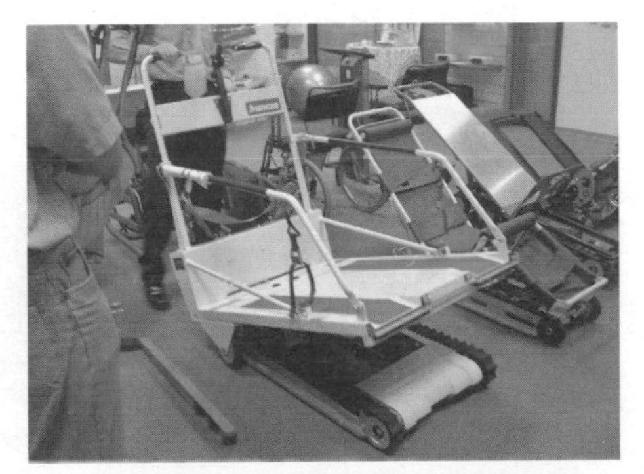

▲圖 14.6 平台式爬梯機

緊急逃生的座椅式滑降機（圖 14.7），僅適合做由上面樓層往下緊急移動用。而輪椅吊掛式適用於使用輪椅族群，又可再細分為使用爬梯機上的輪椅、後輪夾塊式（圖 14.8）、後輪拖盤式（圖 14.9）。若使用後輪夾塊式，使用者的輪椅必須有後輪快拆功能，使用時將輪椅後輪拆除，安裝爬梯機的後輪夾塊。後輪拖盤式可讓使用手動輪椅、電動輪椅者使用。輪椅吊掛式的爬梯機，一般使用特製輪椅款式者，建議樓梯寬度達 120 公分以上，樓梯轉折平台也建議至少 120×120 公分；若適用一般輪椅，樓梯寬度約 100 公分以上，樓梯轉折平台也建議至少 100×100 公分以上。若使用輪椅吊掛式之爬梯機，均建議使用背靠桿不可下折的輪椅骨架，以維護使用的安全性。平台式的爬梯機，可讓手動輪椅、電動輪椅使用，因平台大小及安全考量，不適合電動代步車使用，且建議樓梯寬度至少 200 公分，樓梯轉折平台也需 200×200 公分。後輪夾塊式與平台式在使用時，也需同時使用背靠桿夾塊，輔助輪椅固定。一般而言爬梯機在上下樓梯時，下樓梯耗用的電力較少，相對的速度較上樓梯快。2009 年日本介護保險也將爬梯機的使用納入範圍中，可得而知在老人使用族群，有其使用的必需性、方便性與安全性。

爬梯機驅動的形式，分為履帶式（圖 14.10）、滾輪式（圖 14.11）與推桿式。因滾輪式或推桿式的滾輪直徑或推桿高度，使用階梯的高度上限約 20 至 23 公分，且負重有上限，但樓梯坡度與階梯深度沒有限制；又行進方式為

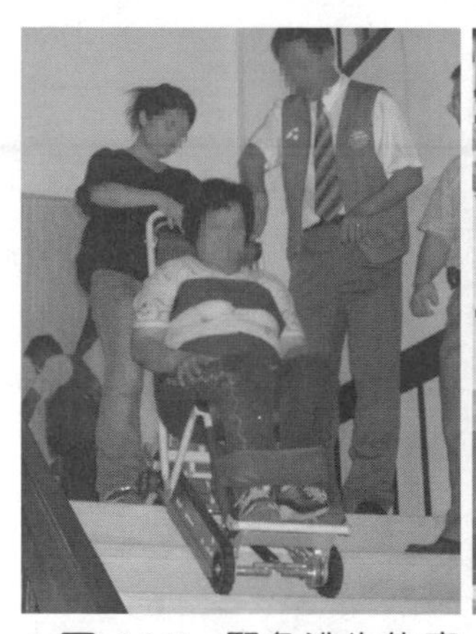

▲圖 14.7　緊急逃生的座椅式滑降機

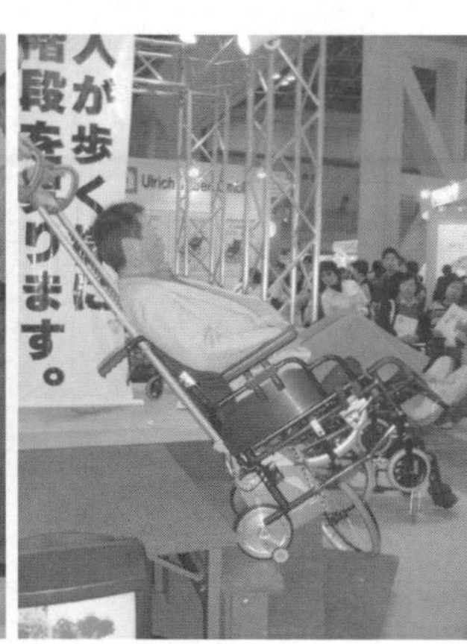

▲圖 14.8　後輪夾塊式爬梯機

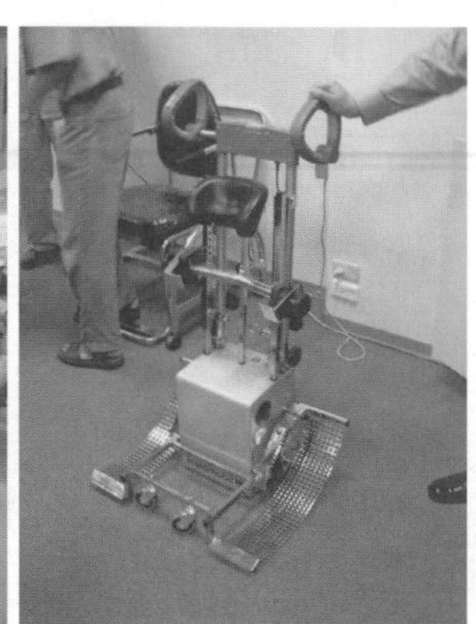

▲圖 14.9　後輪拖盤式爬梯機

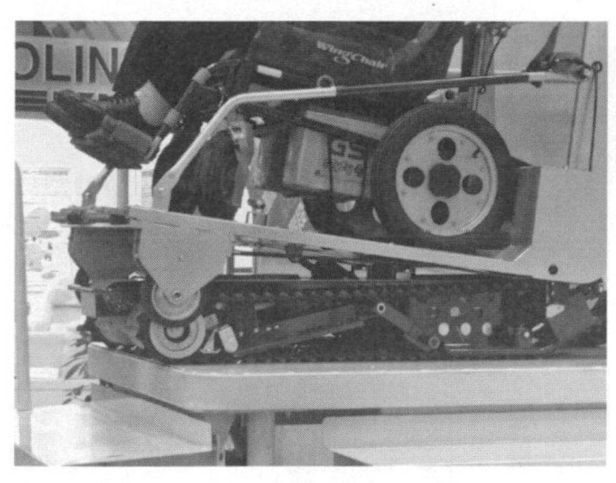

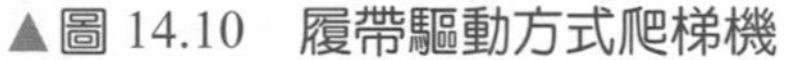
▲圖 14.10 履帶驅動方式爬梯機

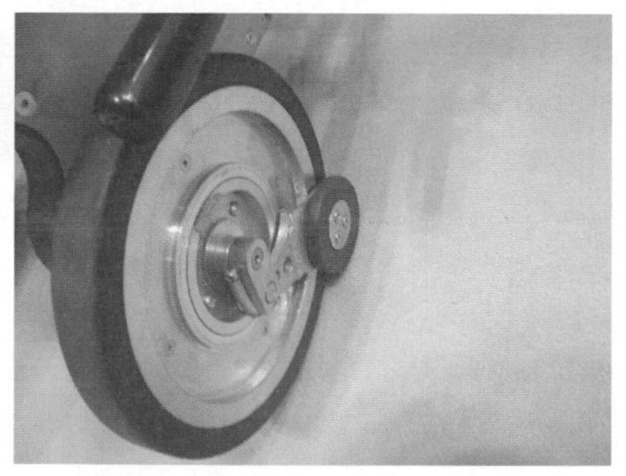
▲圖 14.11 滾輪驅動方式爬梯機

兩點接觸，操作者的技巧需求度較高，才能減少推動時的搖晃程度。而履帶式的驅動方式，因行進方式的接觸較屬於面接觸非兩點接觸，故僅能使用在直線型樓梯，迴轉梯或沒有具備轉折平台的 L 型樓梯並不適用；且樓梯坡度建議在 35 度以下，若在 35 至 40 度之間需注意，40 度以上則無法使用。可利用隨升降機搭配使用的樓梯量角器得知該座樓梯是否可使用。將這三種驅動方式的比較整理如表 14.1。

所有的爬梯機，在安全裝置上，有緊急斷電裝置、角度傾斜斷電裝置、防傾桿斷電裝置、安全帶斷電裝置等，視不同驅動設計有不同裝置，因此使用上安全性很高。使用到一半若遇到安全上問題啟動斷電裝置，則會發出警示聲響與訊號，讓使用者調整使用狀態到正確模式。低電力時會有警告設計，若使用者沒有注意到警告而使用時，也會發現上樓速度減低許多，若殘餘電

表 14.1 三種不同驅動方式之爬梯機其操作特性的比較

驅動方式／操作特性	履帶式	滾輪式／推桿式
階梯高度需求		●
平台需求	●	
傾斜度需求	●	
操作技巧需求		●
爬梯過程中使用者仰角	較小	較大
可拆卸		●

量不多但仍使用中時，多數情形是可讓使用者往下移動。因安全考量，目前並不建議使用人力驅動的爬梯機，較安全的為電動爬梯機（目前僅有極少數進口電動爬梯機已經申請到衛生福利部醫療器材許可證）。

目前台灣多數可看到的爬梯機為日本或歐洲國家研發進口的產品，相關產品價格約二十多萬到三十多萬台幣都有。日系爬梯機多為履帶驅動方式，歐系爬梯機多為滾輪式或推桿式驅動設計。而履帶驅動的爬梯機，具備座椅式、輪椅吊掛式與平台式；滾輪式或推桿式爬梯機僅有座椅式或輪椅吊掛式。若要選用爬梯機當作樓層垂直移動的輔具，建議考量家中樓梯的特性、操作者學習能力、使用者之相關行動輔具使用等因素，若能夠實際操作或乘坐後，更可瞭解自己住家環境適合哪種形式的爬梯機。同時也要考量後續維修通路完整性、價格接受度等。

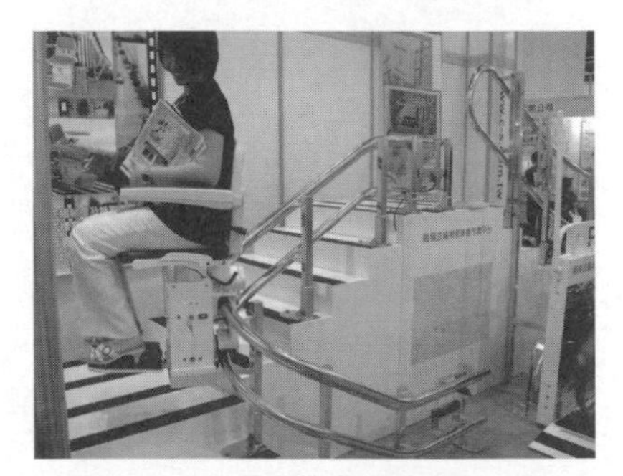

▲圖 14.12　壁掛式軌道椅

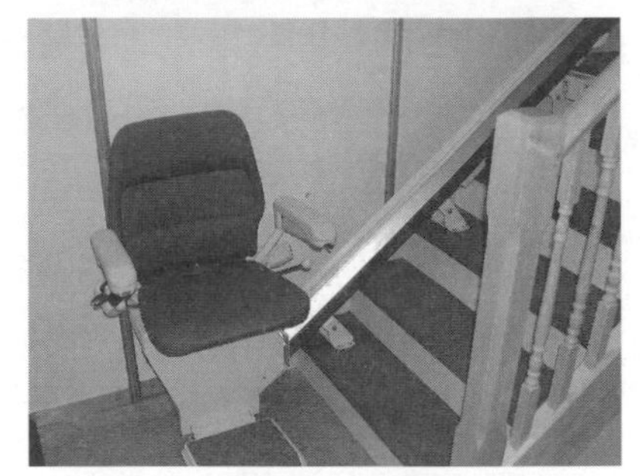

▲圖 14.13　樓梯升降機——直軌型

貳 壁掛式軌道椅

壁掛式軌道椅主要是沿著樓梯裝設軌道，讓直流（DC）馬達驅動的椅子，沿著軌道上下樓梯（圖 14.12）。以樓梯的形式，分為直軌（圖 14.13）與彎軌（圖 14.14）。而軌道安裝需要沿著樓梯扶手與地上，每階釘樁，因每座樓梯的斜率、高度、轉彎弧度都不同，因此若要安裝，均依照樓梯樣式做客製化的量測與安裝。

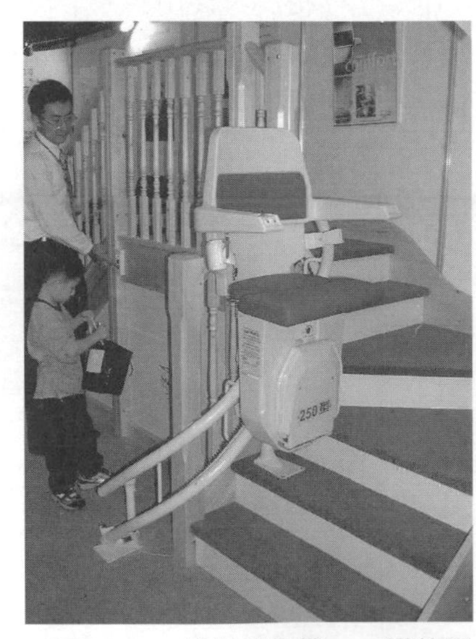

▲圖 14.14　樓梯升降機——彎軌型

目前台灣可找到的產品，有台灣、日本、英國、德國等地製造。因各家的椅子造型設計、軌道上移動方式不同，樓梯淨寬需求介於 70 至 80 公分不等，且從牆、軌道至椅子展開的椅座尾端，都有些許不同距離。

由直流（DC）馬達驅動的椅子在軌道上移動的方式，分為滾輪鍊條式、夾軌式與齒軌式。滾輪鍊條式較吵，軌道轉彎所需弧度較大，且容易勾到異物。夾軌式安靜，且因直流馬達主機與椅座一起組裝直接驅動，樓面不需加裝動力機械箱，免除樓面空間之占用，且可安裝的弧度號稱為三種移動形式中最小者；但軌道怕油污與灰塵，須常保養擦拭。齒軌式為台灣壁掛式軌道椅各家產品的多數驅動方式。

壁掛式軌道椅的各家安全裝置均有終點極限停止感應裝置（圖 14.15）、安全煞車系統、底部異物偵測系統、座椅安全感應裝置等，使用上安全性也很高。

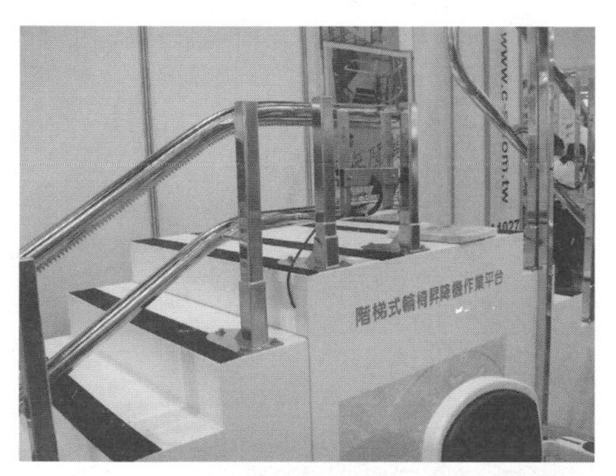

▲圖 14.15　終點極限停止感應裝置

而壁掛式軌道椅在人因操作上，因各家產品的特色不同，有各自不同的特性，大約包含遙控乘站操作、椅座 90 度旋轉、椅座與扶手同步折疊或各自分開折疊、收縮式安全帶、安全帶扣環、扶手高度調整、鑰匙管制功能、扶手拆卸方便移轉位、撥桿或控制扭的操控方式、座椅踏板高度調整等這些特色。

壁掛式軌道椅的價格，主要由三種因素共同決定。第一為軌道形式，直軌＜ 90 度彎軌＜ 180 度彎軌；因此若安裝僅橫跨一層樓高，通常會安裝在樓梯外側；若安裝跨越超過兩層樓，則會安裝在樓梯內側。第二種為樓層高度，樓層高度愈多、愈高，造價就愈貴。第三種因素為超出標準常度的延長，有些住宅因挑高設計，造成超過標準長度，若需要延長，相對價格也較高。另外若有選用相關選配件，費用也相對提升，選配件包含伸縮式延伸軌道、折疊式延伸軌道，主要運用在通路使用上，當要使用軌道椅時，軌道才折疊或伸出，不用軌道椅時收起來，才不會擋到主要通路。另外有些產品還有座椅水平校正系統、中置座椅旋轉馬達等相關選擇。

參 電動升降平台

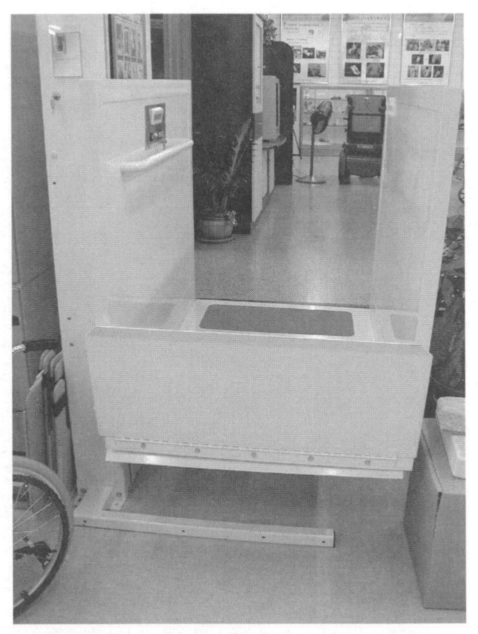

▲圖 14.16　垂直階梯式電動升降平台

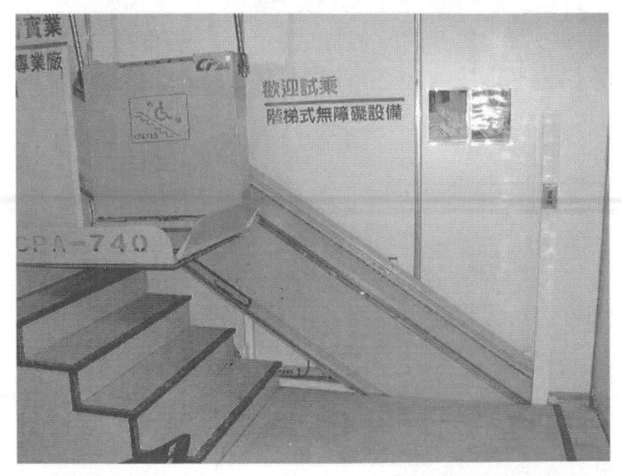

▲圖 14.17　軌道階梯式電動升降平台

電動升降平台可運用在階梯或樓層等兩種不同狀況。運用在階梯等短距離的垂直移動，分為垂直式（圖 14.16）、軌道式（圖 14.17）。運用在樓層等較長距離，有所謂軌道式與樓層垂直連通式。在特殊場合使用的有水池式與移動式，水池式主要使用在游泳池畔，移動式主要運用在舞台，因這兩種形式不屬於一般住宅常用情形，故在此不詳細討論。

在住宅環境中，常見的階梯障礙可能存在於由室外進入室內避難層出入口的階梯、由避難層進入因電梯機坑抬高造成的階梯到電梯、由避難層進入因地下室挑高或其他因素造成的階梯到主要起居空間。第一種階梯障礙，可用斜坡道解決，但往往因斜坡道比例問題或緊鄰路面，找不到空間設置合適坡度的斜坡道，即可使用垂直式電動升降平台，該種平台較少向側邊收起；且該種平台安裝處往往位於室外，因此整個組件包含抗天候處理。而第二種與第三種的階梯障礙，因室內空間往往無法設置斜坡道，可安裝軌道式電動升降平台，在使用時才展開，待機時向側邊收起，此時階梯可正常使用。

驅動方式分為夾軌式與尺軌式，注意層面與壁掛式軌道椅相同。但因設備大小考量及行動輔具占據空間，階梯需大於 115 公分寬，且階梯兩端均要有深達 140 公分以上的平台空間，讓升降平台系統可停放使用。

若遇到樓層的垂直移動障礙，可運用軌道式或樓層垂直移動式的電動升降平台。而跨越樓層的軌道式的電動升降平台，與上述階梯的軌道式電動升降平台及壁掛式軌道椅有許多地方相似，如軌道上移動方式、軌道安裝原則、平台設計等。而樓層垂直移動式之電動升降平台，一般而言有電梯、真空氣動梭或多功能樓層連通設備（圖 14.18、圖 14.19）。

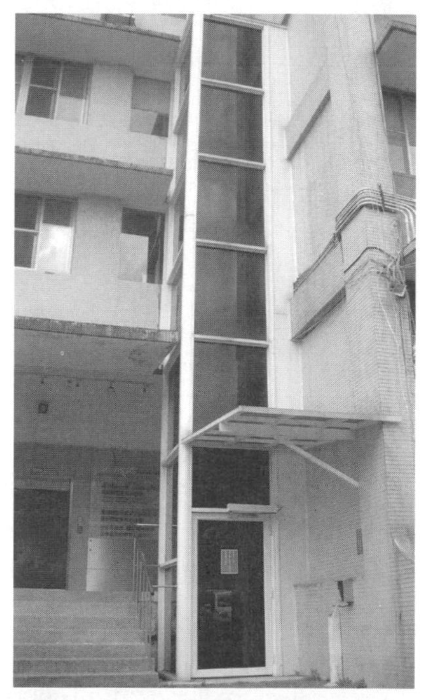

▲圖 14.18　多功能樓層連通設備

一般電梯的結構包含機房內的電路控制系統、馬達、捲揚機，升降道內的車廂、配重、鋼索與導軌，以及機坑，移動速度很快（25 至 60 公尺／分）。真空氣動梭不需要機房、機坑、配重、鋼索，適用室內環境、樓中樓建築，但最上層樓層高度有限制。而多功能樓層連通設備的結構為車廂（內部包含馬達與電控系統）、軌道，且車廂分為有廂體與無廂體，車廂底部有異物偵測板，可用於室內、外掛室外、樓中樓等場所。而電梯還分為一般電梯、無機房電梯與油壓電梯。若以一般住宅，不超過四層樓的建築，多數會使用無機房電梯、油壓電梯、真空氣動梭及多功能樓層連通設備。將上列樓層移動家具與改造組件的各種特點整理如表 14.2。

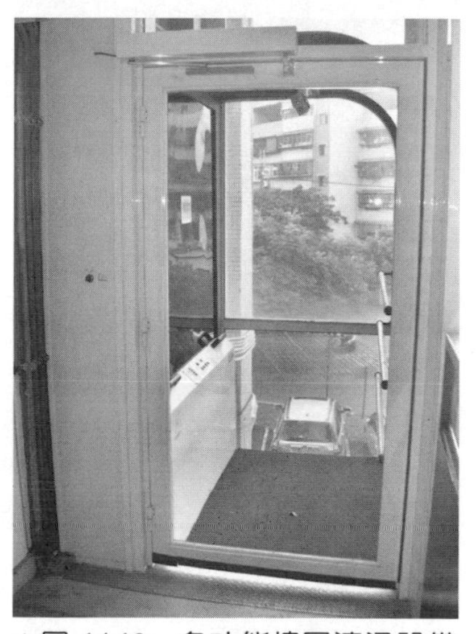

▲圖 14.19　多功能樓層連通設備出入口與乘場

表 14.2　樓層垂直移動式電動升降設施設備的比較

規格	多功能樓層連通設備	真空氣動梯	無機房電梯	油壓式電梯
空間需求	165×125cm	直徑 100cm/ 直徑 133cm	>185×150cm	>185×150cm
移動速度	中	慢	快	慢
高度	1-4F	1-3F	1-6F	1-3F
機體價格	中	很高	高	低
載重	較少 (200-250kg)	(180kg) (240kg)	較少 (200-250kg)	較高(500kg)
機房需求	無	無	無	無
機坑需求	無	無	有	有
下墜防護機制	有	有	有	無
安全防護機制	緩降，不傷機件	緩降，不傷機件	卡死，軌道損壞	無
傳動介質	齒軌	氣壓調節	鋼索	油壓缸+鍊條
傳動保養	較少	極少	定期	防爆注意、鍊條斷裂注意
保養維修	模組化設計 維修簡易 故障率低	梭體表面擦拭 保養 膠條更換	一般電梯標準	規格不一 售後服務不易
使用電源與馬達	220V 單相 1.5KW	220V 單相 6.5/7.8KW	220V 單相 3.0KW	220V 單相 2.0KW
升降道結構	採光玻璃屋 裝潢木作通道 特殊設計鋼構	聚碳酸酯	鋼骨結構 RC 混凝土	鋼骨結構 RC 混凝土
居家裝潢配合度	完全	高	無	無
透視性	極佳	極佳	不佳	可

而電動升降平台幾乎都有啟動與停止的調速功能，讓平台在啟動與停止時能保持平穩順暢；且具有異物接觸告知、異物感測處理、荷重感測保護、終點極限停止開關等，將使用上會遇到的安全問題全納入考量。而多功能樓層連通設備具備緩降定速安全機制，也就是當主驅動系統損壞以致於設備落下時，制止設備落下並以定速緩慢下降，維持乘客的安全。

肆 樓層或階梯常用之家具與改造組件的環境使用考量整理

這幾種樓層或階梯改造組件，在自有住宅環境使用上有各自的優缺點，茲將這三者整理如表 14.3。

由表 14.3 可知，依照環境空間、使用行動輔具、操作者、經濟等不同因素，會有不同的選擇考量，沒有所謂最好的樓層或階梯常用之家具與改造組件，只有最適合自己家庭的樓層或階梯常用之家具與改造組件。各種樓層或階梯常用之家具與改造組件，在評估、選用的同時，也須考量後續維修完整度，不同產品或不同商家，能提供的後續維修服務也有所不同。該產品是否能提供相關安全參考依據，也是評估選用的一大考量。在台灣常常遇到因樓層或階梯限制外出情形的個案，若不使用上列這些樓層或階梯常用之家具與改造組件，往往就得要靠人力搬運，幾乎都造成搬運者身體機能上的傷害。當承接復康巴士或居家服務等方案的承辦單位，在接送個案外出過程當中，若遇到樓梯或階梯障礙，承辦單位若能被要求須準備相關樓層或階梯常用之家具與改造組件，勢必能增加服務品質、造福被服務者一家人、提升老人外出安全、減少相關員工傷害；綜觀這些樓層或階梯常用之家具與改造組件，

表 14.3　居家環境垂直動線常用之家具與改造組件特性比較

使用特性	爬梯機	壁掛式軌道椅	電動升降平台
是否需有固定物附著	否	是	是
公寓式住宅使用是否須注意產權問題	否	是	是
電動輪椅適用度	平台式	否	是
電動代步車適用度	否	否	是
是否可自行操作	否	是	是
收納時樓梯階梯占據空間	無	少	多
機動性	高	無	無
安裝時是否需土木工程	否	否	是

考量以上承接單位的服務屬性，爬梯機是這幾項樓層或階梯常用之家具與改造組件的較佳選擇。

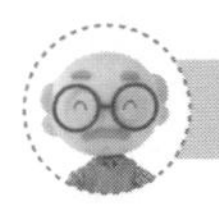

自我評量

1. 床的操作方式有哪些？床架設計有哪些？床面高度如何選擇？有哪些較特殊功能的床？床有哪些其他相關改造組件？
2. 樓層或階梯常用之家具或改造組件有哪些？彼此之間有哪些限制或優點？
3. 爬梯機不同驅動方式，各自優缺點為何？不同形式的壁掛式升降機，使用的族群分別是哪些？樓層垂直移動設備各自的優缺點為何？

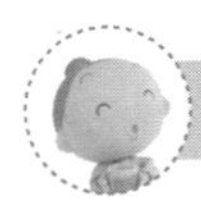

參考文獻

- 中文部分

行政院勞工委員會（2010a）。**人體計測資料庫簡介極重要計測值**。2010 年 7 月 4 日，取自 http://www.iosh.gov.tw/Publish.aspx?cnid=26&P=812

行政院勞工委員會（2010b）。**我國人體肢段特性資料之國內人體肢段對於平均身高之比率**。2010 年 7 月 4 日，取自 http://www.iosh.gov.tw/Publish.aspx?cnid=26&P=828

行政院衛生署國家衛生研究院（2010）。**台灣營養健康狀況變遷調查：2005～2008 國人身高、體重、身體質量指數狀況**。2010 年 7 月 4 日，取自 http://nahsit.survey.sinica.edu.tw/node/14

黃啟修（2010）。克服居家環境中的高低差：談垂直可近性輔具的應用。**輔具之友，25**，55-60。

- 英文部分

Alexander, N. B., Galecki, A. T., Nyguist, L. V., Hofmeyer, M. R., Grunawalt, J. C.,

Grenier, M. L., & Medell, J. L. (2000). Chair and bed rise performance in ADL-impaired congregate housing residents. *J Am Geriatr Soc*, *48*(5), 526-533.

Fielo, S. B., & Warren, S. A. (2001). Home adaptation: Helping older people age in place. *Geriatr Nurs*, *22*(5), 239-247.

Gill, T. M., Williams, C. S., & Tinetti, M. E. (2000). Environmental hazards and the risk of nonsyncopal falls in the homes of community-living older persons. *Med Care*, *38*(12), 1174-1183.

Huang, T. T. (2005). Home environmental hazards among community. *Dwelling Elderly Persons in Taiwan*, *13*(1), 49-57.

Leclerc, B. S., Bégin, C., Cadieux, E., Goulet, L., Allaire, J. F., Meloche, J., Leudc, N., & Kergoat, M. J. (2010). Relationship between home hazards and falling among community-dwelling seniors using home-care services. *Rev Epidemiol Sante Publique*, *58*(1), 3-11.

Nelson, A., Powell-Cope, G., Gavin-Dreschnack, D., Quigley, P., Bulat, T., Baptiste, A. S., Applegarth, S., & Friedman, Y. (2004). Technology to promote safe mobility in the elderly. *Nurs Clin North Am*, *39*(3), 649-671.

Chapter 15

溝通與資訊輔具（一）：視覺輔具

✲游育瑄

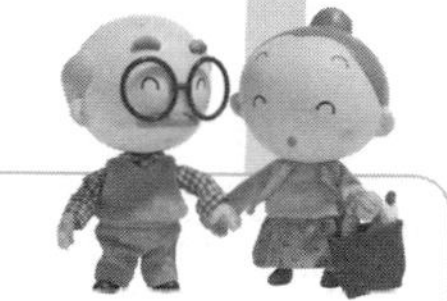

1. 能瞭解老化或加上其他病理因素對視覺功能的影響與常見疾病問題。
2. 能瞭解老人適用的視覺輔具種類與應用原則。
3. 能協助老人選用合適的視覺輔具。
4. 能應用居家環境調整來協助老人提高「視」與「住」的安全。

視覺是人接收與處理外界訊息頗為重要的感官知覺。眼睛掌管視覺功能的基礎，在感官系統中是與外界互動最密切、直接的重要器官，然而隨著老化、疾病或加上其他環境原因，眼睛與視神經系統也會逐漸退化，影響視覺功能。在日常生活中，我們需要良好的看的能力，當視力出現狀況，如果沒有適當處理，我們將可能處處受限制或喪失部分社會功能，生活上依賴他人，更影響與外界人、事、物的接觸與互動。因此，當老人的視覺出現問題，除了盡快尋求眼科專業的協助，同時透過生活習慣改變、居家環境調整與輔具使用，有助於減輕依賴的程度，至少可自理一般日常生活，提高從事活動的意願。

本節將分別介紹適用於老人的閱讀、自我照顧等視覺相關輔具與應用原則。視覺輔具可以大致分為兩類：第一類主要的功用是增強視覺訊號，例如放大字體、調整對比明暗使資訊更清楚；第二類則是利用其他感覺功能代償，例如使用聽覺和觸覺訊號來接收資訊或辨識物體。進行輔具評估時，應充分考慮老人的視力狀況、其他生理能力、手部動作能力、日常生活需求、活動進行時間長短等等來決定。

第一節 銀髮族常見眼疾種類與功能影響

眼睛是感官系統中接收外界資訊最重要的器官之一。眼睛是一個生物光學系統，它的光學原理與照相機的設計原理非常相似。照相機藉由透鏡的組合、透鏡之間或與底片的距離調整來屈折光線，使物體的影像在底片上聚焦成像；而眼睛的主要光學結構是負責屈光對焦的角膜與水晶體，由於眼球中角膜、水晶體、視網膜的距離是不變的，而角膜的曲度（即屈光能力）也是固定的，因此需要依賴水晶體的厚薄變化來調整曲率，與瞳孔孔徑的大小變化來調節光的入射量，才能清晰正確地在視網膜上成像。視覺就是一種光線訊號的傳導與處理過程，光透過角膜、瞳孔、水晶體最後聚集在視網膜上，經由視神經傳達到大腦皮質形成圖像。因此在視覺系統中如果有任何器官構造異常、傳導路徑缺陷而失去作用，就會造成視覺上的障礙，嚴重者甚至可能失明。

國外幾項大型地區調查研究發現，「年齡」是造成視力喪失或缺損的一項重要因素，以澳洲 The Blue Mountains Eye Study 為例，視力障礙的盛行率會隨著年齡增加，從 49 至 54 歲族群的 0.8%上升到 85 歲以上族群的 42%，而國內也有調查發現，約四分之一以上的老人自覺雙眼視力功能不佳，老化伴隨的視力問題是我們必須面對的健康議題。

眼睛的老化會表現在眼球結構與周圍組織的變化上，包括操控眼瞼的環狀肌與提眼肌張力減小、視網膜老化變薄、剝離等等，這些因素會影響老人的視力變化，可大致歸納成以下幾個方面：(1)淚液分泌減少，角膜表面乾燥，易充血發紅、發癢，進而影響視力；(2)角膜的清晰度逐漸降低；(3)瞳孔逐漸縮小，對光線的調節反應變得遲鈍，且進入眼內的光線量減少，影響亮度；(4)水晶體隨著年齡的增加漸漸混濁、變硬，影響視覺穩定度；(5)角膜與水晶體的老化使屈光對焦的能力下降；(6)對比視覺的敏感度明顯下降，不利分辨物體；(7)暗適應明顯變差，由亮處進到暗處時，造成看不見，或看清楚環境的時間拉長；(8)在色覺、視野方面也會有不同程度的退化情況。

以上所說的老化現象會間接或直接導致視覺相關疾病的發生。台灣部分地區的流行病學調查結果顯示，老人視力障礙最常見的原因是白內障，其次為視網膜病變、青光眼與角膜疾患。一般常見的老花眼、乾眼症也好發於中老年時期，此外也有因腦部病變造成的視覺喪失，如腦中風引起的半側偏盲。表 15.1 整理說明老人常見的眼疾成因與症狀表現。

視力的惡化同時會影響到老人的行動力與生活品質。老人可能因視力模糊、動靜態的視覺敏銳度減退、對比視覺衰退、對不同明亮度的調適能力變差（尤其是暗適應的反應時間延長）、空間立體感變差、失去深度感及視野缺損，而容易發生跌倒或其他意外。

除了行的能力受限與跌倒風險增加之外，視力退化也會影響日常活動的進行，像是東西位置無法辨識，對家人的依賴增加，使得老人生活自理的獨立性下降。而閱讀、書寫，或從事其他需要良好視覺的休閒活動時，也容易遭遇困難、感到挫折。可見老人的視覺功能損傷將不只是影響生理功能，也是造成心理安全感喪失的重要原因。

第二節 銀髮族適用的視覺相關輔具

現代醫學的進步讓部分眼睛疾病可藉由手術醫療治癒，但正常的老化現象、不可逆的神經病變或其他原因，將使老人無法恢復良好的視力。當視覺出現問題，除了要立即尋求眼科專業的協助之外，透過生活習慣調整、居家環境安全改造，以及輔具使用，老人將至少可自理一般日常生活活動，這有助於減輕依賴的程度，提高從事活動的意願，得以維持良好的生活品質。

針對像視覺等感覺功能退化或異常的情況，輔具的應用主要在調整訊息

表 15.1　老人常見的眼疾成因與症狀表現

疾病	成因	症狀表現
老花眼	水晶體與負責調節形狀的懸韌帶張力退化、失去柔軟度與彈性，以致調整焦距的能力變差。	看近物或近距離閱讀困難、突然由看遠處轉為看近時的調焦有問題，出現視野模糊的現象。
老年性白內障	水晶體慢慢變硬、混濁不透明。	早期症狀有視力減退、模糊、複視、畏光、夜間眩光。之後會有物體明暗對比不易分辨、色調改變等色覺相關的症狀。晚期症狀加劇，僅能在眼前辨別手指或只剩感知光線的能力。
乾眼症	老化、淚液分泌的機能衰退（淚液分泌不足或淚腺反射性過度分泌）。	經常感覺眼睛乾澀，在乾冷、有強風的環境更為敏感。也有類似結膜炎的症狀，如眼睛發癢、痠痛、燒灼感、異物感等。
青光眼	不同原因與機轉的疾病組合，主要是視神經病變。眼壓的升高是危險因子之一。	視野缺損，嚴重可能視力喪失。常伴隨有眼睛脹痛、發紅、視力模糊有光暈、同側頭痛、噁心嘔吐等。
糖尿病視網膜病變	因血管阻塞及組織缺氧，引起不正常的新生血管增生。因新生血管容易破裂出血，進而引起纖維網狀組織增生，併發成牽引性視網膜剝離。	對比顏色敏感度降低、短暫性屈光不正、併發新生血管性青光眼、視力喪失。
老年性黃斑部病變	黃斑部萎縮並合併脈絡膜細微血管喪失；或黃斑部下方脈絡膜有新生血管，因組織脆弱易有滲出液或出血沉積在黃斑部，進而影響其功能。最主要的危險因子是年齡。	中心視力衰退、影像扭曲、視野中間呈現一片黑矇。嚴重者可能失明。

資料來源：整理自中華民國眼科醫學會（2003）。

輸入的強度或方式。視覺障礙的復健內容中，如何選配合適的輔具並訓練其使用是一項重要的課題。依據視力損傷的程度，我們可將視覺輔具應用原則簡單分為以下兩類（Cook & Polgar, 2008）：

1. **訊息增強（augmentation）**：視覺剩餘能力尚可處理訊息，則利用輔具增強訊息輸入，讓使用者能清楚地接收到資訊。如放大鏡、擴視機等可放大字體方便閱讀瀏覽，或者針對色覺辨識不佳的情況，利用濾鏡、應用顏色明暗來增強對比。

2. **感覺代償（replacement）**：當剩餘的視覺能力不足，或增強視覺訊息也無法有效協助時，則考慮用其他感官知覺代償（如聽覺、觸覺），以正確接收環境的訊息。如附有語音功能的手錶、體溫計等。

有視覺問題的老人在生活各方面都會受到影響，其中最常見的困難是閱讀，包括文字或圖像資訊的取得，以及行動安全。以下我們將分別介紹閱讀、自我照顧、行動安全方面的視覺相關輔具應用。

一、放大鏡

放大鏡是最簡單、使用普遍的視覺輔具，它的優點是操作容易、體積重量較輕巧，而且價格上相對便宜。將其置於物體前適當的距離，就可以從透鏡看到被放大的影像，如此可使老人較容易看清楚或辨識物體。為了要使影像清楚，放大鏡與物體之間距離應該要等於焦距，而因為放大鏡有不同倍率，所以焦距也不同，因此使用時應先確認放大鏡與物體的適當距離，才不會看得模糊，增加眼睛對焦調節的負擔。

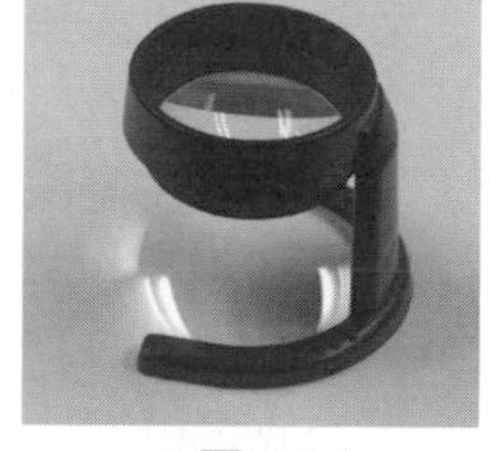

▲圖 15.1
立式放大鏡

放大鏡有不同的款式可供選用，給予建議前應瞭解老人的手部動作能力與穩定度、活動的操作方式、使用時間與習慣等。例如單手無法穩定握持放大鏡，或者需要雙手進行活動時，則可考慮立式放大鏡（如圖 15.1 所示）、頸掛式放大鏡（如圖 15.2 所示）、眼鏡式放大鏡等，以免去手持負擔。閱讀大篇幅的資料時，可使用整頁式放大鏡（如圖 15.3 所示），直接瀏覽一個頁面。使用尺狀放大鏡（或文字閱視遮蔽器）（如圖 15.4 所示）可方便閱讀橫向、直向的資料內容，上下黑邊框的設計有助於減少視覺干擾。另外部分放大鏡也有附設照明裝置，可以提供更好的清晰度。

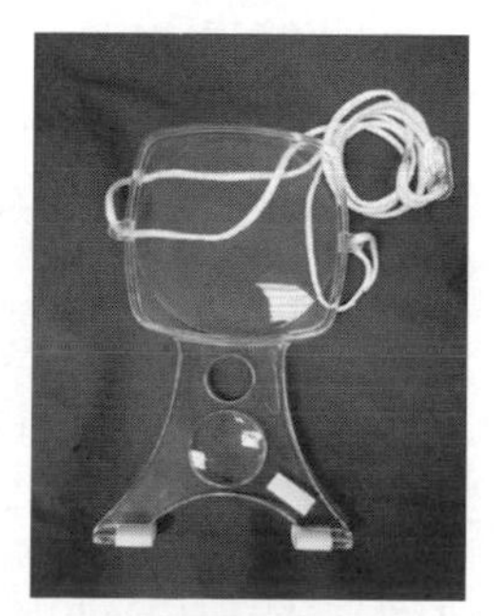

▲圖 15.2
頸掛式放大鏡

在形狀的選擇方面，圓形放大鏡（如圖 15.5 所示）周邊會有文字被切斷的情形，所以閱讀文字資料時，以使用方形放大鏡（如圖 15.6 所示）為佳，非球面鏡片也能減少周邊扭曲的現象，使老人看得更清楚（楊琇琬，2010）。另外，倍率高的放大鏡雖然可放大特別小的字，像是藥罐標示，但因為視野窄、焦距短，使得視物的距離要更貼近，可能會降低閱讀的效率，所以不適合長時間閱讀時使用。另外，挑選時應注重鏡片的光學品質，品質不好將會影響清晰度，使眼睛更容易疲勞。

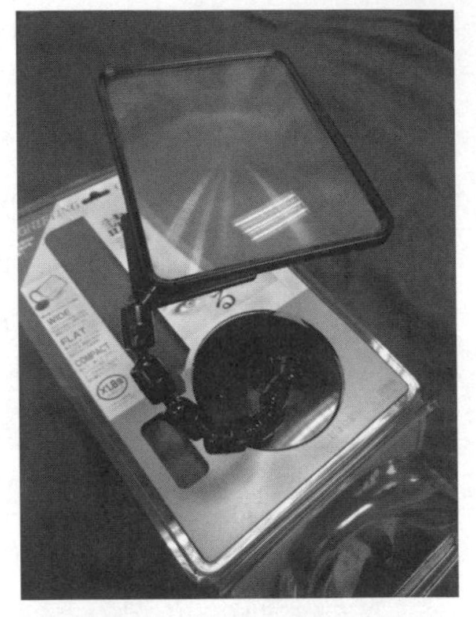

▲圖 15.3　整頁式放大鏡

二、望遠鏡

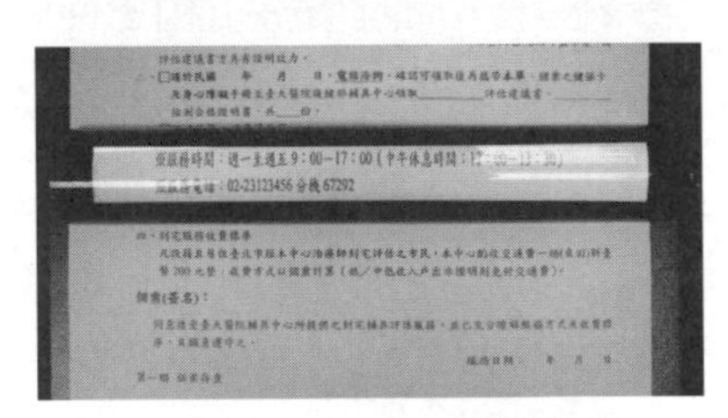
▲圖 15.4 尺狀放大鏡

望遠鏡可用來協助老人看清楚距離較遠的物件或資訊，基本原理是利用放大鏡來觀看凸透鏡或凹面鏡所呈現的遠距離物體影像，與放大鏡的差別在於望遠鏡可有較大的工作距離，也就是眼睛到物體之間的距離可以更遠。要注意的是，它雖然有放大影像的功能，但同時也縮小視野範圍，與同倍率的放大鏡相比更為狹窄，因此應先瞭解老人的使用需求，再給予合適活動的輔具建議。

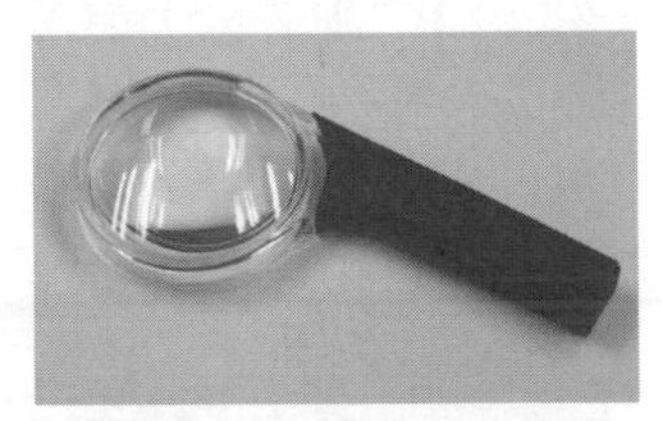
▲圖 15.5 圓形放大鏡

依據焦距的可變動性，望遠鏡有定焦和變焦的區分。眼科光學專業建議一開始最好先使用定焦的望遠鏡，等熟悉望遠鏡的應用後，再考慮操作變焦式。變焦望遠鏡的好處是可以觀看不同的距離，所以在一般日常生活中使用非常合適，但針對部分活動內容，像是電腦操作或看電視，由於眼睛與目標物的距離幾乎不變，因此定焦的望遠鏡可能是比較好的選擇。

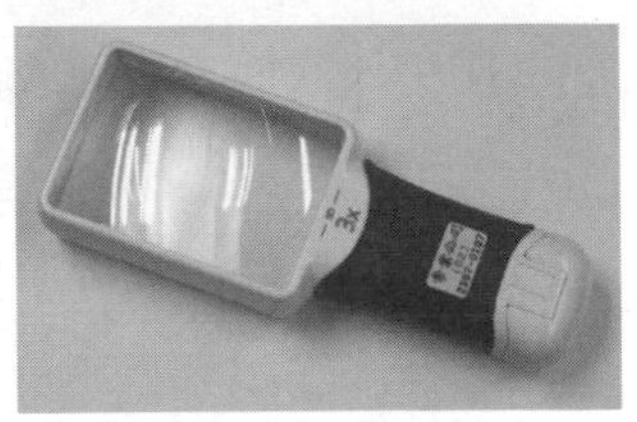

▲圖 15.6 方形放大鏡

在外觀設計上，望遠鏡可分為單筒望遠鏡（如圖 15.7 所示）和雙筒望遠鏡。雙筒望遠鏡是兩個對稱的望遠鏡並排而成，透過它我們可以同時用雙眼觀察景象，與單筒望遠鏡相比，它能提供更好的深度知覺，使影像更有立體感，而使用時也因為不需要閉上或遮住另一隻眼睛來避免視覺上的干擾或混淆，對老人來說，使用時會較為舒適。

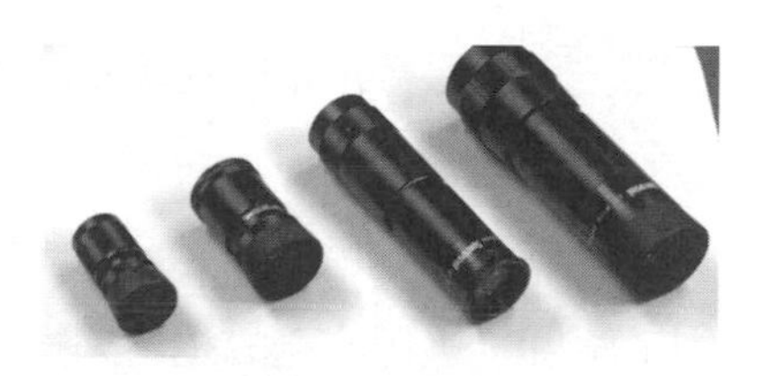

▲圖 15.7 **單筒望遠鏡**

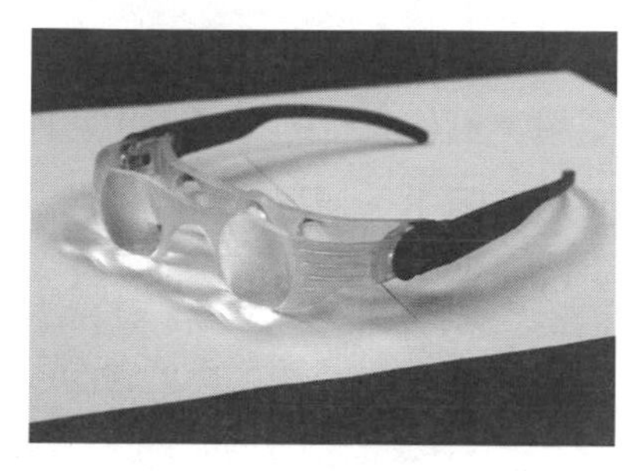

▲圖 15.8 **眼鏡型望遠鏡**

另外望遠鏡也有手持、頭戴（或稱眼鏡型）（如圖 15.8 所示）的款式分別，可先評估老人的上肢穩定度、活動進行的方式與使用時間長短來決定哪種較為合適。眼鏡型望遠鏡的好處是不需要手拿，雙手可以空出來進行活動，尤其適合長時間使用，但使用前要告訴老人，眼鏡型望遠鏡只能在固定位置上使用，例如看電視、唱卡拉 OK 或其他靜態活動，如果需要起身走動，最好取下以避免步行不安全。

三、擴視機

放大鏡和望遠鏡的主要功能都是把影像放大，但這些傳統光學輔具在放大倍率與增強對比方面的成效還是有限。因此像擴視機等電子光學輔具，由於其倍率、色彩對比的調整範圍大，所以更能克服限制，大大提高了視覺上的效能。它主要有兩個優點：第一是可將物體影像用更高的倍率放大，第二是可藉由設定改變影像的顏色和背景來增強對比，還可以調整亮度。

擴視機主要的設計元件是攝影鏡頭和顯示用螢幕，利用控制儀板來操控影像的呈現。也就是說攝影機捕捉到影像後，經由訊號串連，會依照操作介面的設定來處理影像，然後在螢幕上顯示處理後的放大畫面。擴視機的放大倍率可由三倍至三十倍，與同倍率的傳統光學輔具做比較，它除了有較好的影像品質之外，也不會有倍率愈大視野愈小的問題，因此畫面可以完整清晰地呈現。另外，當放大倍率改變時，使用者不需要調整眼睛和目標物之間的距離，可以保持正常的閱讀距離與姿勢，既舒適又符合人體工學。而對比增強的部分主要是利用灰階調整或色彩學應用來處理。由於不同區域的視野損傷會造成不同的色覺變化，擴視機可以提供多種色彩模式，依據老人對色彩的敏感度，選擇合適的配色來提高閱讀效能。

擴視機的應用至今已針對不同需求發展出各種機型，市面上常見的擴視機可大致分為桌上型和可攜帶型。桌上型擴視機（如圖 15.9 所示）適合定點使用，例如家中的書桌上，它的鏡頭位置是固定的，可將書籍或物體放在桌面的托盤中，進行上下左右各方向的移動來讀取影像。由於其影像穩定、放大倍率高，在老人進行閱讀、書寫時都可提供足夠的視覺協助。

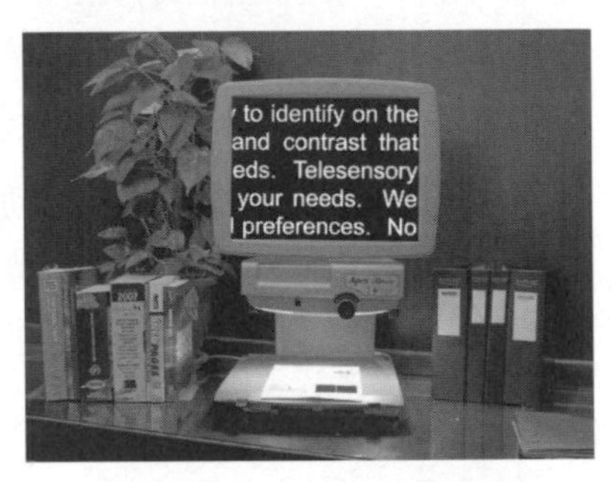

▲圖 15.9　桌上型擴視機

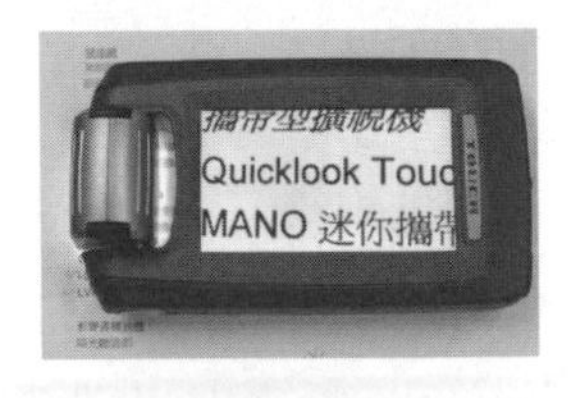

▲圖 15.10
口袋型擴視機

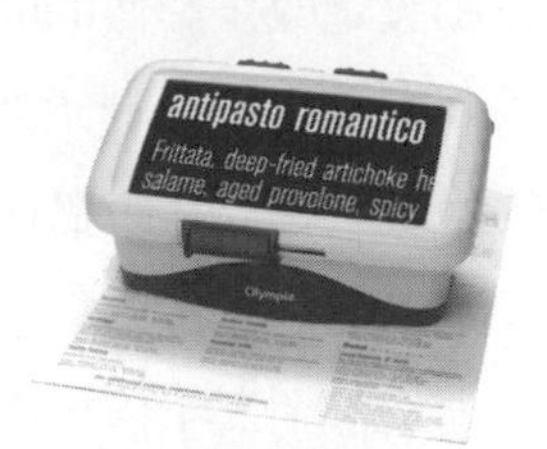

▲圖 15.11
攜帶型擴視機

可攜帶型擴視機則訴求輕巧，以方便攜帶、可隨身使用為原則，又可分為口袋型和攜帶型擴視機。口袋型擴視機（如圖 15.10 所示）是將攝影鏡頭與螢幕組合成單機的型式，體積比智慧型手機稍大，可收納於口袋內，輕巧且可移動性強，可配合老人的閱讀方式，針對資料內容做局部放大與對比處理。口袋型擴視機也有不同款式，主要的差異在於放大倍率、外觀造型、對比度、攝影鏡頭的位置。因此給予建議前，一定要先瞭解用途，注意鏡頭的位置、倍率等是否合適活動使用。攜帶型擴視機（如圖 15.11 所示）一樣具有輕巧的特色，但體積較口袋型大，鏡頭和螢幕有些是單機設計，也有部分款式需要外接顯示螢幕。操作上與口袋型相同，然而外接螢幕的設計提高了應用上的彈性，譬如在家中可以接用大螢幕、外出則可使用小螢幕，而螢幕愈大、放大的比例當然愈高，配合不同目的或使用地點相當便利。

四、結合語音功能的輔具應用

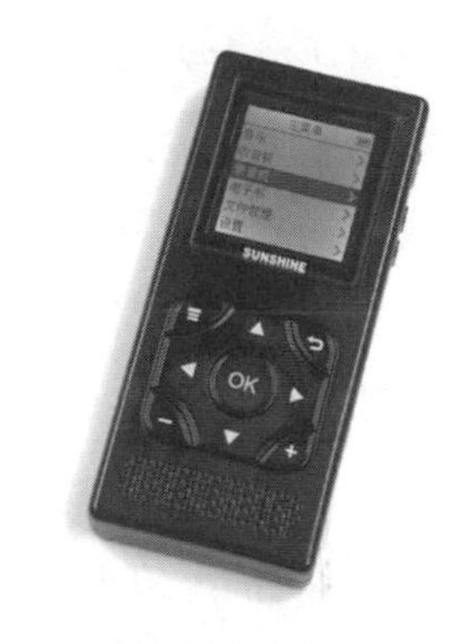

▲圖 15.12 電子書

假如老人的聽力沒有明顯退化或損傷，利用聽覺協助或取代不足的視覺功能來獲得訊息也是一個好方法。例如在閱讀文件或書籍時，可以運用鏡頭及設備來掃描內容，經由電腦處理訊號後，以語音軟體做聲音輸出，達到閱讀的功效，另外像有聲書、電子書（如圖 15.12 所示）也都是類似的概念應用。在生活自理部分，可以使用有聲室內溫度計，提醒老人溫度的變化；語音體溫計（如圖 15.13 所示）或血壓計的使用則可免去讀取數據或刻度的困擾，協助老人做好自我健康監控；附有語音提示的時鐘或手錶（如圖 15.14 所示）可以有效提醒老人時間；按鍵與顯示加大的計算機（如圖 15.15 所示）或有聲計算機將增加操作與使用的便利性。

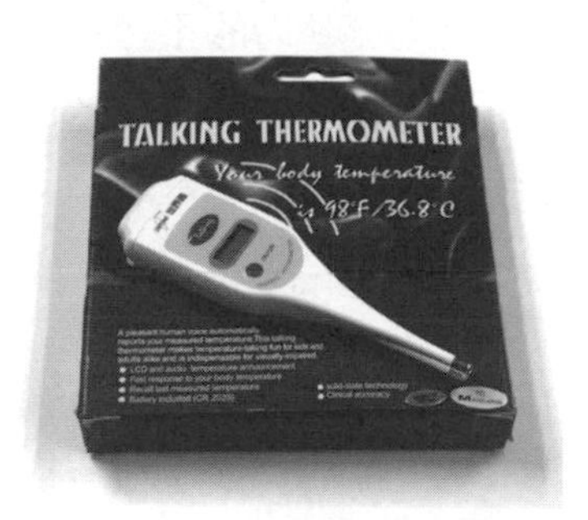

▲圖 15.13 語音體溫計

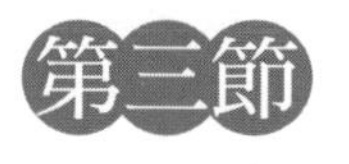

第三節 居家環境調整與保健應用

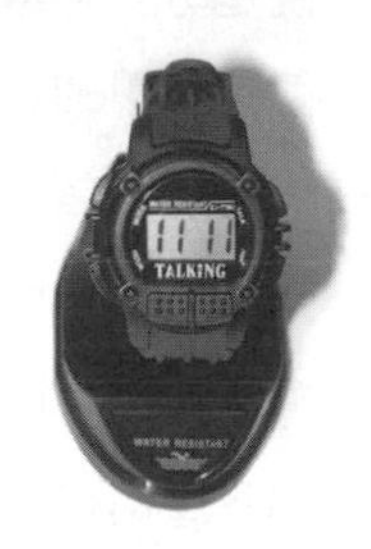

▲圖 15.14
附有語音提示的手錶

除了輔具的應用外，居家環境調整與保健應用，也可以減輕老人因視覺功能退化帶來的生活不便。針對閱讀與辨識物體不易的情況，建議提高照明的亮度，但光線來源要均勻分布，切勿只有單一光源強力照射，能善用自然光線更好。減少窗戶或鏡面造成的眩光或反光，可利用百葉窗或窗簾遮蔽，地板最好也使用不反光的材質。家具擺設或物品收納最好有

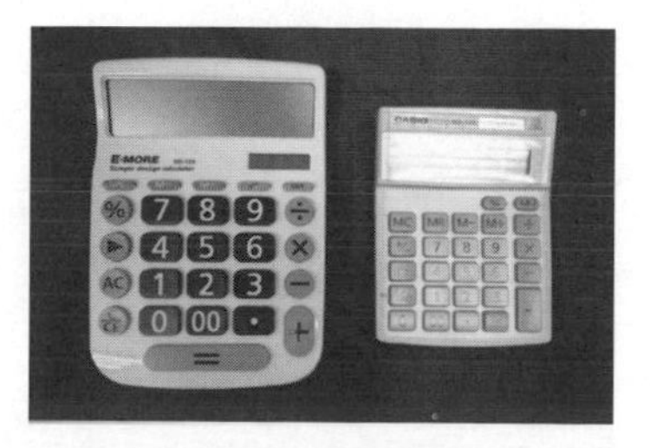

▲圖 15.15 按鍵與顯示加大的計算機

固定位置，會大大減輕尋找物品或辨識環境的負擔。所有的藥罐都要清楚標示以利區別，無論是將字體放大或加上特別的視覺或觸覺記號，避免標示不清造成藥物使用危險。

而在室內走動安全部分，避免使用地毯或沒有固定住的踏墊，地面上的電線或障礙物都要移走，家具應整齊擺放靠攏。門或階梯可用顏色來清楚標示位置，方便老人辨識，而樓梯旁最好有扶手裝置，上下樓梯時可供老人安全抓握。家中所有的門、櫥櫃或衣櫃最好不要有半開啟的情況，以防不慎撞到受傷。所有空間的照明亮度應盡量一致，或加裝感應式燈泡提供暗處照明，減少光線適應時的不適感。

此外老人應盡量避免長時間、近距離的使用眼睛，最好能有足夠的休息間隔，同時要避免直射的、高強度的光線刺激，像是外出陽光強烈時，最好使用遮陽帽或太陽眼鏡，避免紫外線對眼睛的傷害。

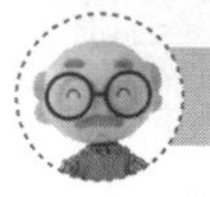

自我評量

1. 視覺功能的退化可能為老人帶來哪些生活問題？
2. 視覺相關輔具的兩大應用原則為何？
3. 放大鏡和望遠鏡都可以用來放大影像，兩者在應用上的特點分別為何？選用時應該注意哪些事項？
4. 擴視機與傳統光學輔具（放大鏡、望遠鏡）相比，其優點為何？又有哪些種類可供選擇？
5. 針對視覺功能不佳的老人，居家環境調整應注意哪些事項？

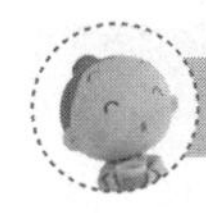

參考文獻

- 中文部分

中華民國眼科醫學會（2003）。**中老年視覺問題診療指引手冊**。台中：行政院衛生署國民健康局。

楊琇琬（2010）。步入中年以後的視覺。**龍泰視覺輔具中心季刊，秋季號，** 3-6。

- 英文部分

Cook, A. M., & Polgar, J. M. (2008). Sensory aids for persons with visual impairments. In *Assistive technologies: Principles and practice* (3rd ed.) (pp. 274-309). St. Louis: Mosby.

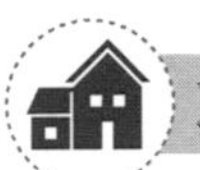

本章圖片來源

- 常業企業股份有限公司。

Chapter 16

溝通與資訊輔具（二）：聽覺輔具

✲張憶萍

1. 能瞭解何謂助聽器。
2. 能瞭解何謂植入式輔具。
3. 能瞭解何謂輔助性聽覺裝置。
4. 能瞭解各種聽覺輔具的適用對象。
5. 能瞭解如何選擇合適的聽覺輔具。

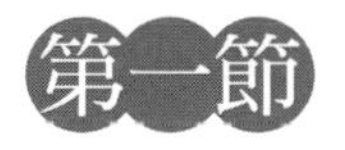

聽覺障礙與聽覺輔具

老年性聽力損失是造成聽力損失最主要的原因之一，且年齡愈大，聽力損失的人口比例愈高。根據世界衛生組織（World Health Organization, WHO）於 2012 年公佈的調查結果，65 歲以上的老年人當中，有聽力損失且聽損程度已造成生活障礙的比例高達三分之一。Chang 和 Chou 於 2007 年針對台北市一千餘名 65 歲以上老人進行聽力檢查；結果顯示，若以優耳聽力損失達 55 分貝作為標準（亦即達到申請身心障礙證明的資格），80 歲以上這個年齡組幾乎是 65 至 69 歲年齡組的八倍（25.1% vs. 3.2%）。

老年性聽力損失在臨床上有幾項特徵，包括：(1)聽力隨著年齡逐漸變差；(2)剛開始只有高頻的聲音聽不見（如三角鐵的聲音、語音ㄙ），後來連頻率較低的聲音都聽不清楚（如語音ㄨ）；(3)雙耳的聽力損失程度相似；以及(4)類型為感覺神經性聽力損失[1]。由於感覺神經性聽損目前無法靠手術或藥物治療，因此老年性聽力損失無法改善，只能藉由聽覺輔具來改善與他人的溝通。

聽力損失除了影響口語溝通外，還會間接造成社交、情緒等方面的障礙，進而影響生活品質。聽覺輔具雖然無法治療老年性聽損，但對改善銀髮族的溝通、社交、獨立性、情緒、生活品質等，有明顯的幫助（de Wolf et al., 2010; Stark & Hickson, 2004）。聽覺輔具類型眾多，而選擇哪一種輔具大致是依據聽損程度、聽損類型、使用目的、輔具功能、使用者偏好、方便性及經濟等因素來決定。本章接下來將針對助聽器、植入式輔具以及輔助性聽覺裝置依序介紹。

第二節 助聽器

簡單來說，助聽器是一種聲音放大器；拜現代數位科技所賜，調整彈性較大、聲音處理較複雜的數位式助聽器也已問世二十年以上（Dillon, 2000）。助聽器的主要元件包含麥克風、放大器與接收器。傳入助聽器的聲音先被麥克風由聲波轉換為電訊號後，再經由放大器將電訊號放大，最後透過接收器將電訊號轉換為聲波，傳入配戴者的耳中。助聽器必須依賴電池運作，而電池的壽命則依每日的配戴時間、助聽器放大音量的多寡、電池的電容量等因素而有所不同。

1 感覺神經性聽力損失也稱感音性聽損，主要損傷位置在內耳耳蝸中的外毛細胞。除了影響察覺聲音的能力外，還會影響分辨聲音的能力（例如分辨包子和刀子），也會影響放大後聲音的忍受能力，並可能在噪音中聽取困難。依臨床的分類標準，感音性聽損的程度可分為輕度、中度、中重度、重度及極重度。

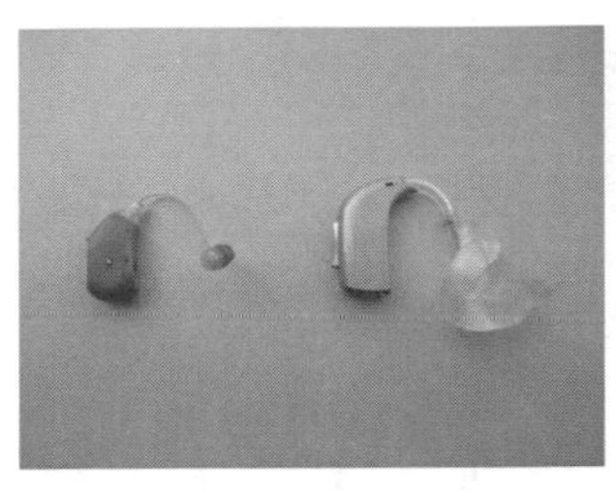
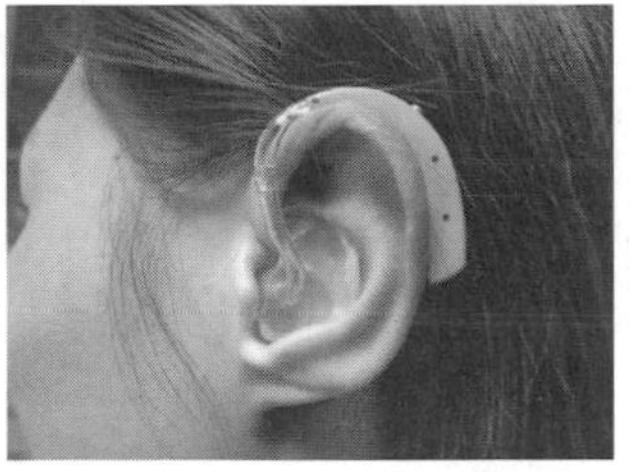

耳掛型（左圖左為開放式、左圖右為傳統式，右圖為傳統式配戴情形）

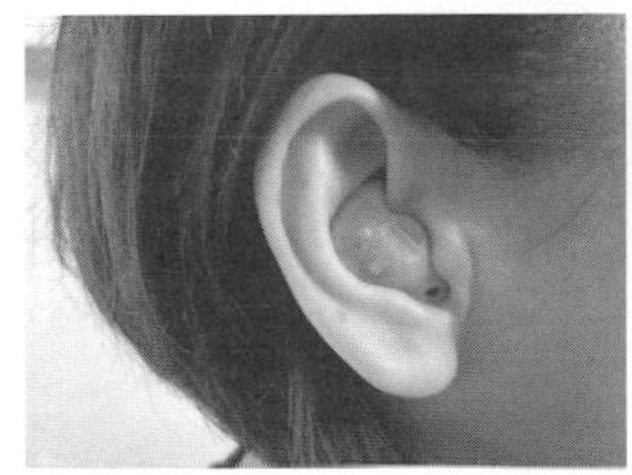

耳內型

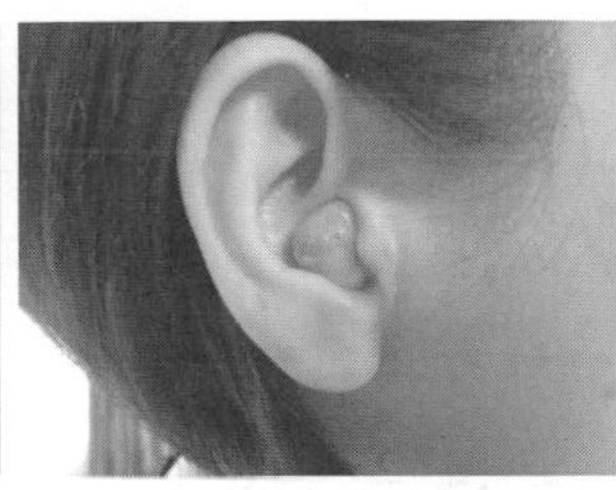

耳道型

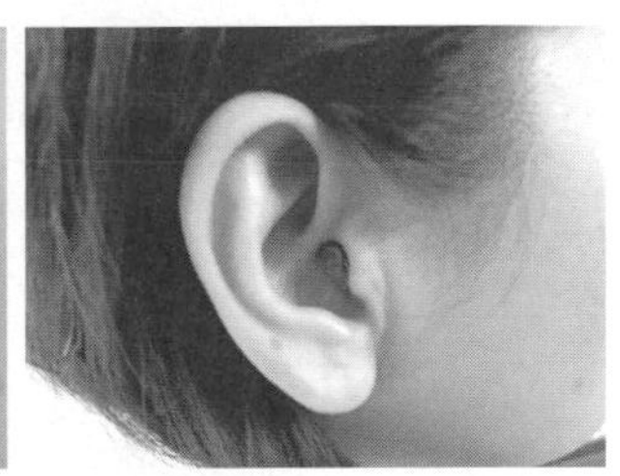

深耳道型

▲圖 16.1 依外形分類的幾種助聽器款式

依據外型，助聽器可分為眼鏡型助聽器、口袋型助聽器、耳掛型助聽器、耳內型助聽器、耳道型助聽器、深耳道型助聽器，以及骨導型助聽器（圖 16.1）。由於眼鏡型助聽器的使用人數較少、骨導型助聽器並非銀髮族適用的助聽器類型，本節將不討論這兩類助聽器；其他款式的介紹與比較則藉由表 16.1 做簡單的說明。

助聽器的選配需要花時間；整個選配過程，可簡單用幾個步驟來描述：

步驟 1：**選擇助聽器**——選購助聽器有許多面向需要考量，例如個人需求、助聽器功能、價格、外型、適用聽損範圍等等。另外，助聽器選配單位的專業能力、試戴服務提供（建議至少一個星期）、助聽器維修時備用機的提供等，也應該列入參考。

步驟 2：**訂製耳模或機身**——選定款式後，視需要訂製耳掛型助聽器的耳模及耳內型的機身。

步驟 3：**配戴助聽器**——耳模或機身完成後，即進行助聽器配戴；聽力師依據聽力損失評估結果及客人需求初步設定助聽器，並以主、客觀的

表 16.1　幾種主要助聽器款式的適用聽損程度與優缺點比較

款式	適用 聽損程度	優點	缺點
口袋型	輕度至重度	• 價格較便宜 • 體積較大，不易遺失 • 控制鈕大，容易操作 • 較不易有回饋音[2]	• 有線連接，較不方便 • 體積較大 • 麥克風容易接收衣服摩擦聲音 • 功能較簡單
耳掛型（傳統式）	輕度至重度	• 適用聽損程度範圍廣 • 可搭配使用調頻系統 • 功能較多	• 價格較昂貴 • 以耳模連接助聽器，配戴較不容易 • 外觀上較明顯 • 可能會有悶塞感
耳掛型（開放式）	高頻聽損	• 接收自然的低頻音，不需經助聽器放大 • 不需耳模，耳道不會有悶塞感	• 價格較昂貴 • 不適合低頻聽損較重者
耳內型	輕度至重度	• 適用聽損程度範圍廣 • 功能較多 • 機身置於耳內，外觀上較不明顯	• 價格較昂貴 • 可能會有悶塞感
耳道型／深耳道型	輕度至中重度	• 機身置於耳道，外觀上不明顯	• 價格較昂貴 • 可能會有悶塞感 • 體積較小，不易配戴 • 不適合聽損程度較重者

評估方式驗證助聽器的設定是否理想。驗證結束後，聽力師向客人說明如何操作及保養助聽器。

步驟 4：調整、更換或退回助聽器——經過一段配戴時間後（例如一星期），客人返回選配單位，並回報試戴情形，以瞭解是否須調整助聽器設定。在部分情況下，客人可能因為不滿意助聽器的效果而選擇更換別款助聽器，或決定退回助聽器不購買。

步驟 5：例行評估及保養——確定購買後，客人定期回選配單位進行例行的

2 在一些特殊的情況下，助聽器會因為漏音產生如「ㄍㄧ～～」的聲音，稱作回饋音。

助聽器效益評估及保養。

對助聽器有合理的期待並有高度的配戴動機，才可能成為成功的助聽器使用者（Meister, Walger, Brehmer, von Wedel, & von Wedel, 2008）。在這個前提下，建議聽損者應根據自身條件（如聽損程度、生活方式、經濟條件、喜好等）、助聽器條件（如功能、價格等），以及選配單位條件（如專業能力、服務等）選擇適合自己的助聽器。

第三節 植入式輔具

儘管傳統助聽器是有效的聽覺輔具，但它仍有功能上的限制，無法為所有聽損老人帶來幫助。植入式輔具的出現提供了另一種選擇，而更多的聽損老人也因此解決或是改善了溝通的問題。不過，相對於傳統助聽器，大家對植入式輔具的瞭解較少；此外，植入式輔具需要進行手術，因此風險較高，價格也昂貴許多。若考慮選擇植入式輔具，完整的術前評估、對植入式輔具合理的期望及資訊的收集是很重要的。接下來，我們將介紹人工電子耳、骨導植入式系統及中耳植入三種植入式輔具。

壹 人工電子耳

人工電子耳是一種電子裝置，它的設計原理是取代內耳耳蝸中功能受損嚴重的毛細胞，直接將聲音傳至聽神經及更上層的大腦。人工電子耳的組成元件可分為兩個部分——體外部分及體內部分（圖16.2）。體外部分包含「麥克風」、「語言處理器」、「導線」、「磁鐵」及「傳送器」；體內部分則包括「接收器／刺激器」、「電極串」及「磁鐵」。人工電子耳的運作方式依序如下：

1. 「麥克風」收集聲音後，將聲波訊號轉換成電能，並傳送到「語言處理器」。
2. 「語言處理器」運用語言處理策略分析傳入的電訊號，再經由「導

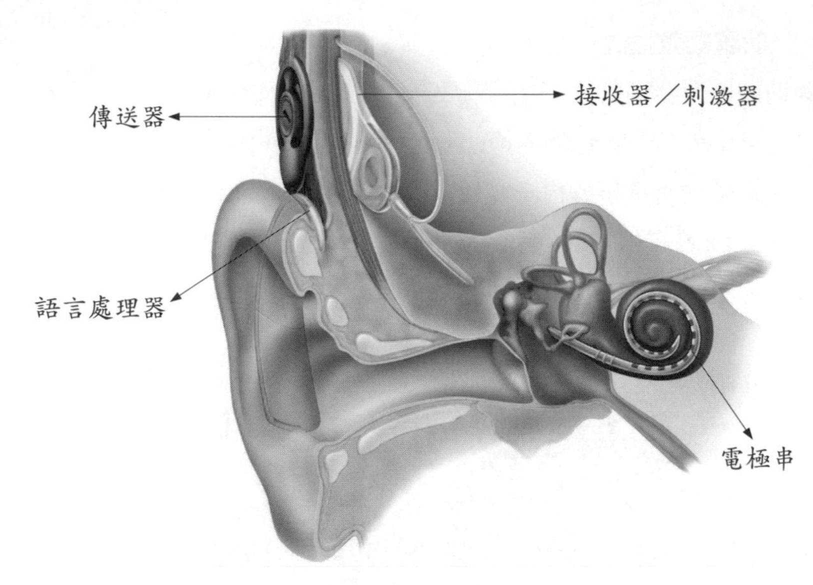

▲圖 16.2　人工電子耳的體外與體內部分

資料來源：www.cochlear.com

線」將訊號傳送至「傳送器」。

3. 「傳送器」將電訊號以無線電波傳送方式傳入體內。
4. 體內與體外元件靠兩塊「磁鐵」（一塊在傳送器上、一塊在接收器上）連結在一起。
5. 「接收器／刺激器」將傳入體內的訊號傳至植入耳蝸中的「電極串」。
6. 電流經由電極串上的電極直接刺激聽神經，再上傳至大腦產生聽覺。

為了更清楚呈現人工電子耳與助聽器的異同處，我們利用表 16.2 做個簡單的說明。

不是每個有聽力損失的老人都需要，或是有資格植入人工電子耳。現在電子耳的植入資格與過去稍有不同，符合植入資格的範圍較過去寬鬆。一般而言，成人如果：(1)雙耳有感覺神經型聽力損失；(2)聽損程度為低頻中重度以上、高頻重度以上[3]；(3)戴上助聽器後的效益不佳；(4)健康上無手術禁忌；

3 有些成人或老年人的低頻聽力很好（輕度至中度聽損），但高頻聽力很差（極重度），即使戴上助聽器，也還是覺得無法聽到或是聽清楚高頻語音（如中文的ㄗ

表 16.2 人工電子耳與助聽器之比較

輔具類型	人工電子耳	助聽器
適用聽損範圍及類型	重度至極重度感覺神經型聽力損失	輕度至重度聽力損失
需要手術與否	需手術植入	不需手術植入
組成元件	體外部分（麥克風、語言處理器、導線、磁鐵、傳送器） 體內部分（接收器／刺激器、電極串、磁鐵）	麥克風、放大器、接收器
需要電池與否	需要	需要
聲音傳送方式	以電訊號傳送	以聲波訊號傳送
價格	較昂貴（約新台幣 100 萬）	較便宜（約新台幣 2 至 10 萬）
需要復健與否	術後需要聽覺技巧復健	可能需要聽覺技巧復健

(5)對恢復聽能有強烈動機，就可考慮植入人工電子耳。

人工電子耳的植入手術需時約二至四小時。病人被全身麻醉後，醫生首先在耳後開一個皮膚切口，並在頭蓋骨磨出一個可放置「接收器／刺激器」的凹槽；接著便將電極串置入內耳的耳蝸內，最後將切口縫合完成手術。人工電子耳並非立即於術後開始使用；一般而言，植入者在手術後二至四週回到醫院進行「開頻」，讓人工電子耳開始運作。開頻時，聽力師利用電腦，根據植入者對聲音的察覺反應設定每一個電極的電流量，然後將這些電流設定儲存為電流圖，載入語言處理器當中。人工電子耳處理聲音的方式與人耳或助聽器截然不同，所以絕大多數的植入者在開頻時都會覺得聽到的聲音和以前不一樣，甚至聽不太懂別人說的話。因此，需要一些時間習慣，或者需要進行聽覺系統轉換，藉由訓練，將新的聲音訊息與舊訊息連結，以理解口語。開頻之後，植入者尚需定期回到醫院進行電流圖的微調，以使人工電子

ㄘㄙㄈㄒ等）。針對這個族群，人工電子耳廠商另設計一種聯合電、聲刺激的人工電子耳（electric acoustic stimulation, EAS）。這種電子耳可想成是一種合併助聽器與電子耳的助聽輔具；低頻訊號以聲波傳送（如助聽器）、高頻訊號則以電訊號傳送（如一般電子耳），因此可利用低頻的殘存聽力，又可藉由電訊號獲得高頻訊息。

耳的設定能達到最理想。

由於人工電子耳屬侵入式輔具，需要手術植入，因此仍存在可能的風險或後遺症。有些後遺症較輕微，可能在術後幾天消失（如眩暈、味覺改變），有些較嚴重，或者在術後幾年才發生（例如植入體故障，需要重新植入）。儘管有這些風險，但考量到術後的後遺症發生比例並不算高（Venail et al., 2008），再加上帶給植入者的幫助是明顯且多面向的（溝通、人際、安全等等）（Stephens et al., 2008），因此人工電子耳仍可算是重度聽損老人的理想聽覺輔具選擇。

貳 骨導植入式系統

聲音可經由兩種途徑傳入內耳，一種是藉由空氣的傳導將聲音自外耳、中耳傳入內耳（氣導方式）；另一種則是藉由頭顱骨的振動直接刺激內耳中的毛細胞，不需經由外耳與中耳（骨導方式）。大多數的助聽器使用者都是配戴氣導式助聽器（如前面所介紹的耳掛型助聽器及耳內型助聽器），只有在少數的特殊情形下，會選配骨導式助聽器，例如小耳症、耳道閉鎖、患有長期慢性流膿的中耳炎等。只是，配戴傳統的骨導助聽器有如戴著鋼製的髮箍，緊壓在耳後乳突骨的骨導振動器又容易不舒適，因此，會造成使用者的困擾。

骨導植入式系統的適用對象與傳統骨導助聽器的適用對象相同，都是針對外耳道狹窄或閉鎖，或是外耳或中耳有長期感染問題，不適合配戴氣導助聽器者。另外，臨床研究也顯示，骨導植入式系統對單側聽損者有幫助（Yuen, Bodmer, Smilsky, Nedzelski, & Chen, 2009）。台灣目前市面上有兩種植入式骨導助聽器：植入式骨導助聽器 BAHA（bone-anchored hearing aid）與 Bonebridge 植入系統。BAHA 的組成元件分為植入部分與體外部分；植入部分包含鈦金屬固定器與基座，體外部分為麥克風與聲音處理器。BAHA 的運作原理很簡單：麥克風接收聲音後，聲音處理器內的換能器將聲波轉換為機械振動，再靠鈦金屬固定器將振動透過頭骨傳至耳蝸（圖 16.3）。手術時將鈦金屬固定器與基座植入耳後的頭顱骨中，待三個月骨整合完成後，即可將聲音處理器與基座連結。Bonebridge 的組成元件亦分為植入部分與體外部分；植入部分為皮下型，是完全植入、固定於頭骨內的，體外部分為麥克風與聲音處理器。與人工電子耳相同，Bonebridge 也是利用兩塊磁鐵將體內與體外部分「連結」在一起。Bonebridge 的運作原理與 BAHA 相同，都是利用植入的換能器將聲波訊號轉換為機械能，頭骨因此振動，將訊號傳至耳蝸（圖 16.4）。

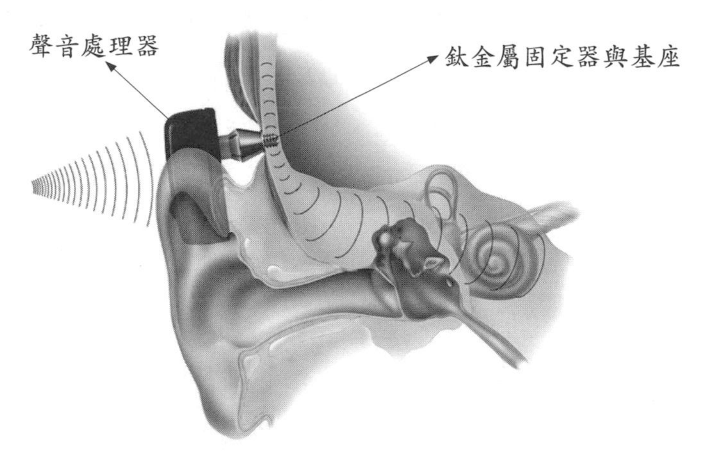

▲圖 16.3 BAHA 的元件與運作方式
資料來源：www.cochlear.com

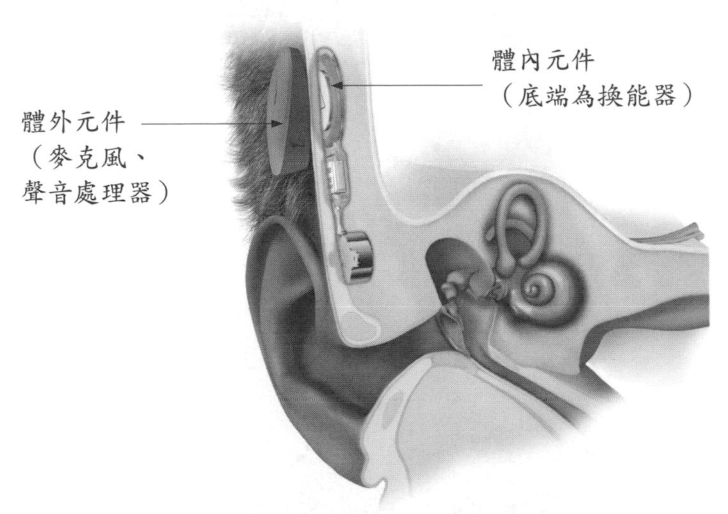

▲圖 16.4 Bonebridge 骨導植入系統
資料來源：www.medel.com

參 中耳植入

另一種植入式輔具是中耳植入系統（vibrant soundbridge, VSB）。與傳統助聽器比較，中耳植入系統最大的優勢在於：(1)它不堵塞外耳道，因此不會造成悶塞感，植入者聽自己說話的聲音也不會覺得不自然；(2)它不會產生「ㄍㄧ～～」的回饋音，造成使用者本身與旁人的困擾。因此，若有老人不喜歡戴助聽器，或因外耳長期發炎或其他醫療問題而無法配戴助聽器的話，可以考慮選擇中耳植入系統。中耳植入系統的適用對象包括中度至中重度聽損者、聽小骨硬化者、小耳症、耳道閉鎖者。它的體內元件包含植入線圈、磁鐵、連接線及浮置轉換器（floating mass transducer, FMT）；體外元件則包含麥克風與聲音處理器（圖 16.5）。中耳植入手術在全身麻醉下進行；自耳後做一皮膚切口，將線圈固定於顳骨，然後進入中耳腔，將浮置轉換器放置於聽小骨中的砧骨上或是內耳的圓窗上。術後一個月進行開頻，亦即將聲音

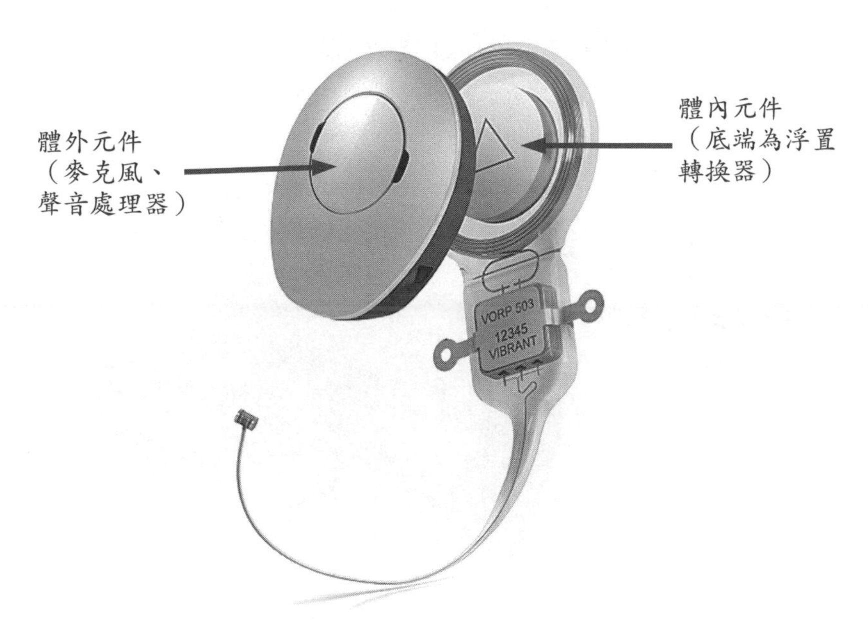

▲圖 16.5　中耳植入系統的元件

資料來源：www.medel.com

處理器與體內部分靠磁鐵連結，讓中耳植入系統開始運作。中耳植入系統的運作方式為：麥克風接收聲音後，由聲音處理器將聲音放大及處理，然後以無線電波方式傳入體內的線圈，再傳送到浮置轉換器。浮置轉換器以振動方式振動砧骨或圓窗，將聲音訊號上傳直至大腦。

第四節 輔助性聽覺裝置

聽損族群的異質性非常大，對助聽器與植入式輔具的需求及接受度也不盡相同。另外，即使助聽器和植入式輔具能有效改善使用者的口語理解能力與溝通困難，它們仍無法解決所有因聽力損失而產生的聽覺問題（例如在餐廳容易受噪音干擾而聽不清楚別人說的話）。因此，另一類可單獨使用、也可搭配助聽器和植入式輔具使用的「輔助性聽覺裝置」，可成為聽損老人的另一項選擇。輔助性聽覺裝置依功能可分為兩類：

1. **改善語音清晰度的輔助性聽覺裝置**：例如電視擴音系統、電話擴音系統、個人調頻系統等。電視擴音系統可不需搭配助聽器使用；只要戴上耳機，即可聽到放大的聲音，又不會影響一起觀看的家人。電話擴音系統可幫助接聽電話，除了有擴音電話以外，也可視需要選擇攜帶式擴音器，套在不同的話筒上。個人調頻系統可有效改善因距離、噪音及回音等負面因素造成的聆聽困難，將麥克風靠近音源（例如說話者配戴在身上），發射器會將訊號以無線方式傳射，接在助聽器／人工電子耳的接收器或耳機就可接收訊號，然後傳到使用者耳中。
2. **協助察覺環境音的輔助性聽覺裝置**：例如有振動功能的鬧鐘、同時有聲音和閃燈的門鈴、同時產生閃光和振動的火警警示器、會閃亮光（及產生振動）的嬰兒哭聲警示器等等。這些裝置有些與生命安全息息相關，對使用手語的聽障者，或是因從事一些活動而取下助聽器或人工電子耳的老人（如睡覺時）來說，相當有幫助。

第五節 結語

聽覺輔具科技一直在進步，協助更多的聽損人口改善溝通問題。但是，目前仍沒有一樣聽覺輔具能完全符合所有聽損者的需要。對聽損老人而言，瞭解聽力損失造成的溝通問題、對聽覺輔具有合理的期待，以及正面的態度、依據需求選擇輔具，就有可能成為成功的聽覺輔具使用者。

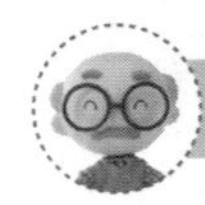

自我評量

1. 助聽器分為哪些款式？各有何優缺點？
2. 選擇助聽器須考量哪些面向？
3. 助聽器和人工電子耳有哪些異同？
4. 植入人工電子耳須符合哪些條件？
5. 若因長期耳朵流膿而不適合戴助聽器，可選擇哪一種植入式輔具？
6. 輔助性聽覺裝置依功能分為哪兩類？

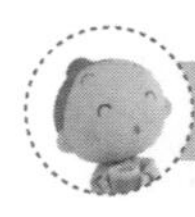

參考文獻

Chang, H., & Chou, P. (2007). Presbycusis among older Chinese people in Taipei, Taiwan: A community-based study. *International Journal of Audiology*, *46*, 738-745.

Cochlear Ltd. Website (http://www.cochlear.com).

de Wolf, M. J. F., Shival, M. C., Hol, M. K. S., Mylanus, E. A. M., Cremers, C. W. R. J., & Snik, A. F. M. (2010). Benefit and quality of life in older bone-anchored hearing aid users. *Otology & Neurotology*, *31*, 766-772.

Dillon, H. (2000). *Hearing aids*. New York: Thieme.

Med-El Website (http://www.medel.com).

Meister, H., Walger, M., Brehmer, D., von Wedel, U., & von Wedel, H. (2008). The relationship between pre-fitting expectations and willingness to use hearing aids. *International Journal of Audiology*, *47*, 153-159.

Stark, P., & Hickson, L. (2004). Outcomes of hearing aid fitting for older people with hearing impairment and their significant others. *International Journal of Audiology*, *43*, 390-398.

Stephens, D., Ringdahl, A., & Fitzmaurice, P. (2008). Reported benefits and short-comings of cochlear implantation by patients and their significant others. *Cochlear Implants International*, *9*(4), 186-198.

Venail, F., Sicard, M., Piron, J. P., Levi, A., Artieres, F., Uziel, A., & Mondain, M. (2008). Reliability and complications of 500 consecutive cochlear implantations. *Archives of Otolaryngology-Head & Neck Surgery*, *134*(12), 1276-1281.

Waltzman, S. B., & Roland, J. T. (2006). *Cochlear implants*. New York: Thieme.

World Health Organization Website (http://www.who.int/en/).

Yuen, H., Bodmer, D., Smilsky K., Nedzelski, J. M., & Chen, J. (2009). Management of single-sided deafness with the bone-anchored hearing aid. *Otolaryngology-Head and Neck Surgery*, *141*, 16-23.

國家圖書館出版品預行編目（CIP）資料

銀髮族輔助科技應用手冊／
社團法人中華民國老人福祉協會主編. --初版. --
臺北市：心理, 2012.06
面； 公分. --（社會工作系列；31036）

ISBN 978-986-191-503-6（平裝）

1.科技輔具 2.老人

418.935 101008373

社會工作系列 31036
銀髮族輔助科技應用手冊

主 編 者：社團法人中華民國老人福祉協會
執行編輯：李 晶
總 編 輯：林敬堯
發 行 人：洪有義
出 版 者：心理出版社股份有限公司
地 址：231 新北市新店區光明街 288 號 7 樓
電 話：(02) 29150566
傳 真：(02) 29152928
郵撥帳號：19293172 心理出版社股份有限公司
網 址：http://www.psy.com.tw
電子信箱：psychoco@ms15.hinet.net
駐美代表：Lisa Wu（lisawu99@optonline.net）
排 版 者：龍虎電腦排版股份有限公司
印 刷 者：東縉彩色印刷有限公司
初版一刷：2012 年 6 月
初版三刷：2017 年 2 月
I S B N：978-986-191-503-6
定 價：新台幣 400 元